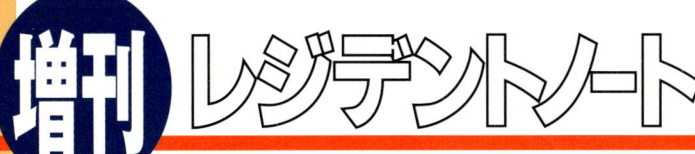

増刊 レジデントノート
Vol.15-No.8

消化器診療の疑問、これで納得！

外来・病棟・当直での初期対応や鑑別診断から
検査・画像・薬物治療まで、よくある悩みに答えます

花田敬士／編

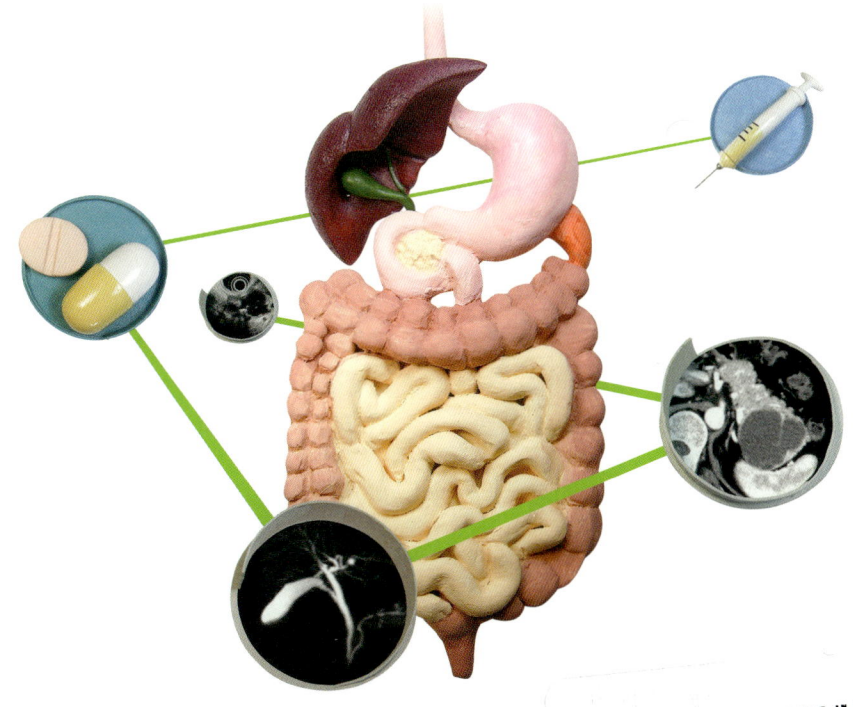

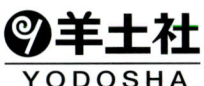
羊土社
YODOSHA

謹告

本書に記載されている診断法・治療法に関しては，発行時点における最新の情報に基づき，正確を期するよう，著者ならびに出版社はそれぞれ最善の努力を払っております．しかし，医学，医療の進歩により，記載された内容が正確かつ完全ではなくなる場合もございます．

したがって，実際の診断法・治療法で，熟知していない，あるいは汎用されていない新薬をはじめとする医薬品の使用，検査の実施および判読にあたっては，まず医薬品添付文書や機器および試薬の説明書で確認され，また診療技術に関しては十分考慮されたうえで，常に細心の注意を払われるようお願いいたします．

本書記載の診断法・治療法・医薬品・検査法・疾患への適応などが，その後の医学研究ならびに医療の進歩により本書発行後に変更された場合，その診断法・治療法・医薬品・検査法・疾患への適応などによる不測の事故に対して，著者ならびに出版社はその責を負いかねますのでご了承ください．

序

　この度，羊土社からレジデントノート増刊号『消化器診療の疑問，これで納得！』の企画のお話をいただいた．『レジデントノート』は初期・後期研修医をはじめとして多くの愛読者をもつ伝統あるシリーズである．そしてその内容は，教科書的な羅列ではなく，基本を重視しつつ実践的でわかりやすく，初学者に優しく，かつ力強く寄り添うものでなくてはならない．

　今回の企画にあたり，自らが初期研修医であった25年前を思い出しながら，書斎に残されていた『消化器内科研修記録』を久しぶりに紐解いてみた．驚いたことに，当時私がぶつかっていた疑問点の多くは，現在初期研修医が私にぶつけてくる疑問点と非常に共通点が多いことに気がついた．つまり，医療技術が進歩している昨今でも，臨床医としてスタートを切ったばかりの初期研修医が抱く基本的な疑問，わからないポイントには一種の共通点があるように思う．

　そこで今回は，徹底的に初期研修医の目線を意識した企画を行った．担当していただいた執筆陣は，今まさに研修医の指導を最前線で実践しているエキスパート医師あるいは看護師である．第1章と第2章では，消化器内科の研修をはじめた先生方がまず遭遇する外来業務，および病棟での診療業務を念頭に，それぞれの場面で25年前の私も，そして現在の研修医もよく悩む具体的な事案に対してわかりやすい解説をお願いした．

　第3～5章は，研修開始後最も緊張する救急外来，あるいは当直時の診療業務を念頭に，腹部症状からの鑑別診断，必要な緊急検査・処置・治療，それに引き続きプランする画像診断上のポイントなどを，一連の診療の流れを想定しつつ解説をお願いした．当直の経験がない初期研修医でも自分が当直医になったつもりで，『自分ならどうする？』と自問自答しながら読破していただきたい．そして経験豊富な指導医はそのとき何を考え，どう鑑別診断を進めているのかを理解し，自分のものにしていただきたい．

　第6章では，臨床の現場で遭遇しやすい状況における薬物治療の基本を取り上げた．抗生物質の投与ルートの選択，炎症性腸疾患，ヘリコバクター・ピロリ，C型肝炎，NSAIDs内服中の抗潰瘍薬の問題と，どれも今まさに旬な話題である．

　第7章は番外編である．患者さんの権利意識が高まっている現代では，医療事故で研修医も責任を問われる可能性があり，過去の訴訟事例を紹介していただいた．また，本書を紐解くすべての読者が，将来消化器内科に進むわけではない．そこであえて，将来消化器以外の診療科に進む先生方が，初期研修中に習得すべき項目をまとめていただいた．最後はプレゼンである．症例検討会の度に緊張し，上級医の前では頭が真っ白になって，言いたいことの半分も言えない初期研修医の先生方はぜひ参考にしていただきたい．将来の学会・研究会での発表にもつながる重要なヒントが隠されている．

初期研修の2年間は臨床医としての基礎を構築する本当に大切な期間である．現在当院では10名の初期研修医が在籍しているが，毎日貪欲に"何かを得よう"とキラキラと瞳を輝かせて必死に指導医に質問し討論する彼らの姿は，かつての自分の姿と重なって懐かしくもあり，また指導医として彼らの力になりたいと純粋に思わせる．

　本書の内容は将来消化器をめざす先生にも，消化器以外の進路をめざす先生にもきっとお役に立てるものと自負している．本書をお読みいただいた若手医師諸氏には，執筆していただいた指導医の熱い応援メッセージを受け止めていただき，『消化器スピリッツ』が刷り込まれた，患者さんを思いやることのできる良質な臨床医に育ってほしいと願うばかりである．

　最後に，平素の診療研究に忙殺されるなか，今回の企画に賛同下さり，御執筆いただいた広島大学消化器・代謝内科および関連施設の諸先生方，また平素学会活動等を通じて懇意にさせていただき，今回の依頼を御快諾いただいた諸先生方に心から感謝申し上げる．

2013年7月

JA広島厚生連尾道総合病院　消化器内科　診療部長
花田敬士

増刊 レジデントノート
Vol.15-No.8

消化器診療の疑問、これで納得！

外来・病棟・当直での初期対応や鑑別診断から
検査・画像・薬物治療まで、よくある悩みに答えます

序 ………………………………………………………………………花田敬士　3（1369）

Color Atlas ……………………………………………………………………　10（1376）

第1章　外来診察室で役立つ！ 消化器症状へのアプローチ

1.　無症状で血清のCEA，CA19-9が高値の患者，以降の検査の進め方は？
………………………………………………………………高田良司，蘆田玲子　19（1385）
　　1．CEA，CA19-9とは？　2．無症状でCEA，CA19-9高値症例の診断の進め方　3．症例ではこう
　　考える

2.　便秘・下痢の患者に対しての検査の進め方は？ 治療薬の選択も知りたいです
………………………………………………………………………………永田信二　25（1391）
　　1．便秘　2．下痢

3.　腹部エコーで膵管拡張，膵嚢胞を指摘された患者に対する検査の進め方は？
………………………………………………………………………………花田敬士　33（1399）
　　1．膵管拡張に対する鑑別診断　2．膵嚢胞性病変に対する鑑別診断
　　Advanced Lecture：1．IPMNに併存する通常型膵癌　2．IPMNとMCNの国際ガイドライン

4.　健診で便潜血陽性を指摘された患者，以降の検査の進め方は？
………………………………………………………………………………大江啓常　42（1408）
　　1．便潜血検査とは？　2．便潜血陽性になる疾患とは？　3．便潜血陽性を指摘されたらすべきこ
　　と　4．精検で異常がなかった場合は？
　　Advanced Lecture：1．便潜血検査の種類と特徴　2．原因不明の消化管出血（OGIB）

5.　初診時に肝障害を指摘，ウイルスマーカー陽性，以降の診断の進め方は？
　　〜HBs抗原陽性，HCV抗体陽性の場合に分けて教えてください …北本幹也　46（1412）
　　1．HBs抗原陽性例　2．HCV抗体陽性例　3．肝炎ウイルス陽性例に必要な検査
　　Advanced Lecture：1．HBV再活性化　2．肝疾患合併症に対するHAART（highly active anti-
　　retroviral therapy）　3．IL28B SNP　4．肝庇護治療の是非

6. 腹部エコーで指摘された胆嚢ポリープをどう扱うか？ ……岡庭信司　52（1418）
　　1. 胆嚢病変の画像診断の進め方　2. 有茎性病変　3. 広基性病変　4. 精密検査

第2章　こんなとき病棟で役立つ！ 消化器症状へのアプローチ

1. 食欲が回復しない入院患者に対して中心静脈栄養を介入するタイミングは？
　　………………………………………………………………平野巨通　59（1425）
　　1. 末梢静脈栄養のことについてもっと知ろう　2. 末梢静脈栄養から中心静脈栄養への切り替え
　　3. 中心静脈栄養についての基礎知識　4. 中心静脈ラインの選択，穿刺のポイント
　　Advanced Lecture：1. 本当に安全？：エコーガイド下のCVライン穿刺　2. 末期癌患者に対する
　　TPN

2. 絶食で治療中の消化管出血，腹膜炎，炎症性腸疾患などの入院患者に食事を開始するタイミングは？ ………………………松村圭一郎，植木敏晴　64（1430）
　　1. 消化管出血　2. 腹膜炎　3. 炎症性腸疾患

3. 肝不全で入院中の患者が頻回に肝性昏睡に，外来通院に移行するよい方法は？
　　…………………………………………………………長沖祐子，相方　浩　69（1435）
　　1. 肝性脳症発症のメカニズム　2. 肝性脳症の治療は？　3. 外来通院に向けて
　　Advanced Lecture：1. 門脈-体循環シャントに対する処置　2. 潜在性肝性脳症

4. 急性膵炎で入院した患者に対する初期治療の戦略がよくわかりません．アルコール性・胆石性の対処法は？
　　～動注，CHDFなどの適応なども教えてください
　　………………………………………菅野　敦，正宗　淳，下瀬川　徹　76（1442）
　　1. 診断　2. 治療　3. 公費負担制度　4. 症例
　　Advanced Lecture：蛋白分解酵素阻害薬・抗菌薬膵局所動注療法（動注療法）の実際

5. 肝癌患者の治療（RFA，TACE，外科手術など）の選択基準は？
　　……………………………………………………………………福田敏勝　84（1450）
　　1. 肝細胞癌治療アルゴリズム　2. 肝癌の治療
　　Advanced Lecture：1. 腹腔鏡下肝切除　2. 肝移植　3. ソラフェニブ（ネクサバール®）

6. 入院患者に腹痛が発生と病棟看護師から上申．研修医としてまず把握すべき項目は？
　　～病棟看護師との円滑な連絡や協働するコツを看護師の立場から教えてください
　　……………………………………………………………………楠見朗子　88（1454）
　　1. 看護師の業務内容と特徴を知る　2. 腹痛をみた場合，看護師はどうするか　3. 看護師は情報の宝箱　4. 研修医は情報過疎　5. 看護師を活かすも殺すもかかわり方次第

7. 胃癌・膵癌患者のがん性疼痛のコントロールとしてオピオイドを導入する際のポイントは？ …………………………篠崎勝則　93（1459）
　　1. 問題点を洗い出し，病状・病態を把握する　2. 痛みの特徴・性状を聞き出して，病態と痛みの原因をアセスメントする　3. 医療スタッフが痛みのアセスメントツールを共有する　4. 疼痛治療の必要性を理解してもらう　5. オピオイドを導入する場合の痛みの程度は？　6. オピオイドを処方するときの注意点　7. オピオイドに対する患者の誤解や不安を解消する
　　Advanced Lecture：鎮痛補助薬の使用について

第3章　当直時に役立つ！　まず何を考え，何を行うか？
消化器症状の鑑別診断

1. 激しい上腹部痛を訴えて救急来院．鑑別診断，画像診断（CT）の進め方，他科疾患との鑑別のポイントは？……………………………長谷部 修　100（1466）
　1. 激しい上腹部痛をきたす疾患と診断手順　2. 上手な身体所見のとり方　3. 当直・救急外来で行う検査のポイント　Advanced Lecture：鎮痛薬の投与のしかた

2. 吐血・下血で来院した救急患者に対する鑑別診断の進め方のコツは？
………………………………………………………………………木村　茂，永田信二　106（1472）
　1. まず何をすべきか　2. 病歴聴取　3. 身体所見　4. 採血検査　5. 出血部位の予測　6. 内視鏡検査以外の画像診断　7. 最終的には内視鏡検査が必要　8. ここを忘れずに…

3. 女性が下腹部痛で来院した場合，婦人科疾患と消化器疾患を鑑別し見分けるポイントは？………………………………………菊山正隆，小阪謙三　113（1479）
　1. 外来で経験する主だった婦人科症例　2. 婦人科疾患と消化器疾患の鑑別のポイント　3. 診断へのアルゴリズム　Advanced Lecture：婦人科疾患におけるMRIの利点

4. 黄疸と腹痛を訴えて来院した患者．まず行うべき診断・治療のポイントは？
………………………………………………………………………藤本佳史，瀧川英彦　119（1485）
　1. 黄疸の診療　2. 腹痛の診療　3. 本症例の鑑別診断について　4. 本症例ではこう考える
　Advanced Lecture：1. CTの落とし穴　2. 正確な診断のために

第4章　これだけは知っておきたい！
消化器領域の緊急検査・処置・治療手技

1. 消化管出血の患者に緊急内視鏡を直ちに行うべきかの判断のポイントは？
………………………………………………………………………………今川宏樹　126（1492）
　1. 適応と禁忌，インフォームド・コンセント　2. 病歴聴取　3. 内視鏡の挿入ルートの決定
　4. 診療体制の確認

2. 急性胆嚢炎疑いの患者に対して，保存的な治療をするか？外科的な治療を行うか？……………………………………………飯星知博，花田敬士　132（1498）
　1. 急性胆嚢炎とは　2. 重症度判定　3. 手術所見　4. 病理所見
　Advanced Lecture：1. 胆嚢ドレナージの種類と特徴　2. 胆嚢摘出術の実施時期

3. 胆石性膵炎の診療のポイント
　〜上級医を呼ぶタイミングは？………………小林賢惣，佐々木民人，茶山一彰　141（1507）
　1. 診療ガイドラインの意味　2. 急性膵炎　3. 胆石性膵炎　4. 症例提示

4. 肝硬変に伴う食道静脈瘤に対する緊急治療について教えてください
　〜S-Bチューブ留置，内視鏡治療，IVRの内容，治療法の選択
………………………………………………………………………橋本義政，天野　始　149（1515）
　1. いかにして初期対応を行うか？　2. 門脈血行動態をイメージする　3. よりマニアになるためには　Advanced Lecture：胃静脈瘤の治療について

5. 腹痛のX線でイレウスが疑われた．次なる検査は必要？
初期治療は？ 外科医コールはどうする？……………………中原雅浩　155（1521）
　　1. 診察　2. 血液生化学検査　3. 画像検査　4. 腹腔穿刺
　　Advanced Lecture：癒着性イレウスと絞扼性イレウスの鑑別

第5章　とっさの時に役立つ！ 消化器領域の身体所見・画像診断の理解

1. 腹痛を訴える患者に腹部単純X線を撮影しました．見逃してはいけない所見は何ですか？
～腹部単純X線写真で救急処置を要する疾患を診断する
　………………………………………………………西野徳之，濱田晃市　161（1527）
　　1. S状結腸軸捻転，緊急手術施行例　2. 絞扼性イレウス，緊急手術施行例　3. 腸重積（盲腸の腫瘍が先進部）　4. イレウス　5. 進行結腸癌（肝湾曲），緊急手術施行例　6. 肝脾腫

2. 腹部エコー上達への道……………………………………………畠　二郎　173（1539）
　　1. 腹部エコー上達への道

3. 腹痛を訴える患者の緊急造影CTで，見逃してはいけない所見は何ですか？
　………………………………………………………………………森　浩希　176（1542）
　　1. 見逃してはいけない所見とは？　2. 活動性の出血　3. 腹腔内遊離ガス　4. 動脈血栓症

4. 腹痛の診察で，正確に身体所見をとるコツを教えてください．特に
「腹膜刺激症状」がよくわかりません………有坂好史，杉本真樹，東　健　181（1547）
　　1. 腹部診察における考え方の基本　2. 腹痛の部位による鑑別診断　3. 腹部診察の実際

5. 上部消化管透視検査を見る機会が減っています．
研修医が知っておくべき読影のポイントは？……………………平賀裕子　187（1553）
　　1. 検診異常用語　2. 読影時に拾い集めるべきパーツ　3. 読影の手順

6. 上下部消化管内視鏡検査で出血源がはっきりしないとき，小腸内視鏡・
カプセル内視鏡の使い分けを教えてください……………………福本　晃　195（1561）
　　1. 原因不明消化管出血とは　2. 小腸の内視鏡検査法には何があるか　3. OGIBのときの検査法の選択　4. OGIBイコール小腸出血ではない

第6章　なるほど！ 消化器疾患に対する薬物治療のコツ

1. 消化器疾患で抗生物質を使用するとき，投与経路は内服にすべきか？
点滴にすべきか？
～薬剤の種類，患者の原因疾患・重症度により方針があれば教えてください
　…………………………………………………………八隅秀二郎，吉野琢哉　201（1567）
　　1. 感染性腸炎　2. 腹膜炎　3. 肝胆道感染症　Advanced Lecture：1. 胃酸と細菌性腸炎
　　2. Fits-Hugh-Curtis syndrome　3. 頻回の水様下痢があれば感染性腸炎か？

2. 炎症性腸疾患の治療薬には最近さまざまな種類がありますが，
   使い分けはどう決める？ ……………………………………………小野川靖二 209 (1575)
     1. 潰瘍性大腸炎の治療　2. クローン病の治療

3. どのような患者に除菌治療を行うか？
   Helicobacter pylori 除菌治療の対象疾患 ………………………伊藤公訓 216 (1582)
     1. 適応症について　Advanced Lecture：除菌治療後に発生する二次がんの特徴

4. C型慢性肝炎のインターフェロン治療，内服の抗ウイルス剤の
   選択について教えてください ……………………………………髙橋祥一 222 (1588)
     1. C型肝炎治療の基本方針　2. HCV根治目的のIFN療法
     Advanced Lecture：テラプレビルを使用しない，C型慢性肝炎の新たな治療法

5. NSAIDsを内服中の患者に対する抗潰瘍薬の使用はどうしたらいいですか？
   ………………………………………………………………………岡信秀治 229 (1595)
     1. NSAIDs起因性消化管粘膜傷害の発生機序　2. NSAIDs潰瘍の危険因子　3. NSAIDs潰瘍の治療　4. NSAIDs潰瘍の予防　5. NSAIDs潰瘍と*H.pylori*除菌治療
     Advanced Lecture：NSAIDs起因性下部消化管（小腸・大腸）病変

第7章　番外編　研修医のお悩み相談室

1. 研修医の責任が問われた医療事故裁判事例はありますか？
   ………………………………………………………………………日山　亨 236 (1602)
     1. 抗がん剤過量投与事件　2. 心停止看過事件

2. 消化器以外の専門医をめざしていますが，初期研修で習得するべきことは何で
   すか？
   〜専門医の「専門」とはいかなる意味か？ ……………………田中聖人 241 (1607)
     1. 総論〜広い領域を相手にするノウハウを学ぶ　2. 各論〜異常を見逃さず，診断にたどり着くために　3. 精神論〜医師と患者，両方の目線から考える

3. 消化器疾患の症例呈示がうまくできません，プレゼンのコツを教えてください
   ………………………………………………………………………山雄健太郎 245 (1611)
     1. プレゼンで最も大事なこと　2. 理解されやすいプレゼンとは？　3. 症例呈示の前準備として　4. 制限時間を設ける，ダラダラと話さない　5. 基本に忠実なプレゼンとは？

● 索引 …………………………………………………………………………………… 250 (1616)

● 執筆者一覧 ……………………………………………………………………………… 253 (1619)

Color Atlas

第1章2 ① ②

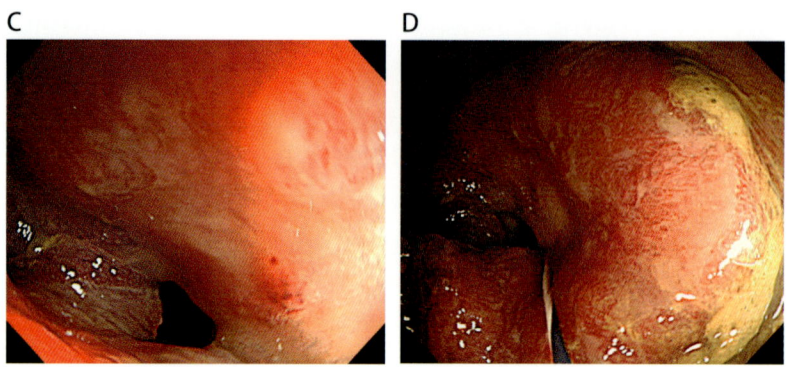

① 症例1の検査画像
C), D) 大腸内視鏡検査ではS状結腸に全周性の狭窄を認めスコープは通過不能であった．D) の写真のガイドワイヤーは大腸ステント挿入のためである
（p.28，図2参照）

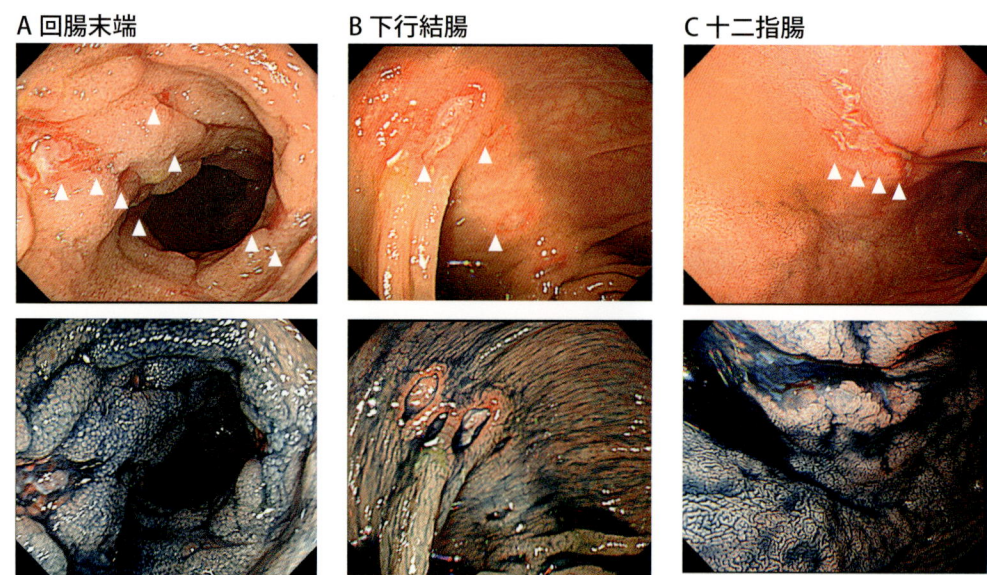

② 症例2の検査画像
A) 大腸内視鏡検査では回腸末端に縦走潰瘍を認める
B) 下行結腸に縦走潰瘍を認める．
C) 上部消化管内視鏡検査では十二指腸に縦走傾向のある潰瘍性病変を認める．A) ～ C) の下段は上段のインジゴカルミン散布像である
（p.31，図4参照）

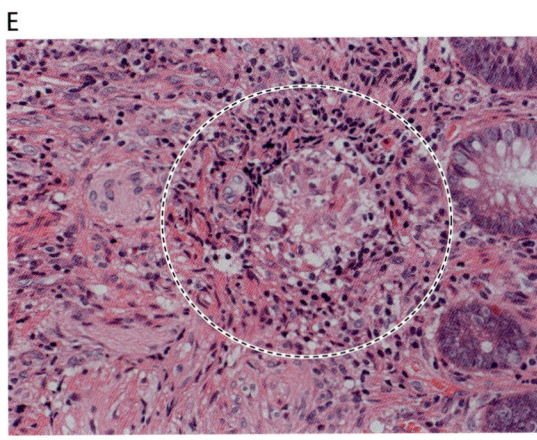

❷ 症例2の検査画像（続き）
E）直腸の生検では肉芽腫を認める（⌀）
（p.31，図4参照）

第1章3 (❸〜❺)

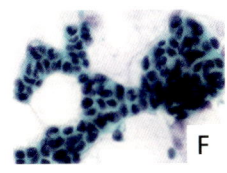
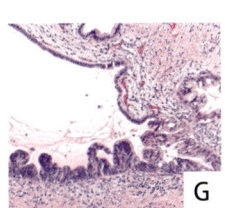

❸ USでの軽微な膵管拡張を契機に発見された膵上皮内癌（60歳代女性）
細胞診は陽性（腺癌）であり（F），膵体尾部切除を施行．膵上皮内癌と確定診断された（G）
（p.36，図4参照）

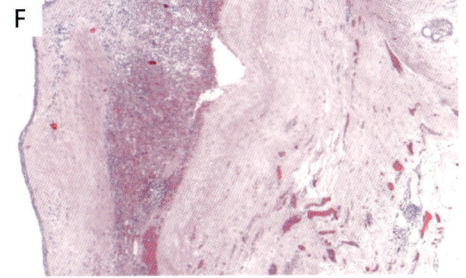

❹ 膵嚢胞性病変（非腫瘍性）の代表的な画像
F）類上皮嚢胞の1例（40歳代男性）．手術の結果，膵内副脾由来の類上皮嚢胞と最終診断された
（p.38，図6参照）

Color Atlas

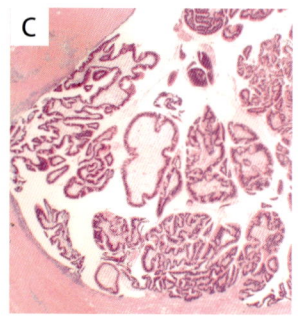
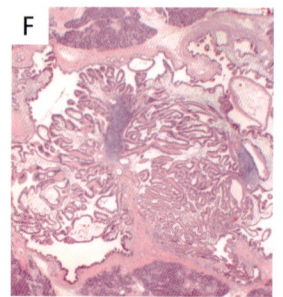
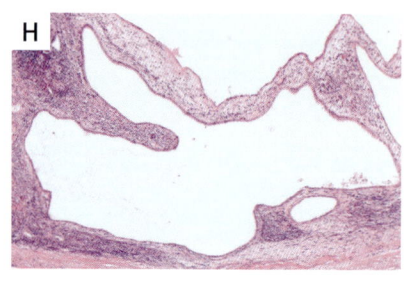
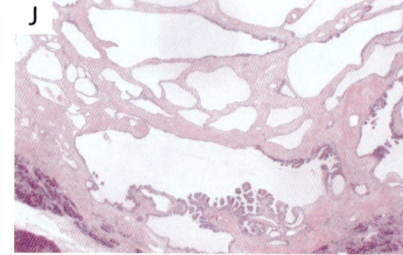
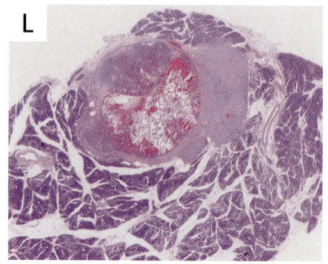

⑤ 膵嚢胞性病変（腫瘍性）の代表的な画像と病理所見
C）主膵管型IPMN（70歳代女性）．手術の結果severe dysplasia（高度異形成）であった
F）分枝型IPMN（70歳代男性）．増大傾向にあったため手術の結果，腺腫であった
H）MCN（60歳代女性）．手術の結果，被膜は線維性に厚く，卵巣様間質を有する腺腫であった
J）SCN（40歳代女性）．患者の希望により手術の結果，結合組織と毛細血管から構成される小腺管の集合であり腺腫であった
L）内分泌腫瘍の嚢胞変性（60歳代女性）．手術の結果，一部出血変性を伴う内分泌腫瘍であった
（p.40，図7参照）

第4章1（⑥〜⑧）

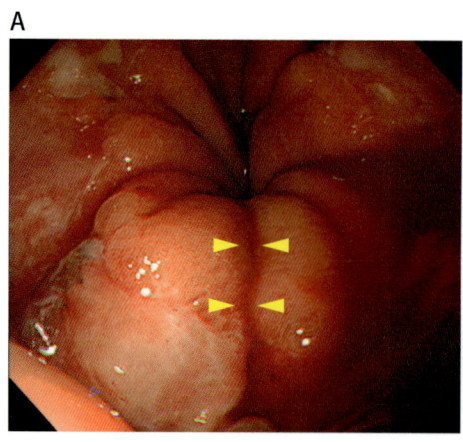
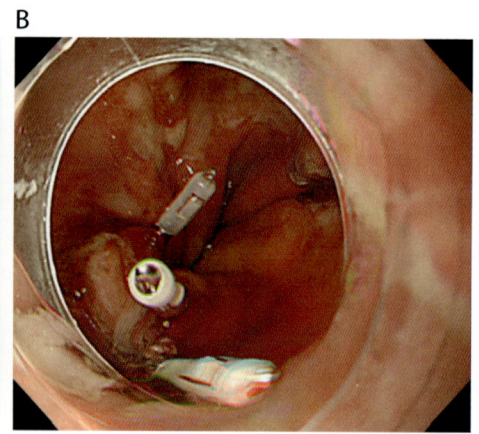

⑥ Mallory-Weiss症候群
胃食道接合部に裂傷を認め，湧出性の出血を認めたため，Mallory-Weiss症候群と診断した（A）．フードを装着し裂傷部を視認し止血用クリップで縫縮止血を行った（B）
（p.128，図1参照）

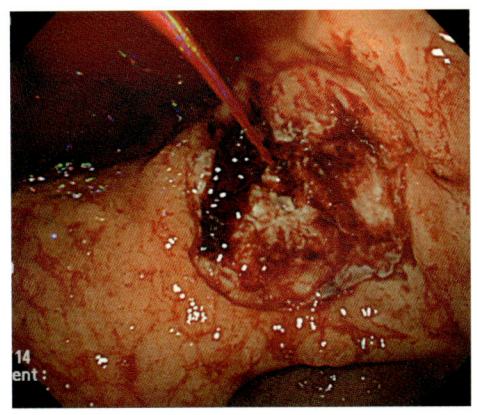

❼ 出血性胃潰瘍
胃角小彎に巨大な潰瘍を認めた．潰瘍底に露出血管を認め噴出性の出血を認めた
（p.129，図2参照）

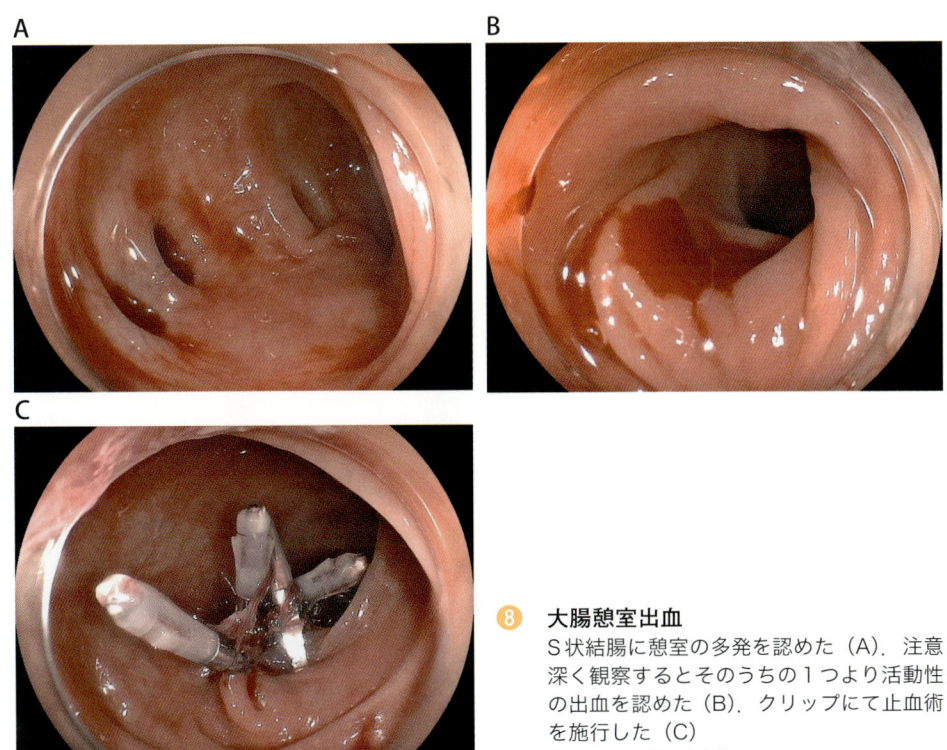

❽ 大腸憩室出血
S状結腸に憩室の多発を認めた（A）．注意深く観察するとそのうちの1つより活動性の出血を認めた（B）．クリップにて止血術を施行した（C）
（p.130，図3参照）

Color Atlas

第4章2 ⑨

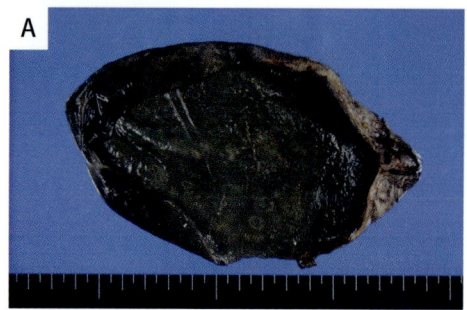
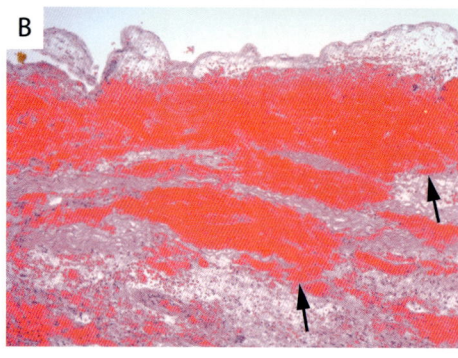
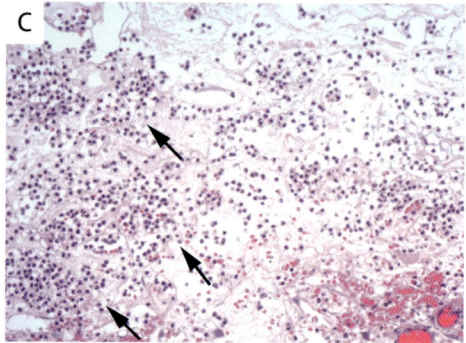

⑨ 切除標本
A）肉眼像　B）組織標本：弱拡大像　C）組織標本：強拡大像
B）粘膜の破壊と新鮮出血を認める（→）
C）好中球浸潤を認める（→）
（p.138，図5参照）

第4章3 ⑩

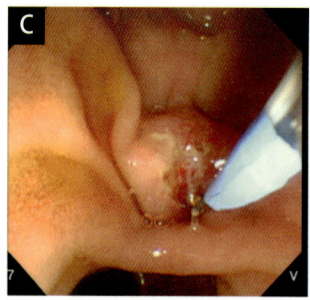
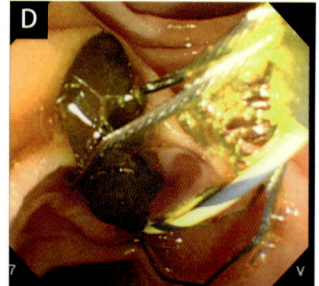

⑩ 総胆管結石の内視鏡的截石術
C）針状メスにて乳頭切開を施行した．D）排石した総胆管結石を確認した
（p.147，図3参照）

第4章5 ⑪, ⑫

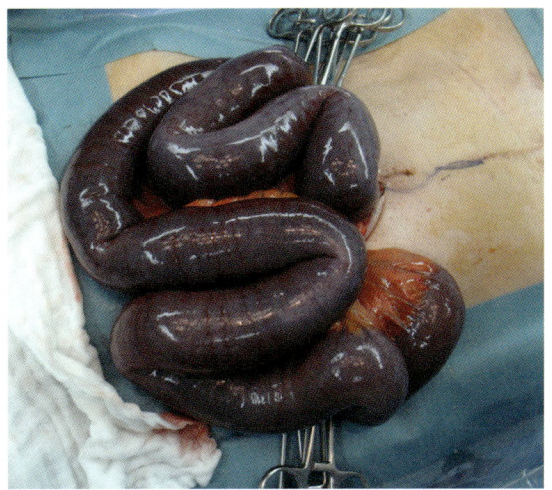

⑪ 索状物による絞扼性イレウス症例
癒着による索状物で小腸が広範囲に壊死に陥っていた
（p.156, 図1参照）

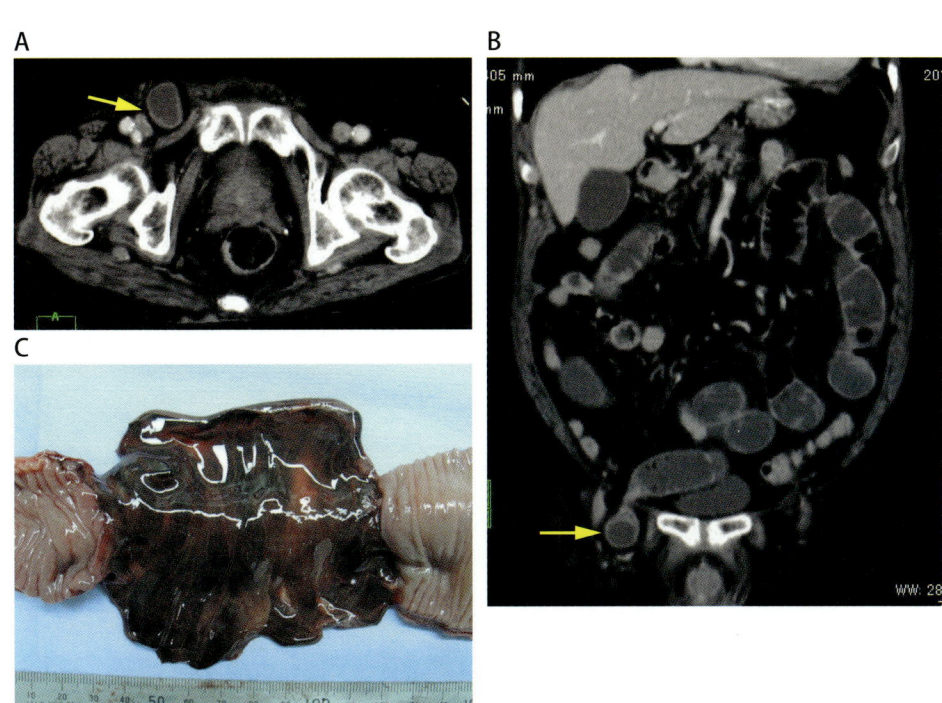

⑫ 右大腿ヘルニア嵌頓症例
A, B）右大腿輪から小腸の脱出が認められ（→）, 脱出腸管より口側の腸管は拡張していた.
C）手術時に嵌頓腸管は壊死に陥っていたため切除した
（p.159, 図3参照）

Color Atlas

第5章6 (13)

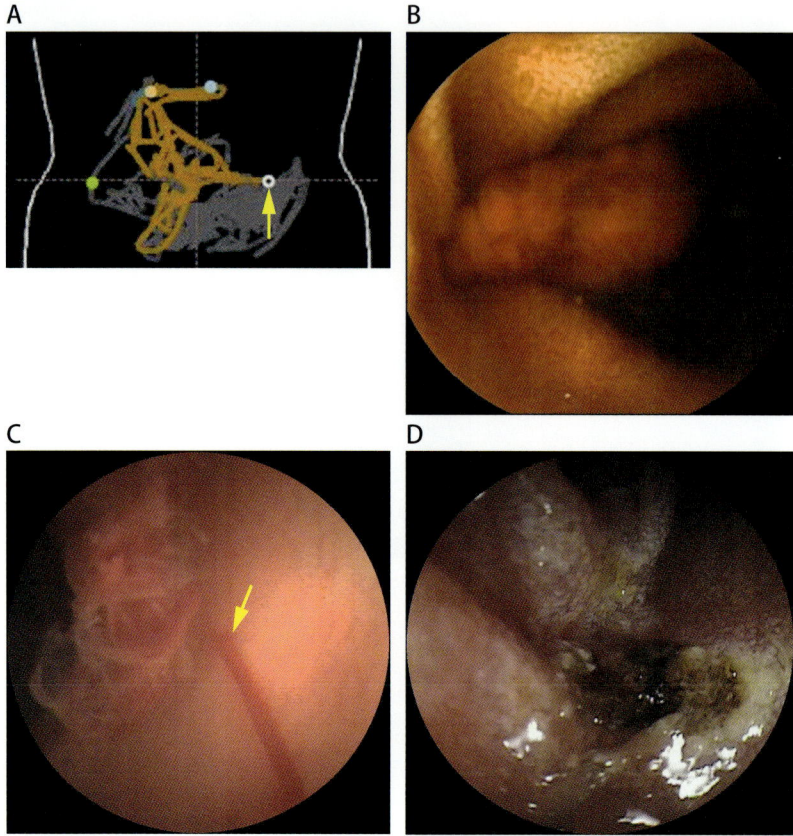

⑬ overt ongoing bleeding症例,「待てる出血」と判断した場合の対応
A) トラック（カプセル軌跡）/ローカライゼーション表示にて深部空腸と診断
B) カプセル内視鏡にて空腸に凝血塊を認める
C) バルーン内視鏡による水浸下観察にて拍動性出血を認める（矢野・山本分類 type 2a）
D) アルゴンプラズマ凝固法にて止血
（p.199, 図2参照）

第6章1 (14)

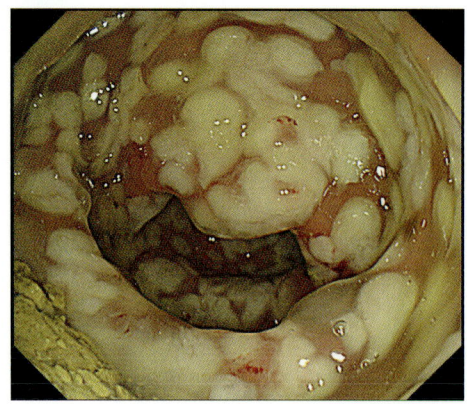

⑭ 偽膜性腸炎
（p.203, 図1参照）

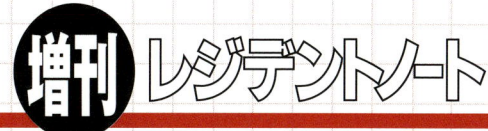

消化器診療の疑問、これで納得！

外来・病棟・当直での初期対応や鑑別診断から
検査・画像・薬物治療まで、よくある悩みに答えます

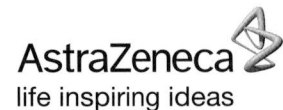

第1章　外来診察室で役立つ！　消化器症状へのアプローチ

1. 無症状で血清のCEA，CA19-9が高値の患者，以降の検査の進め方は？

高田良司，蘆田玲子

●Point●
- それぞれの腫瘍マーカーの意義と特徴を知る
- 検査を進めるには詳しい病歴聴取から
- おのおのの疾患に対する，診断時に必要な画像検査の特徴を理解する

●Keyword●
- 膵癌　・腫瘍マーカー　・無症状

はじめに

　腫瘍マーカーとは正常細胞ではほとんど産生されず，癌細胞が直接産生，または非癌細胞が癌細胞に反応して生体内から産生する物質と定義される．数多くの腫瘍マーカーがあるが，現在早期癌が見つかるようなスクリーニングに役立つ腫瘍マーカーはなく，腫瘍径，浸潤度，再発・転移の有無，治療効果判定などのモニターとして主に用いられており，癌の補助的診断に役立つとされている．

　1965年にGoldら[1]によってCEA（carcino-embryonic antigen）が，1979年にKoprowskiら[2]によってCA19-9が発見され，それ以降数多くの腫瘍マーカーが臨床で用いられるようになってきた．特にCEAおよびCA19-9は消化器系癌での陽性率が高く，検査が簡便で測定結果が数値として表示され判定が容易であることから最近では健康診断や人間ドック，クリニックで測定されることも多くなり，腫瘍マーカー陽性患者が病院に紹介されてくる機会も多くなってきた．無症状症例に対する腫瘍マーカー測定における有用性はいまだ明らかにされてはいないが，今後このような症例が多くなってくることが予想される．そのため日常診療をするうえでそれらの知識を十分に身につけておく必要がある．

表1　CEA/CA19-9が高値を示す疾患

CEA	・大腸癌 ・胃癌 ・膵癌 ・甲状腺髄様癌 ・乳癌	・肺腺癌 ・糖尿病 ・肝疾患 ・炎症性腸疾患	・萎縮性胃炎 ・喫煙 ・低栄養 ・慢性膵炎
CA19-9	・大腸癌 ・胃癌 ・肝・胆・膵癌 ・卵巣癌 ・子宮体癌	・乳癌 ・肺癌 ・卵巣嚢腫 ・胆管炎 ・急性・慢性膵炎	・良性の閉塞性黄疸 ・肝硬変 ・子宮筋腫 ・肺気腫 ・気管支炎

症例1

　71歳男性，主訴：特になし．狭心症，前立腺肥大にて近医通院中，スクリーニング目的で測定したCA19-9が2,310 U/mLであったため前医で腹部超音波検査，上下部消化管内視鏡検査を行うも異常所見は認めなかった．その後3カ月後に腹部CT，内視鏡検査を再検されるが特に異常なし．6カ月後には腹部MRIおよびPET/CTを施行されるも問題なく，11カ月後の胸腹部造影CTでも問題なかった．しかしCA19-9が3,127 U/mLとさらに上昇認めたため精査目的に当院紹介となった．体重減少は認めず，食欲良好，排便も特に問題なし．肝機能正常，SPan-1，DUPAN-2は感度以下であった．
既往歴：狭心症，前立腺肥大，肺気腫（3年前より吸入中）
喫煙歴：24～58歳まで　20～40本/日　現在は禁煙中　飲酒歴：機会飲酒
家族歴：狭心症　悪性新生物：なし
身体所見：聴診ではラ音，鼓音を認める．腹部は軟で圧痛など認めず．

症例2

　75歳女性，主訴：特になし．脂質異常症にて近医通院中，スクリーニング目的で測定したCA19-9：166 U/mLと高値であった．特に症状も認めなかったため2カ月後に近医で再検されたところ564 U/mLと上昇していた．腹部超音波検査を施行されたところ膵体部に腫瘤および膵管拡張を指摘され，精査目的に紹介となった．体重減少は認めず，食欲良好，排便も特に問題なし．
既往歴：骨粗鬆症　脂質異常症　喫煙歴・飲酒歴：特になし
家族歴：姉　スキルス胃癌　身体所見：特記なし

1. CEA，CA19-9とは？

1 CEAとは

　CEAは成人の消化器癌と胎児の消化器に特異的な抗原として発見された．その後，消化器以外の臓器の癌，すなわち呼吸器，泌尿生殖器癌でも認められることが明らかとなり，現在では癌診断の補助として最も頻繁に用いられている．
　CEAは健常人の口腔，胃，大腸，呼吸器，胆道系の粘膜上皮で多量に産生されている．しかし，上皮細胞膜の管腔側の表面にしか存在せず，通常血中には認められない．しかし癌細胞では組織

表2　主な消化器癌で報告されているCEAの統計陽性率および癌の進行度とCEAの陽性率

部位	統計陽性率（%）	進行度と陽性率（%）			
		Dukes A	Dukes B	Dukes C	Dukes D
大腸癌	62～78	5～27	12～67	21～74	63～88
		Stage I	Stage II	Stage III	Stage IV
胃癌	42～75	0～17	0～40	5～40	19～69
膵癌	65～79	0～17	0～67	33～60	33～80

文献4より引用

表3　臓器別・Stage別によるCA19-9の陽性率

癌＼Stage	I	II	III	IV
膵癌	0%	75%	80%	84%
胆管癌	0%	55%	70%	78%
胃癌	3%	11%	37%	67%
大腸癌	7%	9%	30%	74%
肝癌	0%	8%	18%	23%

文献5より引用

構築が壊れ，管腔側だけではなく細胞膜全体からCEAが発現し，血管，リンパ管に流出するようになる[3]．そのため進行度の低い癌での陽性率は低く，癌のスクリーニングに用いることは困難である．

CEAは大腸癌，胃癌を代表とする各種消化器癌や肺癌，乳癌，甲状腺癌でも高い陽性率を示す（表1）．**CEAは癌の進行が進むにつれて陽性率が上昇する**ため，大腸癌のDukes D，胃癌のStage IVではそれぞれ63～88％，19～69％と高値であるが，Dukes A，Stage I では5～27％，0～17％と陽性率は非常に低く，偽陰性が多いことを覚えておく必要がある[4]（表2）．また高度喫煙者，高齢者，糖尿病，肝硬変でも軽度高値を示すことがある．基準値は5 ng/mL以下（測定法により異なる）であり，10 ng/mL以上と高度増加を認める場合は，癌の存在を強く疑う．

2 CA19-9とは

CA19-9はヒト大腸癌培養細胞（SW1116）をマウスに免疫して作成したモノクローナル抗体NS19-9により認識される糖鎖抗原である．大腸癌を含む消化器癌の腫瘍マーカーとして登場したが，胃癌，大腸癌，膵癌，胆道癌，肝臓癌の他にも肺癌，子宮体癌，乳癌，卵巣癌などでも高値を示す（表1）．また表3のようにおのおのの癌で病期に比例しCA19-9値が高値となることが報告されている[5]．しかし正常胎児，成人の唾液腺，胆膵管系上皮の組織中にも抗原が微量に存在するため表1にみられるような良性肝胆膵疾患，閉塞性黄疸，気管支炎などの良性呼吸器疾患，糖尿病や子宮内膜症などでも偽陽性を示すことがある．また若年女性では月経周期と一致した増減があり，妊婦でも妊娠中後期に高い値を示す場合がある．

CA19-9は消化器癌のなかでも**特に膵臓癌に特異性の高い**腫瘍マーカーであり，膵臓癌では全体で80～90％の陽性率がある．マーカー値は腫瘍サイズおよび病期に比例して上昇し（TS1：

344±1,209 U/mL，TS2：568±2,129 U/mL，TS3：448±914 U/mL，TS4：3780±15,574 U/mL）[5, 6]，T1症例でも75％の陽性率があるとの報告もある[5]．またサイズが小さくてもリンパ節転移などを合併すると陽性率が高くなる．ただし，胆道閉塞やリンパ節転移を伴わないStage I期での陽性率は5％以下にとどまるため，やはり早期診断としての意義は少ない．また日本人に約4〜10％いるといわれる**Lewis血液型陰性者（抗原が産生されない）**では偽陰性となるので注意を要する．その際はSPan-1やDUPAN-2などの測定が診断に有用である．

2. 無症状でCEA，CA19-9高値症例の診断の進め方

ステップ1：病歴聴取のポイント

①症状は？
　腹痛などは自覚しやすい症状であるが，食欲低下，体重減少，黄疸などは自覚しにくいので，質問して初めて，そういえばと自覚することがある

②既往歴は？
　過去に癌や前癌病変の治療を行ったかどうか．再発の可能性は？
　膵癌では糖尿病の急激な悪化や急性膵炎で発症することがあることを覚えておく

③生活歴：喫煙歴，飲酒歴の有無

④家族歴：癌家系かどうか？糖尿病家系でない若年者の糖尿病発症は膵癌のリスク高

⑤検診や最近の検査の有無
　がん検診やX線検査，内視鏡検査などを定期的に受けているかどうかを確認する．また受けていれば，その検査の結果を確認する

ステップ2：身体所見のポイント

①貧血，黄疸の有無

②リンパ節腫大の有無：頸部，腋下，鼠径，左鎖骨窩（Virchow）転移の有無

③腹部所見：硬結の触知，腹水の有無など．自発痛はなくても，圧痛がある場合もある

ステップ3：画像検査を進めるうえでの考え方およびポイント

1）胸腹部X線，便潜血，各種一般採血，尿検査

①小球性貧血がみられた場合は胃・大腸癌などを強く疑う

②膵臓癌では耐糖能異常がみられることがある

③他の腫瘍マーカーを追加する：エラスターゼ，SPan-1，DUPAN-2など

2）腹部超音波検査

　低侵襲であり，肝胆膵疾患では質的診断も可能であるため，**まず最初に行われるべき画像検査**である．腫瘍の描出だけでなく，主膵管拡張，胆管拡張，リンパ節腫大，腹水の有無などの間接所見も診断に有用である．しかし，小さな膵癌では腫瘍自体の描出が困難な場合もあり，嚢胞や膵管拡張などの間接所見がみられた際はさらなる精査が勧められる（1章-3参照）．また腹部超音波検査で膵胆道系が描出不良の場合，超音波内視鏡検査も考慮に入れるべきである．

3）内視鏡検査

　上部消化管内視鏡検査は勧めるべきである．ドックや健康診断などですでにバリウム検査をし

ており所見陰性の場合でも，バリウム検査の感度は60～80％，特異度80～90％であることを説明し，内視鏡検査を行うか相談する．大腸内視鏡検査は負担も大きい検査であり，便潜血の結果をみて判断することも多い（1章-4参照）．ただし，**他に原因が見つからず小球性貧血を認める場合やマーカーが上昇する場合は積極的に行うことが望ましい**．

4）CT

CTは病変の大きさや位置，広がりを客観的に見るうえで重要である．肺癌の有無を確認する胸部CTは単純で十分であるが，早期膵癌や胆道癌の有無を発見する目的に腹部単純CTは全く適さない．**特にCA19-9高値の症例は膵癌の可能性も高く，可能な限りthin sliceのダイナミックCTを考慮する**．ただし，2 cm以下のTS1膵癌の検出率は最近のMDCTでも50％以下と低いことを念頭に置く必要がある．造影剤アレルギーや喘息などのため，どうしても造影CTができない人は，造影腹部超音波検査や超音波内視鏡検査を積極的に行うことが必要である．

5）MRI/MRCP

MRI/MRCPは膵胆道系の診断に有用である．ただし，MRI上腫瘍が指摘されなくても胆管や膵管の狭窄・拡張がみられた際は小膵癌が隠れていたり，上皮内がんの可能性もあるので精査が必要である．また胆管内結石や合流異常の有無，膵嚢胞の描出にも有用である．最近では拡散強調画像（diffusion weighted image：DWI）が良悪性の鑑別に有用であると報告されている．MRIはCTと比べ被曝がないというメリットがあるが，CTに比べ検査時間が長く，解像度がやや劣るというデメリットをもつ．

ステップ4：異常がない場合の経過観察

消化器癌を認めない場合は，婦人科疾患や呼吸器疾患，甲状腺などの検索を行う．その場合にPET-CTも考慮する．ただしPET陰性癌が存在すること，耐糖能異常があると検出率がさらに低下することを覚えておく．それでも診断のつかない場合は，必ず1～2カ月後に再検を行う．また，良性疾患による偽陽性と判断した場合でも，喫煙者であれば禁煙を指導し，閉塞性黄疸であれば減黄を行った後の2～4週後に必ず再検を行う．さらなる上昇が持続するようであれば再度精査を行う．

3. 症例ではこう考える

1 症例1の場合

CA19-9の値は異常高値であるため，初回は悪性疾患の存在を疑い精査を行う必要がある．本症例は精査後およびその後の経過観察でも特に所見を認めなかったが，CA19-9は3,127 U/mLとさらに上昇がみられた．ただしこの時点でSPan-1，DUPAN-2は感度以下であり，吸入が必要な肺気腫も合併している．今までの経過も考慮するとCA19-9上昇の原因は肺気腫が最も考えられる．CA19-9は高値であるが逆に悪性疾患でこの値で見落とすような早期癌であることは少なく，おもむろに精査をし続けるのも患者の負担を考えるとどうかと思われる．本症例は経時的にCA19-9の値は低下しその後も特に問題はみられていない．

2 症例2の場合

本症例は当院での精査後，肺転移を伴うStage Ⅳbの膵体部癌と診断した．初回検査時に症状

がなかったため前医で精査が行われず，2カ月後の再検で上昇がみられてから精査が行われたため，病期が進行してしまった症例である．**膵癌は1カ月経つと進行し切除不能になることも多い**ので，心して精査する必要がある．

おわりに

　無症状で来院した血清CEA，CA19-9高値の患者に対する検査の進め方について説明した．腫瘍マーカーはその性質と特徴を理解したうえで賢く診療に用いるべきであり，振り回されるものではない．ただし腫瘍マーカーが上昇している癌であればある程度進行していることが予想されるため，的確でかつ素早い診断が必要であることを最後に強調したい．

文献・参考文献

1) Gold, P. & Freedman, S. O.：Demonstration of Tumor-Specific Antigens in Human Colonic Carcinomata by Immunological Tolerance and Absorption Techniques. J Exp Med, 121：439-462, 1965
2) Koprowski, H., et al.：Colorectal carcinoma antigens detected by hybridoma antibodies. Somatic Cell Genet, 5：957-971, 1979
3) Benchimol, S., et al.：Carcinoembryonic antigen, a human tumor marker, functions as an intercellular adhesion molecule. Cell, 57：327-334, 1989
4) 岩崎善毅，ほか：消化器領域における悪性腫瘍のバイオマーカーの意義と問題点．癌と化学療法，31：1015-1020, 2004
5) 大倉久直：腫瘍マーカー 消化器関連マーカー CA19-9．Medical Technology, 19：200-201, 1991
6) Jung, K. W., et al.：Clinicopathological aspects of 542 cases of pancreatic cancer：a special emphasis on small pancreatic cancer. J Korean Med Sci, 22 Suppl：S79-85, 2007

プロフィール

高田良司（Ryoji Takada）
大阪府立成人病センター・肝胆膵内科 チーフレジデント
膵癌・胆道癌の診断および治療の勉強に上級医の先生方と日夜励んでいます．当院は非常に症例数も多く，他では診たことのない珍しい症例やいろいろなことを経験させていただいています．

蘆田玲子（Reiko Ashida）
大阪府立成人病センター・検診部 消化器検診科 医長
腹部超音波を用いた膵癌の早期診断のための検診システムの構築，超音波内視鏡を用いた新規診断および治療法の開発に熱心に取り組んでいます．膵癌はまだまだ診断・治療が難しい疾患です．興味のあるかたはぜひ一緒に膵癌撲滅のために頑張りましょう．

第1章 外来診察室で役立つ！消化器症状へのアプローチ

2. 便秘・下痢の患者に対しての検査の進め方は？ 治療薬の選択も知りたいです

永田信二

● Point ●
- 便秘，下痢いずれも血液が混じるときは，まずは器質的疾患を念頭に置いて検査を進めるべきである
- 便秘症で見逃してはいけない病態はイレウスである
- 下痢症で見逃してはいけない病態は脱水である
- 高齢者，重篤な基礎疾患を有する患者には慎重に対応する必要がある

● Keyword ●
- 便秘症　・下痢症　・医療面接

はじめに

　便秘，下痢は一般診療，救急診療いずれにおいても最もよく遭遇する疾患である．便秘とは，糞便が大腸内に異常に停滞することで4日以上便通がないものをいう．下痢とは糞便中の水分含有量が通常より増加して，泥状，水様を呈し排便回数が1日3～4回以上になった状態である．急性下痢は，急激に発症した状態で，慢性下痢は一般的に3週間以上続く下痢のことをいう．
　それぞれ症状の程度は軽症から重症までさまざまであり病態に合わせた対応が必要であるため，一般診療（外来）における検査の進め方から治療薬の選択について解説する．

1. 便秘（図1）

1 医療面接，病歴の重要性

　排便の習慣，便秘の訴えは個人差が大きく医療面接は重要である．さまざまな訴えがあり，毎日決まった時間に排便がない，排便はあるが残便感がある，便が細くコロコロしている，排便量が少なくおなかがすっきりしないなどである．発症の時期，つまり急性発症なのか慢性発症なのか，下血，腹痛などはないのか，排便時のいきみの習慣，食事の内容などを確認する．

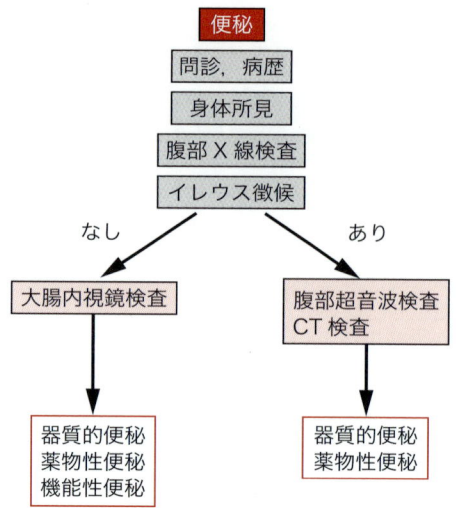

図1　便秘の診断手順

1）発症時期（急性発症か慢性発症か）
　これまで便秘のなかった人が便秘を訴えたときは，器質的便秘症すなわちイレウスをまず一番に考えるべきである．慢性的に便秘をしている場合は，腸管の運動機能異常などを考える．

2）便の性状
　血便を伴うときは大腸癌の存在を疑う必要がある．

3）随伴症状の有無の確認
　便秘以外に吐き気，嘔吐，腹痛，腹部膨満感の訴えがあるときはイレウスを念頭に検査を進めていくことが必要である．

4）食事の内容
　慢性の便秘症では食物繊維の摂取量が少ないことが原因の1つである場合があり，食生活の改善で便秘が改善される可能性もある．水分摂取量が少なく硬い便しか排便がない人も食生活によって改善される可能性がある．また，運動量が少ない人，腰痛なども便秘の原因になることがある．

5）既往歴，内服薬の確認
　腹部手術歴と便秘の副作用をもつ可能性のある薬剤の有無は原因検索に必要である．腹部手術歴のある人で急に便秘になればまずは癒着性イレウスを疑うべきである．

2 身体所見
　器質的便秘症を鑑別するために，**腸雑音の減弱，亢進**はないのか，**局所の圧痛**はないのか，**腹膜刺激症状**はないのか，**腫瘤**は触知しないのかなど触診，聴診によって所見を得る必要がある．**直腸診**も重要である．直腸内に硬い便を触知すれば糞便イレウスの可能性がある．腫瘤が触れれば直腸癌の診断が可能になる．また，痔瘻などの肛門病変の情報も可能となる．

3 必要な検査
1）血液検査
　下血を伴うときは貧血のチェックのためにヘモグロビン値，ヘマトクリット値の測定を行う．

2）腹部X線検査

便秘の診断においてイレウスを除外するために重要な検査で必須とも言える．通常は立位正面像の腹部X線検査でガスの異常貯留やニボーの有無を確認する．

3）腹部超音波検査，CT検査

腹部超音波検査は非侵襲的でイレウスの所見（腸液の貯留，腸管の拡張，腸管壁肥厚）の確認に行う．CT検査は腹部超音波検査でガスのため所見が不確定なときに行う．腫瘍，炎症性疾患の同定，腸液の貯留，腸管の拡張，腸管壁肥厚などから狭窄部位の推定が可能となる．また，腫瘍の場合にはリンパ節，肺，肝転移の有無の確認にも役立つ．

4）大腸内視鏡検査

大腸の器質的疾患（大腸癌は増えている）の診断に有用である．しかし，前処置として下剤や腸管洗浄液が必要になるが，狭窄が強い場合（急に便秘をきたしたとき）には，イレウスを誘発することがあり，便秘の患者さんに対する検査の適応に関しては十分注意が必要である．

4 処方

緩下剤として塩類下剤（浸透圧により便中水分量を増加させ便を軟便とする）あるいは腸管運動亢進剤を併用する．

> 1）酸化マグネシウム末　1日2gを1日1～3回に分けて投与する
> 2）マグミット®錠（250 mg, 330 mg, 500 mg）1日2gを1日1～3回に分けて投与する
> 3）パントシン®錠（30 mg, 60 mg, 100 mg）1日30～180 mgを1日3回に分けて投与する

上記にて効果が不十分な場合は下記の刺激性下剤のいずれかを併用する．

> 4）プルゼニド®錠（12 mg）1日1～4錠　1日1回　就寝前
> 5）アローゼン®錠（0.5gまたは1g）1日0.5～2g　1日1～2回　就寝前または食後
> 6）ラキソベロン®液（7.5 mg/mL）1回10～15滴　1日1回　就寝前

症例1：40歳代女性

便秘，便潜血陽性のため近医で大腸内視鏡検査が予定されていた．検査当日，腸管洗浄剤を内服後より腹痛が増強し救急搬送される．腹部X線検査では著明に拡張した下行結腸から横行結腸のガス像を認めS状結腸の狭窄が疑われる（図2A）．腹部CT検査（矢状断）でも同様の所見である（図2B）．大腸内視鏡検査ではS状結腸に全周性の狭窄を認めスコープは通過不能であった（図2C, D）．このように便秘＝大腸内視鏡検査ではなく排便状態などから状況によっては前もって腹部CT検査を行い，狭窄部位が直腸，左半結腸であれば浣腸だけで内視鏡検査を行うことも必要である．

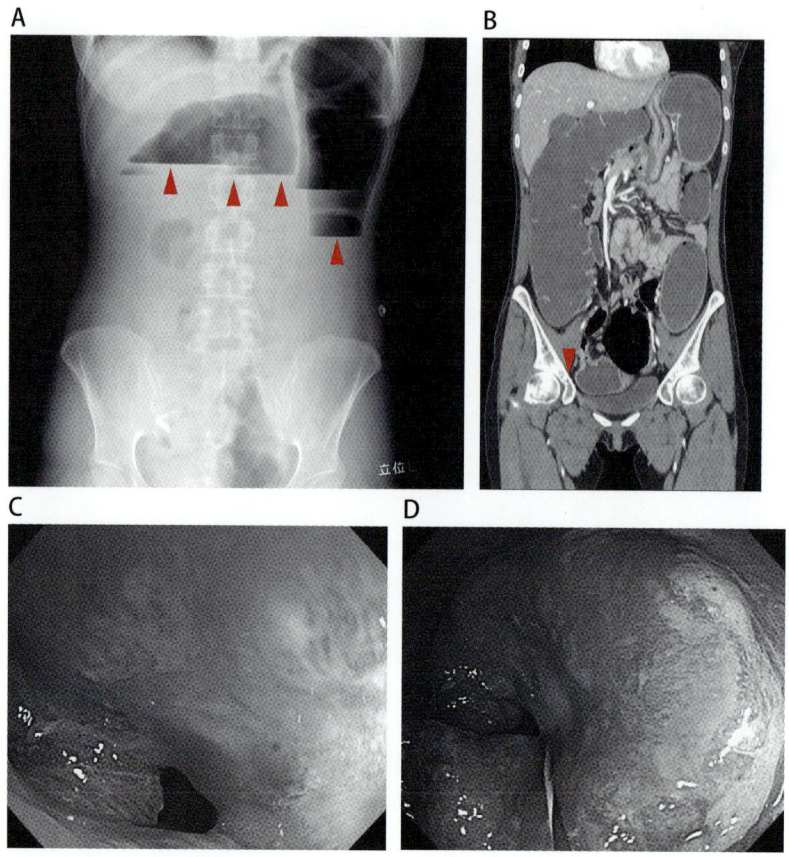

図2　症例1の検査画像
A）腹部X線検査では著明に拡張した下行結腸から横行結腸のガス像を認める（▶）
B）腹部CT検査（矢状断）ではS状結腸の狭窄（▶）が疑われる
C），D）大腸内視鏡検査ではS状結腸に全周性の狭窄を認めスコープは通過不能であった．D）の写真のガイドワイヤーは大腸ステント挿入のためである
（C，DはColor Atlas①参照）

2. 下痢（図3）

1 医療面接，病歴の重要性

　診断へのアプローチとして医療面接，病歴はきわめて重要である．発症時期，発熱の有無，血性の有無など以下に医療面接，病歴聴取における重要点を解説する．

1）発症時期（急性発症か慢性発症か）

　急性下痢の原因として最も多いのは感染性でその他に中毒性，機能性がある．一方，慢性下痢の原因は多岐にわたり，潰瘍性大腸炎，Crohn病などの炎症性腸疾患の増悪，大腸悪性疾患などを念頭に置いて検査を進める．

2）下痢の性状と排便回数

　便の性状を知ることは疾患を推定するうえできわめて重要である．水様便では感染性腸炎，米のとぎ汁様ではコレラ，緑色便ではMRSA腸炎，血性下痢では細菌性腸炎，虚血性腸炎，抗生物

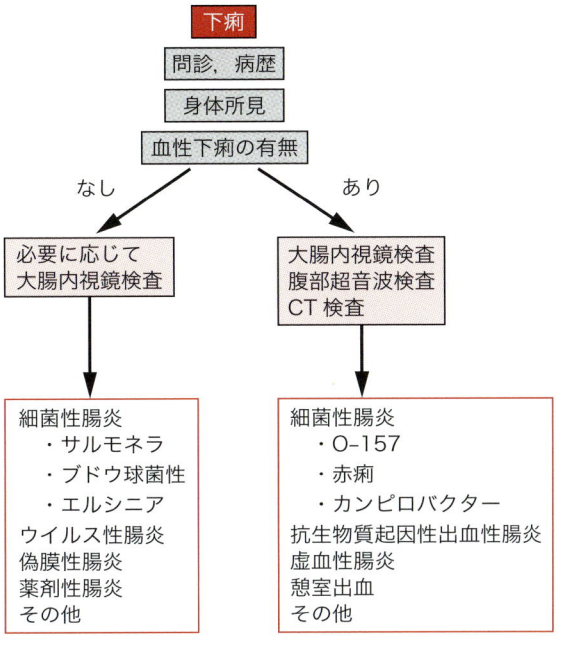

図3 急性下痢の診断手順

質起因性腸炎，粘血便では潰瘍性大腸炎，イチゴゼリー状ではアメーバ赤痢を疑うことができる．
下痢の回数が多い場合（6行以上）は重症なことがあり脱水などに注意が必要である．

3）随伴症状の有無
発熱，腹痛，嘔気，嘔吐の有無の確認は重要である．

4）食事の内容，集団発生の有無
生の魚介類や食肉の摂取の有無は，感染性腸炎を疑ううえで重要である．食中毒を考えるときには周囲に同様の症状の人がいないかどうかも重要である．

5）内服薬の確認
薬剤（proton pump inhibitor：PPI，抗生物質，免疫抑制薬，抗癌剤）が下痢の原因となることもある．

6）海外渡航歴の確認
海外での飲料水汚染地域への渡航は感染性腸炎の可能性がある．

2 身体所見

重症度の判定が最も大切である．脱水の有無を確認し，点滴をしながら診察をすることも必要なときがある．脱水の指標としてバイタルサインの確認，特に**頻脈**に注意が必要である．意識レベルのチェック，体温，血圧などバイタルサインをチェックし，皮膚，口唇の乾燥の程度などから脱水の有無を判断する．腹部所見では圧痛，筋性防御など腹膜刺激症状の有無を確認する．

3 必要な検査

1）血液検査
炎症の程度を知るために**白血球数，CRP**の採血が必須である．下血を伴う場合は，ヘモグロビ

ン値，ヘマトクリット値，さらに脱水の程度を見るためにBUN，クレアチニンの測定が必要である．下痢の回数が多い場合は，血清電解質（カリウム），総蛋白，アルブミン値の測定を行う．

2）便検査
感染性腸炎の診断には**便培養**は必須である．注意点として**抗生物質投与前に行うことが必要**である．

3）尿検査
脱水の有無，電解質異常について尿量，尿比重，尿中電解質の測定が必要である．

4）腹部X線検査
腸管の異常ガス像などのチェックのために必要である．

5）腹部超音波検査，CT検査
腹部超音波検査は非侵襲的で血性下痢の場合には腸液の貯留，腸管の拡張，腸管壁肥厚の確認に行う．CT検査は腹部超音波検査でガスのため所見が不確定なときに行う．腸管壁肥厚の局在から炎症性腸疾患の診断と重症度の推定に役立つ可能性がある．

6）大腸内視鏡検査
血性下痢をきたす疾患では大腸内視鏡検査は必須である．しかし，発熱，脱水のあるときは前処置の下剤や腸管洗浄液により病態が悪化する可能性があるので浣腸のみの直腸の観察で診断した方がよい．

4 処方

日常診療において以下のような止痢剤を処方する機会が多いが，漫然と投与してはいけない．**細菌性腸炎，潰瘍性大腸炎などにおける止痢剤の処方は原則禁忌**であり特にロペラミド塩酸塩（ロペミン®）は強力な止痢作用をもつために注意が必要である．

軽症の場合は1）単独，あるいは2）〜4）のいずれかを併用する．中等症の場合は2）〜5）のいずれかを単独あるいは併用しさらに1）を併用することがある．

1）ラックビー®散　1日3〜9gを1日3回に分けて投与する
2）ビオフェルミン®末　1日3〜9gを1日3回に分けて投与する
3）タンナルビン®末　1日3〜4gを1日3〜4回に分けて投与する
4）アドソルビン®末　1日3〜10gを1日3〜4回に分けて投与する
5）フェロベリン®錠（50 mg）1日3〜6錠を1日3回に分けて投与する
6）ロペミン®カプセル（1 mg）　1日1〜2カプセルを1日2回に分けて投与する

症例2：10歳代男性
数カ月前から1日3〜4行の下痢と38℃の発熱，腹痛，血便が生じ近医より紹介となる．脱水と炎症反応が高値のため入院のうえ絶食，点滴管理とした．解熱後に大腸内視鏡検査を施行したところ回腸末端，下行結腸に縦走潰瘍を認め生検組織結果でも肉芽腫を認めCrohn病と診断した（図4）．

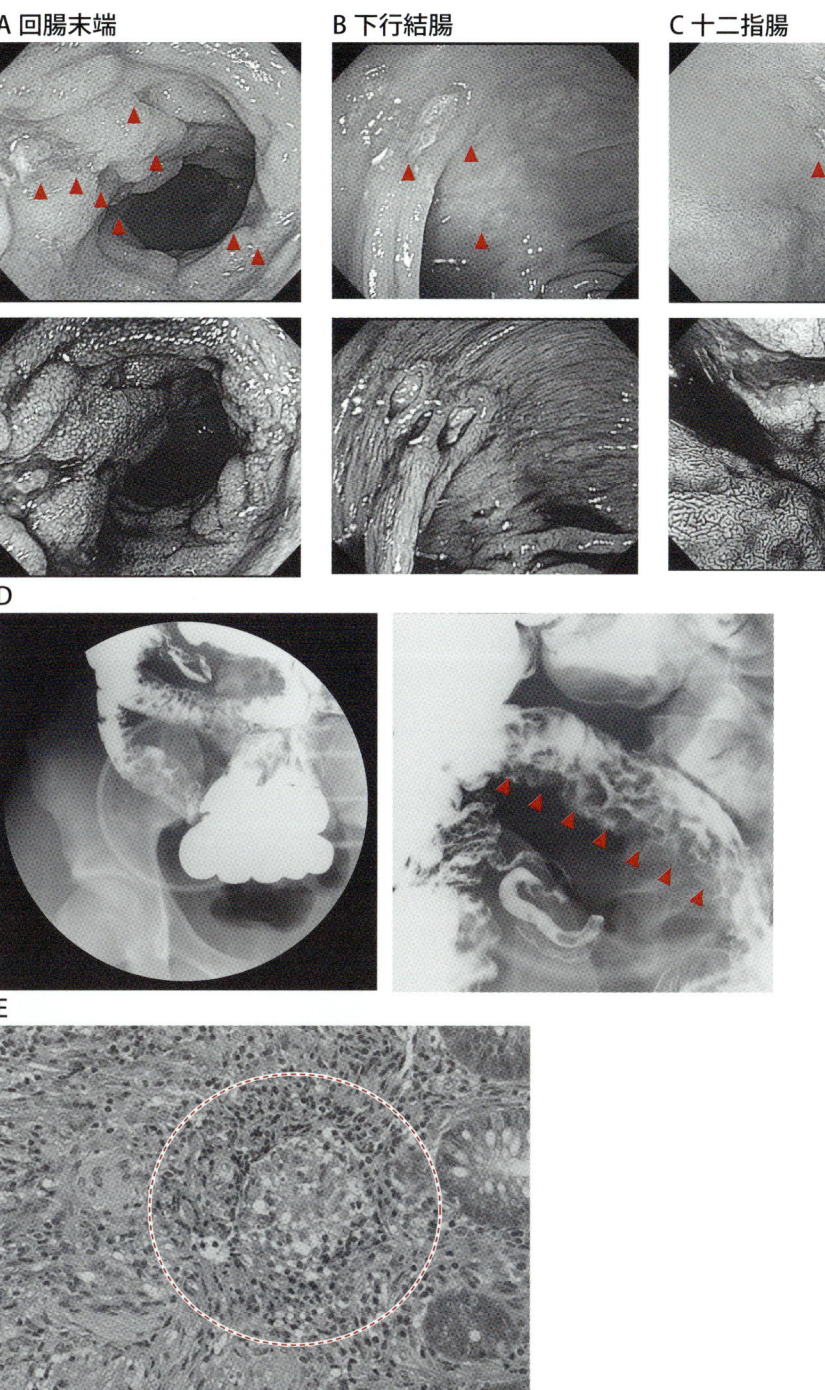

図4 症例2の検査画像
A）大腸内視鏡検査では回腸末端に縦走潰瘍を認める
B）下行結腸に縦走潰瘍を認める
C）上部消化管内視鏡検査では十二指腸に縦走傾向のある潰瘍性病変を認める．A）～C）の下段は上段のインジゴカルミン散布像である
D）小腸造影検査では回腸末端にcobble stone appearance（敷石像，▶）を認める
E）直腸の生検では肉芽腫を認める（◌）
（A～C，EはColor Atlas②参照）

おわりに

便秘，下痢の便通異常の患者さんは非常に多いです．患者さんの訴えに耳を傾け自分で解決できないときは上級医に遠慮なく相談しましょう．

文献・参考文献

1) 五十嵐正広：便通異常（下痢，便秘）とその鑑別診断．消化器内視鏡，20：762-768，2008
2) 仲瀬裕志：便通異常（下痢，便秘）．臨床研修プラクティス，4：60-62，2007
3) 前田 清：下痢．総合臨床，53：361-364，2004

プロフィール

永田信二（Shinji Nagata）
広島市立安佐市民病院 内視鏡内科 部長
消化管癌（食道癌，胃癌，大腸癌）の内視鏡診断と治療（endoscopic submucosal dissection：ESD，内視鏡的粘膜下層剥離術），炎症性腸疾患（クローン病，潰瘍性大腸炎）の診断と治療を中心に日常診療を行っています．
また，若手内視鏡医の養成にも力を入れています．

第1章 外来診察室で役立つ！消化器症状へのアプローチ

3. 腹部エコーで膵管拡張，膵嚢胞を指摘された患者に対する検査の進め方は？

花田敬士

Point

- 無症状の膵管拡張，膵嚢胞に遭遇した場合，必ず膵全体を客観的に把握可能な画像診断を行う．腹部エコーは膵の一部を観察しているに過ぎない
- 膵管拡張では膵癌の存在を鑑別診断し，膵嚢胞では病変が腫瘍性か非腫瘍性かを判断する
- 精査の結果，経過観察可能となった場合は，必要性を患者に十分説明し，画像診断の計画を上級医とよく相談する
- 画像診断の実力を向上させるには，手術標本と画像の対比を必ず行って"画像から病理像をイメージする"ことが重要である

Keyword

- 膵管拡張　・膵嚢胞　・膵癌

はじめに

消化器内科の外来には腹部症状のため，または健診で施行された腹部エコー（US）で膵管拡張，膵嚢胞性病変を認めて受診する患者は多い．膵管拡張の場合，頭側の膵癌の存在に注意して診断を進める．膵嚢胞の場合，病変が腫瘍性か非腫瘍性かを鑑別診断し，腫瘍性であれば手術適応かどうかを判断することが最も重要である．USでは，頭部から鈎部および尾部は観察不良となることが多い．

1. 膵管拡張に対する鑑別診断

膵管拡張の定義は3 mmとする見解もあるが，明確な基準はない．筆者はUSで主膵管の走行が明瞭に認識される症例は，次の画像診断に進むことを奨めている．

膵管が拡張する原因として，①膵実質の萎縮，②主膵管または乳頭部の病変，③膵管内の粘液に大別される（図1）．USで膵管拡張を認めた場合の二次検査は，MR胆管膵管撮影（magnetic

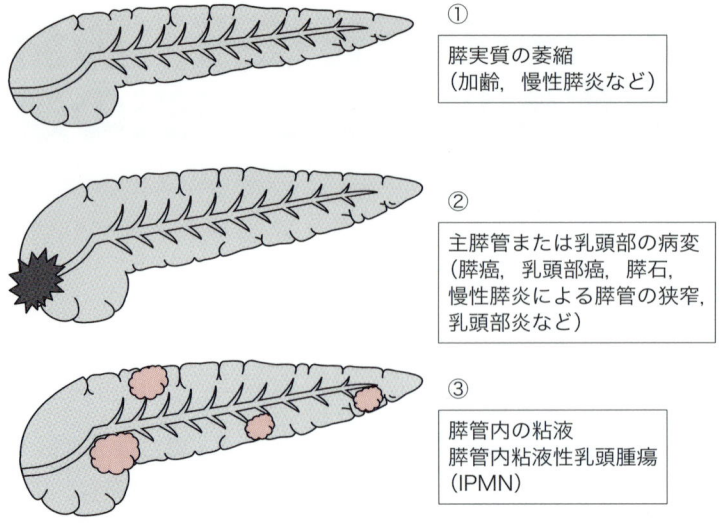

図1　膵管拡張の病態
IPMN：intraductal papillary mucinous neoplasm

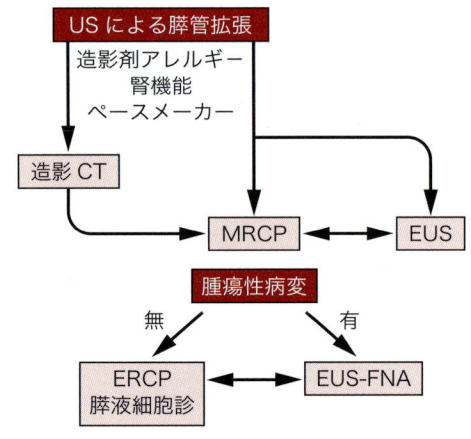

図2　膵管拡張の診断手順

resonance cholangiopancreatography：MRCP），造影CT，超音波内視鏡（endoscopic ultrasonography：EUS）が推奨される．症例の腎機能，全身状態に応じて計画する．MRCPは主に膵管の評価，造影CTは主に膵実質，周囲臓器，リンパ節の評価が可能である．EUSは両者を評価可能な診断法であり，膵実質の画像分解能が最も優れている（図2）．内視鏡的逆行性膵胆管造影（endoscopic retrograde cholangiopancreatography：ERCP）は検査後の急性膵炎の危険に加え，MRCPの画質が向上したことから診断目的の件数は減少しているが，膵液細胞診，膵管生検が可能なメリットは大きく，特に膵癌の早期診断には現在でも必要不可欠である．

1 膵実質の萎縮

加齢，慢性膵炎などが該当する．膵実質の腺房細胞が脱落，炎症により線維化した結果萎縮が

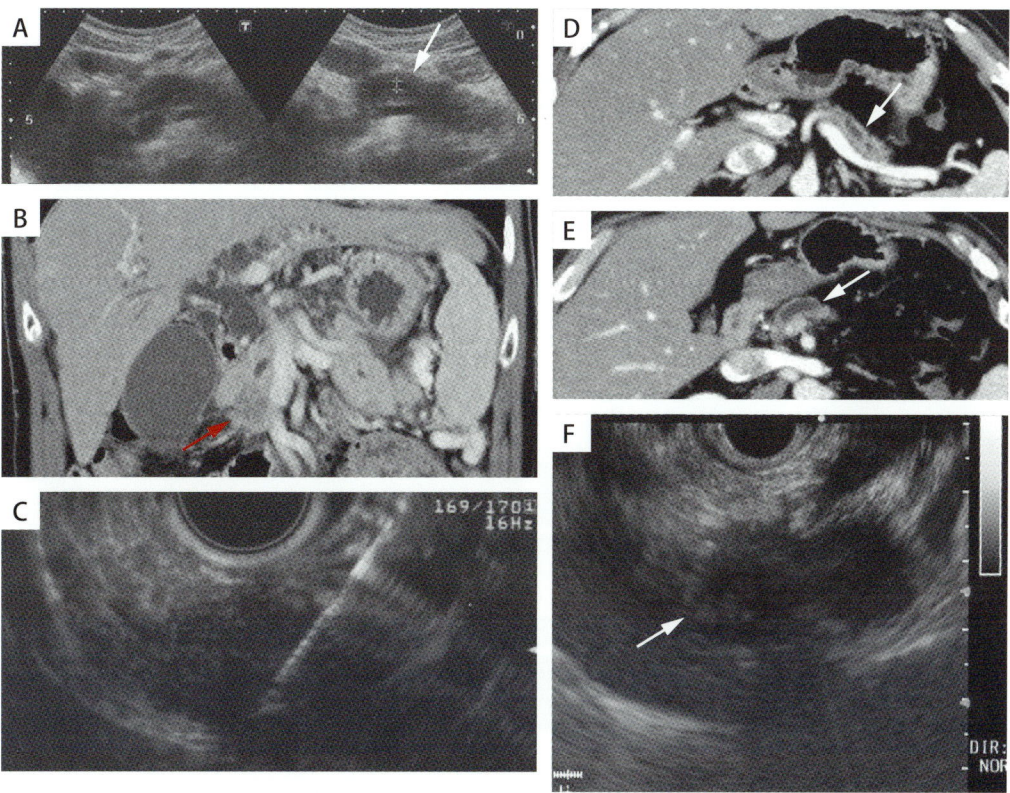

図3　USでの膵管拡張を契機に発見された膵癌

A）〜C）：60歳代男性．USでは膵体部の膵管拡張がみられる．頭側に腫瘍性病変は認めない（A：⇨）．造影CTでは膵管拡張の頭側に造影不良の腫瘍性病変が認められる（B：→）．コンベックス型EUSを用いてFNAを施行し腺癌と診断された（C）

D）〜F）：30歳代男性．CTでは膵体尾部の膵管拡張がみられる（D，E：⇨）．頭側に腫瘍性病変は認めない．EUSでは膵管拡張の頭側に15mm大の不正形低エコー領域がみられ（F：⇨），EUSガイド下穿刺吸引細胞組織診（EUS-FNA）の結果膵癌と診断された

発生し二次的に膵管が拡張する．MRCPで膵管全体を俯瞰し，膵管の狭窄や閉塞が認められないことを確認する．

2 主膵管または乳頭部の病変

膵癌の存在診断が非常に重要である．

1）進行膵癌

膵癌は大半が膵管上皮由来であり，腫瘍の増大とともに膵管閉塞が発生し，二次的に尾側膵管が拡張する（図3A，B）．腫瘍径が2cm以上の症例では造影CTが診断に有用である．従来はERCPを施行し，膵管閉塞に対して膵管ブラッシング，生検，細胞診を追加施行することが多かったが，検査後の膵炎の恐れから，近年ではEUSガイド下穿刺吸引細胞組織診（EUS-FNA）を用いて確定診断する場合が多い（図3C）．

2）早期の膵癌

良好な予後が期待される腫瘍径が1cmレベルの症例では，USや造影CTで腫瘍が直接描出されず（図3D，E），膵管拡張のみ描出される場合でも，EUSでは病変を直接描出できることが多

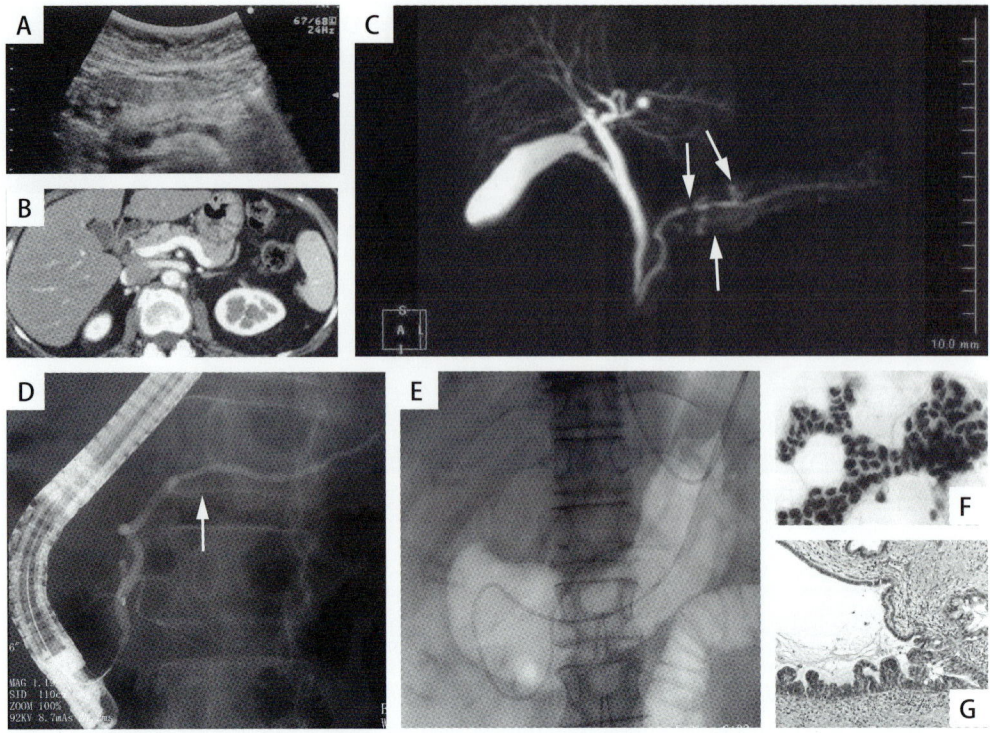

図4　USでの軽微な膵管拡張を契機に発見された膵上皮内癌（60歳代女性）
USでは軽微な膵管拡張がみられる（A）．造影CTでは膵に異常はみられない（B）．MRCPでは，膵頭体部移行部に限局的な狭窄と尾側分枝膵管の拡張がみられる（C：⇨）．ERCPではMRCPで指摘された部位に膵管の硬化がみられ，尾側分枝膵管は描出されないため（D：⇨），ENPDを留置し複数回の膵液細胞診を行った（E）．細胞診は陽性（腺癌）であり（F），膵体尾部切除を施行．膵上皮内癌と確定診断された（G）
（F，GはColor Atlas③参照）

い（図3F）．超早期診断である膵上皮内癌でも，自験例では軽微な膵管拡張が診断の契機となることが多い．造影CTで腫瘍が描出されなくても，MRCPやEUSで限局的な膵管狭窄を認めた場合はERCPを行い，内視鏡的経鼻膵管ドレナージ（endoscopic nasopancreatic drainage：ENPD）を留置して，複数回の膵液細胞診を行うことが確定診断に有用である（図4）[2]．

3）膵管内粘液性乳頭腫瘍（IPMN）

IPMNは粘液を産生し膵管内に排出する非常に高分化な膵管内腫瘍である．腫瘍の局在により主膵管型と分枝膵管型に分類される．主膵管型は著明な膵管拡張を呈する症例が多い．分枝膵管型でも粘液産生が多い場合は主膵管拡張が診断の契機となる症例がみられる．

4）乳頭部腫瘍・乳頭部炎・膵石

乳頭部に炎症または腫瘍が進展した症例では主膵管が拡張する場合がある．

表1　膵囊胞性病変の鑑別のポイント

	頻度	膵管との関係	典型的な形状	備考
非腫瘍性				
特発性囊胞	高い	膵管閉塞なし	単房性・類円形	高齢者，1 cm以下，時に多発
貯留囊胞	普通	膵管閉塞あり	単房性・類円形	2 cm以上では膵癌併存に注意
仮性囊胞	普通	交通あり	単房性・不整形	膵炎併発，時に囊胞内部に壊死，デブリあり
類上皮囊胞	低い	交通なし	単房性・類円形	副脾由来，膵尾部に多い
腫瘍性				
IPMN（分枝型）	高い	交通あり	多房性・ぶどうの房状	粘液の存在，囊胞内結節，隔壁肥厚，時に膵管拡張あり
SCN	普通	交通なし	多房性・大小混在	蜂巣状構造，悪性は稀　Macrocystic typeもみられる
MCN	低い	大半は交通なし	多房性・みかん様	若中年女性，体尾部に多い，共通被膜　時に悪性あり，Cyst in cystの形態
充実性腫瘍の囊胞変性	低い	大半は交通なし	単房性・類円形	膵内分泌腫瘍・Solid pseudopapillary neoplasm（SPN）などを鑑別する

SCN：serous cystic neoplasm（漿液性囊胞腫瘍）
MCN：mucinous cystic neoplasm（粘液性囊胞腫瘍）

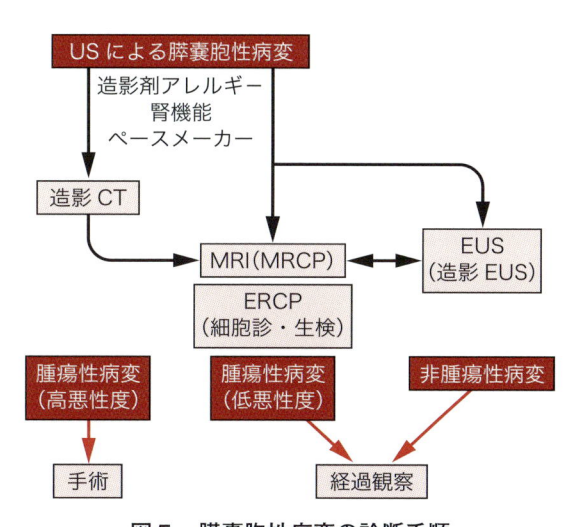

図5　膵囊胞性病変の診断手順

2. 膵囊胞性病変に対する鑑別診断

　USで膵囊胞性病変を認めた場合，**腫瘍性か非腫瘍性かの鑑別**が非常に重要である（表1）．頻度，性別，年齢，典型的な形状を理解し，造影CT，MRI（MRCP），EUS，ERCPを組み合わせて鑑別診断を行う（図5）．造影CTは病変内の隔壁や結節の有無，随伴する膵癌の鑑別に有用で，MRIは病変内部の液体成分の性状の鑑別，膵管との交通の有無の診断に有用である．EUSは囊胞内の詳細な観察に向く．ERCPは膵癌の随伴が否定できない場合や，手術適応と判断されたIPMNにおける膵液細胞診の目的などで施行される．

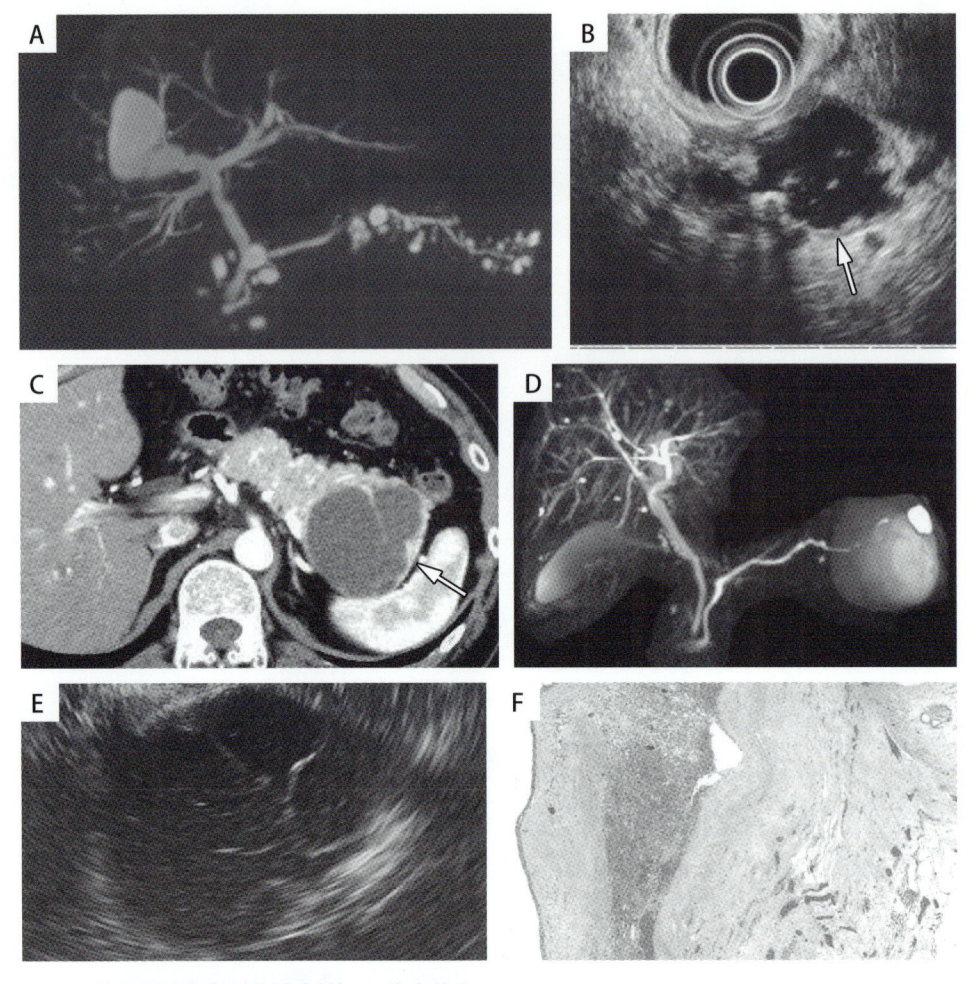

図6 膵嚢胞性病変（非腫瘍性）の代表的な画像
A）特発性嚢胞のMRCP像（80歳代男性）．膵全体に単房性・類円形の病変がみられる
B）仮性嚢胞のEUS像（30歳代男性）．アルコール性膵炎の症例．内部に壊死物質およびデブリがみられる
C）〜F）類上皮嚢胞の1例（40歳代男性）．造影CTでは膵尾部に隔壁を伴う嚢胞性病変がみられ，病変の充実成分は脾臓と同等の造影効果を認めた（C）．嚢胞内はMRCPでは淡い高信号（D），EUSでは粘稠な液体の貯留が疑われた（E）．手術の結果，膵内副脾由来の類上皮嚢胞と最終診断された（F，Color Atlas④参照）

1 非腫瘍性病変

1）特発性嚢胞
　高齢者の膵全域にみられ小径で時に多発する．膵管閉塞の機転はないとされている．MRCPが経過観察に有用である（**図6A**）．長期の観察でも形態変化はほとんど認めない．

2）貯留嚢胞
　膵管閉塞により発生し，2 cmを超える場合は，膵癌の随伴の有無を造影CTなどで鑑別する．

3）仮性嚢胞
　急性膵炎，慢性膵炎急性増悪に伴って発生する．内部に壊死物質やデブリを伴う場合が多い（**図6B**）．

4）類上皮嚢胞

大半は膵尾部の症例で，膵内副脾由来が多い．造影CT，MRIで嚢胞壁の造影態度が脾臓と同等であることが鑑別診断のポイントである（図6C～F）．

2 腫瘍性病変

病変によって悪性化リスクが高いものと低いものがあることを理解し，手術か経過観察かを判断する．

1）IPMN

年齢，病変の局在，嚢胞径，壁在結節の有無，主膵管径などを総合的に判定して治療方針を決定する．一般的に，主膵管型は悪性化リスクが高く手術適応である（図7A，B）．分枝型は壁在結節が認められる症例では手術を考慮するが，大半は悪性化リスクが低く経過観察となる（図7C，D）．近年，ソナゾイドを用いた造影EUSが壁在結節の判定に有用であるとの報告がみられる[5]．

2）粘液性嚢胞腫瘍（MCN）

腺腫から浸潤癌まで認められており，悪性化リスクが高く原則として手術適応である．線維性の皮膜を有し，内部には大小の嚢胞が内腔に向かって凸に存在する（cyst in cyst）ことが画像の特徴である（図7E，F）[6]．

3）漿液性嚢胞腫瘍（SCN）

悪性度は低く大半は経過観察となる．内部は水様透明な液体を含むmicrocystの集簇である．割面は星芒状の線維化や石灰化がみられ，血流に富むことが特徴である．内部は蜂巣状を呈する（図7G，H）[6]．

4）充実性腫瘍の嚢胞変性

膵内分泌腫瘍，solid pseudopapillary neoplasm（SPN）の一部では，腫瘍内に出血壊死を合併する場合があり，嚢胞性腫瘍との鑑別を要する場合がある（図7I，J）．嚢胞性病変の鑑別において，この病態を常に念頭に置く必要がある．

Advanced Lecture

1 IPMNに併存する通常型膵癌

膵IPMNは無症状の症例が大半で，非常に発育速度が遅く，経過観察となる症例が多い．ところが近年IPMNに併存する通常型膵癌の頻度が高いことが報告されている[3]．膵IPMNと診断された症例を放置せず，その後少なくとも6カ月に一度の画像診断（造影CT，MRCP，EUSなど）を定期的に行って，併存する通常型膵癌の早期発見に努めることが重要である[1, 4]．

2 IPMNとMCNの国際ガイドライン

IPMNとMCNに関する取り扱いは，国際ガイドラインが2012年に改訂されており，内容を理解しておくことが望ましい．特に分枝型IPMNの取り扱いは病態によって詳細に規定されている[7]．

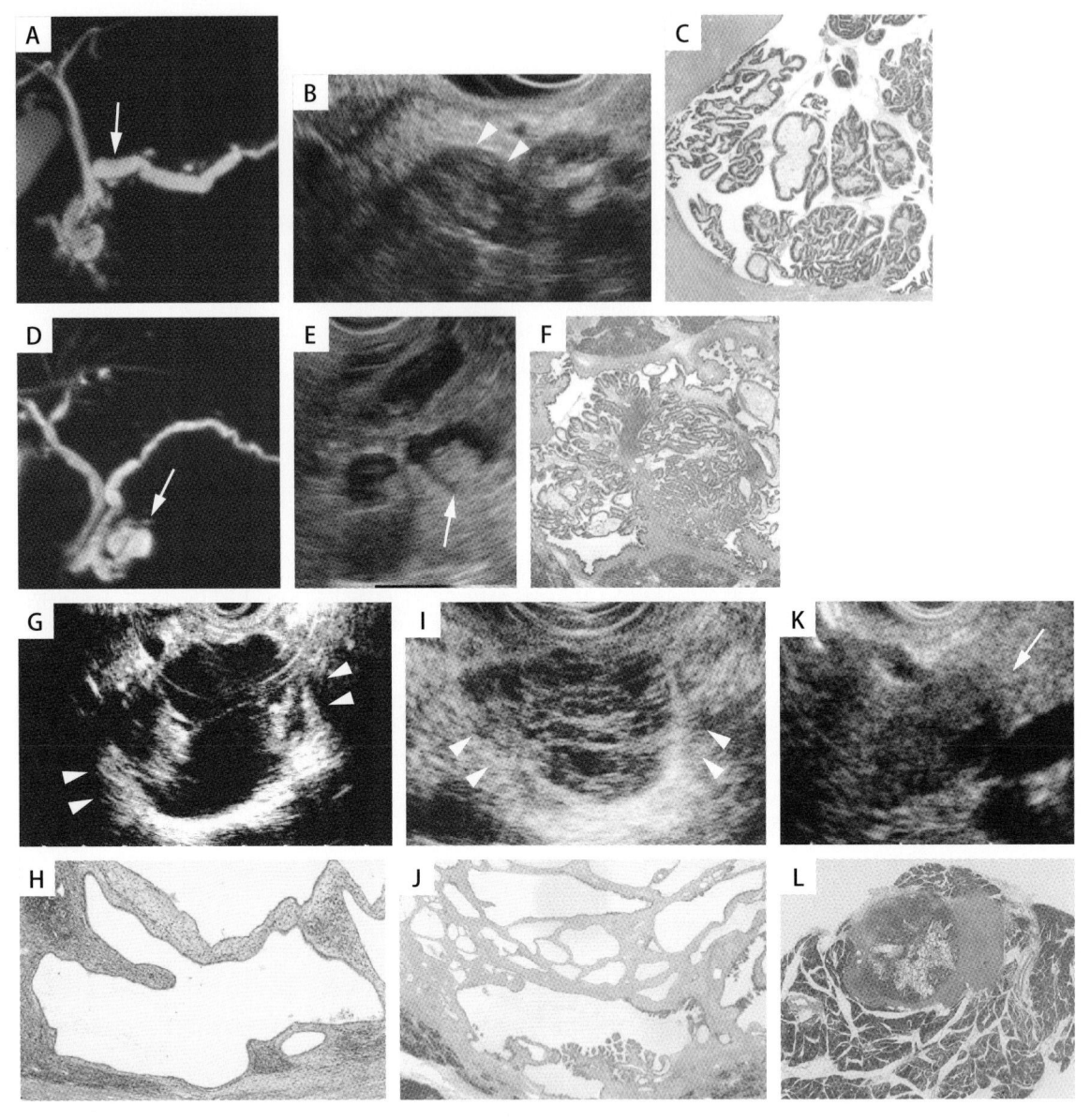

図7 膵嚢胞性病変（腫瘍性）の代表的な画像と病理所見

A）～C）：主膵管型IPMN（70歳代女性）．MRCPでは著明な主膵管拡張がみられ（A：⇨），EUSでは主膵管内に乳頭状の腫瘍がみられる（B：▷）．手術の結果severe dysplasia（高度異形成）であった（C，Color Atlas ⑤参照）

D）～F）：分枝型IPMN（70歳代男性）．MRCPでは分枝型膵管に多房性・ぶどうの房状の病変がみられ（D：⇨），ENPDで最近1例では拡張分枝膵管内に乳頭状の腫瘍がみられる（E：⇨）．増大傾向にあったため手術の結果，腺腫であった（F，Color Atlas ⑤参照）

G），H）：MCN（60歳代女性）．EUSでは嚢胞隔壁の肥厚と嚢胞内結節がみられる（G：▷）．手術の結果，被膜は線維性に厚く，卵巣様間質を有する腺腫であった（H，Color Atlas ⑤参照）

I），J）：SCN（40歳代女性）．EUSでは病変内部に蜂巣状構造を認める（I：▷）．患者の希望により手術の結果，結合組織と毛細血管から構成される小腺管の集合であり腺腫であった（J，Color Atlas ⑤参照）

K），L）：内分泌腫瘍の嚢胞変性（60歳代女性）．EUSでは充実性腫瘍と嚢胞成分が混在している（K：⇨）．手術の結果，一部出血変性を伴う内分泌腫瘍であった（L，Color Atlas ⑤参照）

おわりに

　USで膵管拡張，膵嚢胞を指摘された患者に対する検査の進め方について概説した．画像診断の実力向上に近道はない．手術例を対象として術前のEUS，MRCP，造影CT，ERCPの画像と術後の肉眼病理標本の割面像およびルーペ像の対比を一例一例詳細に行うことを奨めたい．

文献・参考文献

1) 花田敬士，ほか：膵癌早期診断における内視鏡的診断戦略．Gastroenterol Endosc, 54：3773-3782, 2012
　↑早期診断のポイントは膵管の異常所見に着目することが重要である．
2) Iiboshi, T., et al.：Value of cytodiagnosis using endoscopic nasopancreatic drainage for early diagnosis of pancreatic cancer：establishing a new method for the early detection of pancreatic carcinoma in situ. Pancreas, 41：523-529, 2012
　↑膵上皮内癌の診断におけるENPD併用の複数回膵液細胞診の有用性を報告．
3) Maguchi, H., et al.：Natural history of branch duct intraductal papillary mucinous neoplasms of the pancreas：a multicenter study in Japan. Pancreas, 40：364-370, 2011
4) Yamaguchi, K., et al.：Pancreatic ductal adenocarcinoma derived from IPMN and pancreatic ductal adenocarcinoma concomitant from IPMN. Pancreas, 40：571-580, 2011
5) 糸川文英 ほか：膵疾患診断におけるEUSの役割．肝胆膵画像，14：141-152, 2012
6) 花田敬士，飯星知博：膵のSCNとMCN－最近の知見．肝胆膵画像，12：681-685, 2010
7) Tanaka, M., et al.：International consensus guidelines 2012 for the management of IPMN and MCN of the pancreas. Pancreatology, 12：183-197, 2012

プロフィール

花田敬士（Keiji Hanada）
JA広島厚生連尾道総合病院消化器内科
胆膵の診療は，"一生棒にふることができる"価値のある仕事です．この道を志して，25年．つらいと思ったことはなく，プレッシャーを楽しんで日々の診療に励んでいます．
胆膵内視鏡を志す若い先生が1人でも増えてくれることを祈っています．興味のある先生は，いつでも尾道にお越しください!!

第1章 外来診察室で役立つ！消化器症状へのアプローチ

4. 健診で便潜血陽性を指摘された患者．以降の検査の進め方は？

大江啓常

Point

- 便潜血陽性を指摘された場合には，必ず精密検査を受けるように勧めなければならない
- 便潜血陽性で精密検査を行うと3.6％に癌を認めるが，そのうちの約70％は早期癌である
- 便潜血陽性の場合，最も精度が高い精密検査は全大腸内視鏡検査である
- 精密検査として便潜血検査の再検を行うことは認められない
- 精密検査で異常がない場合は，翌年も便潜血検査を勧める

Keyword

- 便潜血検査
- 化学法
- 免疫法
- 全大腸内視鏡検査

はじめに

　食生活の欧米化に伴い，わが国の大腸癌による死亡者数は年々増加の一途を辿っている．また，1992年から老健事業として便潜血検査による大腸癌検診が開始され，医療現場では便潜血陽性を指摘された受診者が急速に増加してきており，われわれ臨床医の的確な対応が求められている．

1. 便潜血検査とは？

　便潜血検査とは，文字通り便に血液が混入しているかどうかをチェックするスクリーニング検査のことである．便潜血検査には化学法と免疫法があるが，わが国では簡便性，感度，特異度において化学法より優れている免疫法が一般的に用いられている（表1，Advanced Lecture❶参照）．免疫法による検診を受けた人では死亡率が60〜80％低下することが証明されており[1]，現在行われている対策型検診では免疫法便潜血検査2日法の逐年検診が採用されている．免疫法便潜血検査2日法の感度は進行癌で80〜90％，早期癌で50％と報告されており[2]，便潜血偽陰性癌が少なからず存在するが，毎年検診を受けることで3/4以上は救命可能な段階で発見することが可能であり，逐年検診の徹底を図ることが重要である．

表1　便潜血検査の種類と特徴

	化学法	免疫法
利点	・上部・下部消化管出血を検出可能 ・検体を放置しても反応性の低下が少ない	・下部消化管出血の検出率が高い ・食事や薬剤の制限が不要 ・定量も可能
欠点	・食事や薬剤の制限が必要	・検体を室温に放置すると反応性が低下 ・上部消化管出血の診断には不向き

2. 便潜血陽性になる疾患とは？

平成22年度消化器がん検診全国集計によると[3]，便潜血陽性で精密検査（精検）を行うと3.6％に大腸癌を認め，そのうちの約50％はStage 0またはⅠ，約70％は深達度MまたはSMの早期癌であり，有症状の大腸癌より早期に発見できると考えられている．大腸癌以外では28.5％に腺腫が発見され，炎症性腸疾患，憩室症や内痔核も便潜血陽性の原因となっている．特に内痔核では，22.7％で便潜血陽性を示すとされ[4]，偽陽性として大きな比重を占めている．また，精検を行っても38.5％では全く異常を認めないが，その要因として生理的な糞便中のヘモグロビン，上部消化管からの出血や精検による見逃しの可能性などが考えられている．

3. 便潜血陽性を指摘されたらすべきこと

便潜血陽性を指摘された場合には，必ず精検を受けるように勧めなければならない．精検を受けなかった群では，受けた群と比べて死亡リスク（全癌）が約4.8倍になるといわれている[5]．**精検の方法は全大腸内視鏡検査を第一選択とする**．全大腸内視鏡検査の実施困難な場合，S状結腸内視鏡検査と注腸X線検査の併用が次善であるが，深部結腸癌に対する感度が70％台と全大腸内視鏡検査に比べ20％以上も低く（**表2**）[6]，精度の面からまずは全大腸内視鏡検査が推奨されている．全大腸内視鏡検査を実施していない医療機関では，他の病院を紹介して大腸内視鏡検査を依頼することも必要である．

便潜血陽性の場合に最もやってはいけないことは，「もう1回便潜血検査をやって確認する」ということである．大腸癌からの出血は間歇的であり，進行癌でも1～2割は便潜血陰性となるため，精検として便潜血の再検を行うことは認められない．また，直腸指診も大腸癌の死亡率減少効果がないとする証拠があり，精検として単独で行うことは勧められない．

4. 精検で異常がなかった場合は？

大腸内視鏡検査などの精検で異常がなかった場合でも，**翌年の便潜血検査を勧める**．大腸癌に対する各種精検の感度は100％ではなく，最も精度が高いといわれている大腸内視鏡検査でさえ腫瘍性病変の見逃しを5.1～14.9％に認めるという報告もある[7]．精検による大腸癌の見逃しを皆無にすることはなかなか困難であり，精検で異常がなかった場合でも便潜血検査による逐年検診フォローが重要である．

表2　精検の感度（対浸潤癌）

精検法	追跡期間（1年）
注腸X線検査	83.3%（n＝138）
S状結腸内視鏡検査＋注腸X線検査	92.2%（n＝551） 74.8%＊
全大腸内視鏡検査	98.6%（n＝351）

＊：深部結腸癌に対する感度

　また，鉄欠乏性貧血や下血，血便などの可視的出血がある場合は，上部消化管からの出血の可能性があるため，上部消化管内視鏡検査も積極的に行うべきである．

Advanced Lecture

1 便潜血検査の種類と特徴（表1）

1）化学法

　赤血球中のヘモグロビンのもつペルオキシダーゼ活性を検出する方法で，指示薬が異なるオルトトリジン法とグアヤック法がある．緑黄色野菜や鳥獣肉・魚類の血液などの食事や，鉄剤などの薬剤の影響で偽陽性になりやすいため，**2〜3日の食事や薬剤の制限が必要**である．また，ビタミンCの服用やトイレ洗浄剤の混入など還元剤による偽陰性も問題になる．

2）免疫法

　抗ヒトヘモグロビン抗体を用いるため，便中のヒトヘモグロビンに特異的に反応し，検出感度も高いとされる．化学法のように食事や薬剤の制限を行う必要もない．また，便中ヘモグロビンの定量も可能で，大腸癌の大きさや深達度と強く相関するといわれており[8]，高値を呈した陽性者には強力に精検を勧めるという効率的な未受診者対策が可能となる．ただし，**上部消化管に出血がある場合，胃酸や消化液などの影響でヘモグロビンが変性し偽陰性が生じやすい**．

2 原因不明の消化管出血（OGIB）

　消化管からの出血が疑われる臨床症状（下血，血便などの可視的出血，便潜血陽性と鉄欠乏性貧血の両者が認められる）がありながら，上下部消化管内視鏡検査を行っても原因不明の消化管出血はOGIB（obscure gastrointestinal bleeding）と呼ばれている．近年，**OGIBに対してカプセル内視鏡が保険適応**となり，徐々に臨床の場に普及しつつあるが，上下部消化管内視鏡検査ほど一般化はしていないのが現状である．しかし，OGIB患者にカプセル内視鏡検査を行わず，後に小腸癌が見つかって訴訟に発展するなど，医療水準にかかわる問題が昨今発生しており，非専門医といえどもその適応に関する理解が重要である．

おわりに

　便潜血検査による大腸癌検診は，癌検診のなかでも死亡率が下がることが最もよく証明されているにもかかわらず，便潜血陽性の場合の精検受診率は53.9％にとどまっており，大腸癌患者の

半数が看過ごされていることになる．われわれ臨床医は，適切な精検の必要性を声を大にして患者に伝える必要があり，決して便潜血検査を反復したり，直腸指診ですませるなど不適切な精検でお茶を濁してはいけない．

文献・参考文献

1) 久道 茂：適正な大腸集団検診制度の確立と精度の向上に関する研究．厚生省がん研究助成金による研究報告集（平成2年度）：571-574, 1991
2) 「老人保健法による大腸がん検診マニュアル」（厚生省老人保健福祉部老人保健課/監），日本医事新報社，1992
3) 日本消化器がん検診学会全国集計委員会：平成22年度消化器がん検診全国集計Ⅱ．大腸がん検診全国集計．2012
4) 国本正雄：内痔核の程度と便潜血反応について．日本大腸肛門病学会誌，50：605-609, 1997
5) 松田一夫：精検の精度管理精検未受診群の癌．厚生省がん研究助成金「大腸がん検診の合理的な検診方法に関する臨床疫学的研究」平成13年度報告書：30-33, 2002
6) 松田一夫：精検の精度評価．厚生省がん研究助成金による大腸がん検診の合理的な精検方法に関する臨床疫学的研究（平成11年度報告）：30-33, 2000
7) 金武康文：大腸ポリープの治療（4）隆起型早期大腸癌ポリペクトミー後の長期経過．臨牀消化器内科，11：675-680, 1996
8) 有木太郎：免疫便潜血検査による大腸集検の精度管理の問題点．日本消化器集団検診学会雑誌，31：40-48, 1993

プロフィール

大江啓常（Hirotoki Ohe）
広島市立広島市民病院 内科
患者さんにも胃腸にもやさしい内視鏡をモットーに日々精進しています．

第1章 外来診察室で役立つ！ 消化器症状へのアプローチ

5. 初診時に肝障害を指摘，ウイルスマーカー陽性，以降の診断の進め方は？
～HBs抗原陽性，HCV抗体陽性の場合に分けて教えてください

北本幹也

● Point ●

- HBs抗原，HCV抗体は，初診時あるいは入院時に一度は検査しておくべきである
- 対HBVにも対HCVにも画期的な治療法が開発され，最近では克服できるようになっている
- HBs抗原，HCV抗体陽性例は肝硬度測定装置による肝線維化把握と肝画像診断反復が必要である

● Keyword ●

・HBs抗原　・HCV抗体　・肝画像診断

はじめに

本邦の慢性ウイルス肝炎は，B型肝炎ウイルス（hepatitis B virus：HBV）とC型肝炎ウイルス（hepatitis C virus：HCV）の感染に起因するものがほとんどで，持続感染していても何ら症状をもたないことが多い．いずれも近年の新規治療薬の開発・進歩により克服できるようになってきた．したがって肝障害がなくても何らかの来院時には検査しておくことが望ましい．その陽性例には，後述の手順で精査してほしい．また免疫抑制・化学療法によるHBV再活性化が問題となっており，肝疾患以外の診療時にも肝炎マーカーの測定が必要になっている．

1. HBs抗原陽性例

HBs抗原，HBs抗体，HBe抗原，HBe抗体，HBc抗体，HBV-DNAなどから臨床像を鑑別する表を示す（表）[1]．

1 急性肝炎とキャリア発症の鑑別

一般に，黄疸，全身倦怠感，食欲低下などの自他覚症状を認め，医療機関を受診し，肝障害とともにHBs抗原陽性と診断された場合には，急性肝炎あるいは無症候性キャリアからの急性発症

表　HBVマーカーによる病態把握

HBs抗原	HBs抗体	HBe抗原	HBe抗体	HBc抗体	HBV-DNA	臨床像
(−)	(＋)	(−)	(−)	低抗体価	検出感度以下	既感染
(＋)	(−)	(＋)	(−)	高抗体価	高値	HBe抗原陽性無症候性キャリア
(＋)	(−)	(−)	(＋)	高抗体価	低値	HBe抗体陽性無症候性キャリア
(＋)	(−)	(＋) or (−)	(−) or (＋)	高抗体価	高〜低値	B型慢性肝炎

である．治療方針が異なるのでその鑑別は重要で，そのためにはIgM-HBc抗体とHBc抗体を測定する．B型急性肝炎ではIgM-HBc抗体が高抗体価であり，キャリアからの急性発症ではIgM-HBc抗体は陰性か低抗体価で，HBc抗体が高抗体価である．

2 HBV genotype

8種の遺伝子型（A〜H型）に分類され，本邦では圧倒的にgenotype Cが多く，一部にgenotype Bも存在し，ほとんど母子間の垂直感染で，一部は乳幼児期の水平感染に起因する．1986年から出生時にワクチン接種が開始され，感染はほとんど阻止されている．

なお最近，欧米に多いとされるgenotype Aの急性肝炎の増加が指摘されている．genotype B/Cの急性肝炎では慢性化することはきわめて稀であるが，このgenotype Aの急性肝炎では遷延，慢性化例がしばしば報告されている．B型急性肝炎と診断した場合にはgenotypeまでチェックすることが望ましいであろう．Genotype Aと判明したら（Advanced Lecture 2 参照）HIV抗体を測定することは必須である．

3 無症候性キャリアとB型慢性肝炎の鑑別

HBs抗原が6カ月以上陽性を持続する場合キャリア状態と判定する．一般にHBe抗原陽性の無症候性キャリアから年齢を経るにつれ，HBe抗体陽性の無症候性キャリアへ移行し，HBVの増殖能が格段に低下し，一部の症例ではHBs抗原も陰性化する．HBe抗原からHBe抗体へのseroconversionは，一般に30〜35歳までに起こり，それ以後の頻度が極端に低くなることから，対HBVの治療ガイドラインでは35歳で治療方針が区切られている．ALT/ASTの上昇を伴うHBe抗原陽性のB型慢性肝炎とHBe抗体陽性でもHBV-DNAの比較的高値の症例では治療介入が必要である．

4 B型慢性肝炎の治療

B型慢性肝炎の10〜20％位が肝硬変へと進展し，肝硬変から年率2〜3％に肝発癌を認めている．それらを回避するべく，抗ウイルス治療として，インターフェロン治療あるいは核酸アナログ剤を適切に使用することが重要である．その基本的な使い分けとして，**35歳未満ではインターフェロンを推奨し，35歳以上では核酸アナログ剤が推奨されている**．また血小板15万未満あるいは肝生検でF2以上の肝線維化進行例には，核酸アナログ剤が推奨されている．核酸アナログ剤には，ラミブジン，アデホビル，エンテカビルが承認されているが，現在では耐性株ウイルスの出現頻度の低いエンテカビルが第一選択となっている．また，B型慢性肝炎に対してもペグインターフェロンの1年間の使用が保険収載され，35歳未満あるいは肝線維化の軽度な症例での有用性が期待されている．

> トリビア①
> HIV治療の開発過程で，逆転写酵素阻害剤である核酸アナログ剤がHBVに適応されたので，対HIVにも対HBVにも耐性ウイルスに注意を払う必要がある．また，HIV＋HCV例での開発治験中に，単独では抗ウイルス作用のほとんどないリバビリンがインターフェロン存在下ではHCVを格段に抑制したことからHCV治療に応用された経緯がある．

Advanced Lecture

1 HBV再活性化

　一過性感染においてHBs抗体陽性，HBc抗体陽性で治癒したと従来は考えられていたが，それらの症例でも免疫抑制・化学療法による再活性化が指摘されている（de novo B型肝炎）．ヘルペス感染症同様，HBVは一度感染すると体内から完全に消失することはないことが最近では指摘されている．HBs抗原が陰性化した後もde novo B型肝炎に関する注意喚起を本人にしておくべきであろう．

> トリビア②
> HBV，HCV，エイズウイルス（human immunodeficiency virus：HIV）は経血液感染が主体であり，一般にウイルス量はHIV＜HCV＜HBVなので，同じごく少量の血液量ならこの順に感染力が高くなっている．

2 肝疾患合併例に対するHAART（highly active anti-retroviral therapy）

- 対HIVの治療であるHAARTは確立され，HIV患者の長期予後は改善してきており，しばしば併存するHBVあるいはHCVに起因する肝疾患が予後規定することが指摘されている．本邦のHBV例，HCV例は次第に減少することが予想されているが，新規にどちらかの感染を認めた場合には，同意を得てHIV抗体を測定することが望ましい．
- HBV＋HIV例において，対HBVにエンテカビルだけを使用するとHIV耐性ウイルスが出現する可能性があり，エンテカビルを単独で使用すべきではない．対HBVへの治療が必要な場合には，テノホビル（現在，対HBVに治験中）を含むHAARTを開始すれば，対HIVにも対HBVにも耐性出現を抑制することができる．

2. HCV抗体陽性例

　HCV抗体陽性では，HCV-RNAを測定する．その方法は従来からいくつか存在し，以前，定性・定量と使い分けていたが，両方の検査を満たすTaqMan real-time PCR法が最も用いられている．HCV抗体陽性でも，HCV-RNA陰性の場合は既感染・治癒症例と診断する．

1 HCV-RNA陽性の場合

　HCVは10種以上の遺伝子型が発見され，本邦のHCV例のgenotypeは，1b：70％，2a：

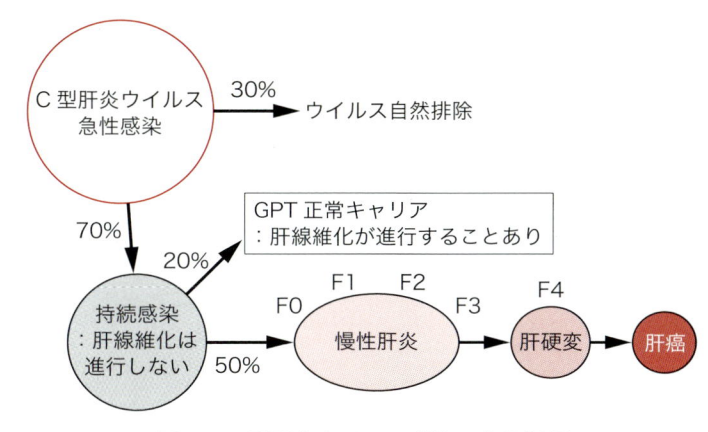

図1　C型肝炎ウイルス感染の自然経過

20％，2b：10％の比率で存在し，HCV-RNA量との関係で，インターフェロン治療の成績が異なる．Serogroupingでは，ELISA法による遺伝子型の判定であり，grouping1がgenotype1bに相当し，grouping2はgenotype2aあるいは2bに相当し，両者の区別はできない．Serogroupingの利点は，残血清から測定可能なことである．

2 HCV感染の自然史（図1）

急性感染時には60％が急性肝炎を呈するものの，40％は不顕性のまま受診されない可能性がある．急性感染後には，約30％が自然排除され，残りの70％が持続感染する．その後は無症候性キャリアとして何ら症状ないまま経過し，一部の症例で慢性肝炎，肝硬変と進展する．そのなかで年率3〜6％に肝癌が発症している．したがって急性感染時にキャリア化させないことと，慢性肝炎の進行しないうちにウイルス排除することが重要である．

3 C型急性肝炎への対応

上述のごとく約30％が自然排除されるので，しばらくは経過観察する．発症3カ月以内のALT値の二峰性ないし多峰性パターンの確認，あるいは発症2〜3カ月経過した時点でHCV-RNAが消失していないことを確認した時点で慢性化したと判断し，インターフェロン治療を開始する．

4 C型慢性肝炎への対応

1〜3カ月ごとに採血し，ALTの変動を確認する．6カ月以上異常値が持続し，肝線維化を少しでも認める場合には，ウイルス排除目的でインターフェロン治療を行うことが望ましい．そのウイルス排除率は，HCV genotypeとHCV-RNA量から規定され，標準治療となったペグインターフェロン・リバビリン治療では，難治とされているHCV genotype 1b・高ウイルス量症例においても50％弱まで向上している（図2）．なお新薬が開発され，さらに向上している（本誌6章-4参照）．一方，HCV genotype 1b・高ウイルス量でない症例はothersとしてまとめて考えることができ，ペグインターフェロン・リバビリン治療でウイルス排除率は80〜90％と良好になっている（低ウイルス例ではペグインターフェロン単独治療が推奨され，同程度の良好な成績である）．このようにHCVは排除することができる時代になっている．C型肝炎治療ガイドラインにはALT正常例に対するインターフェロン方針まで記載されている．

```
HCV-RNA量                    それ以外：others
              1型・高ウイルス量
              （5%前後）           （50〜70%）
 高
              50%弱
5 log IU
100 KIU                    80〜90%
 低          （40〜50%）        （70〜90%）

           genotype 1b        genotype 2a, 2b
           (serogrouping 1)   (serogrouping 2)
```

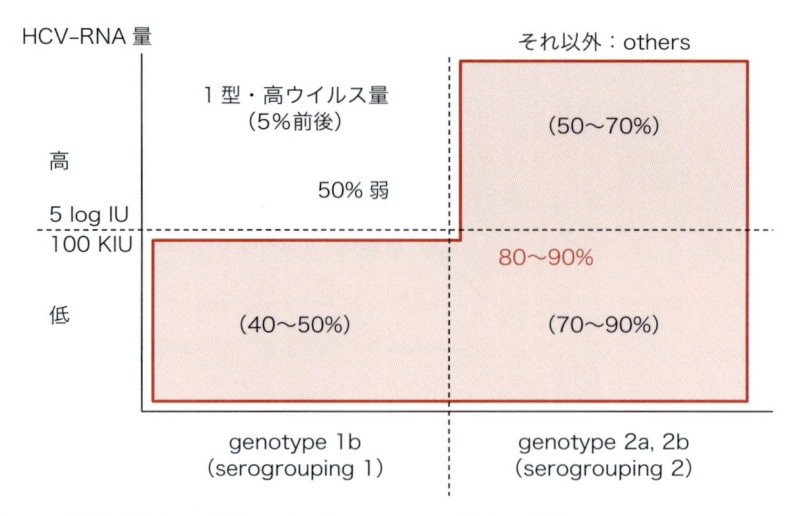

図2　C型慢性肝炎に対するインターフェロン治療の効果
（　）内は従来インターフェロン，赤字はペグインターフェロン・リバビリン併用

Advanced Lecture

3 IL28B SNP

　GWAS（genome-wide association study）研究の結果，IL28B SNPがHCV感染成立とC型慢性肝炎に対するインターフェロン治療の成績に密接に関与していることが解明された．IL28BがmajortypeのT/T例ではHCV感染を排除する可能性が格段に高く[2]，C型慢性肝炎に対するペグインターフェロン・リバビリン治療のウイルス排除率が有意に高くなっている[3), 4]．

3. 肝炎ウイルス陽性例に必要な検査

1 肝予備能の把握

　血清アルブミン，コリンエステラーゼ，プロトロンビン活性など蛋白合成指標を測定する．急性肝炎で重症例ではプロトロンビン活性が不可欠で，肝移植を考慮する際には，直接ビリルビン/総ビリルビン比（D/T比）が重要である．慢性肝炎では，肝機能は保たれているが，肝硬変になると総ビリルビン，血清アルブミン，プロトロンビン活性などからChild-Pugh分類で評価し，肝癌切除を考慮する際にはICGテストを行う．

2 肝線維化の把握

　ヒアルロン酸などの血清線維化マーカー，フィブロスキャン，エラストグラフィー，ARFI（acoustic radiation force impulse）などの肝硬度測定装置などによって非侵襲的肝線維化診断を行う．CTやMRIで肝硬度を測定することも試みられている．究極の肝線維化診断は肝生検であり，従来から腹腔鏡下あるいは超音波ガイド下で行われている．しかし肝生検には出血などのリスクを伴うため全症例に行うことは困難であろう．上記した肝硬度測定装置で積極的に肝線維

化の測定をしてほしい．

3 肝画像診断

　肝障害例に遭遇した場合，胆道系疾患を鑑別するために，超音波は不可欠である．急性肝炎で重症例の場合には肝萎縮の把握が重要なので，超音波でその徴候があればCTで肝容積の測定をしておく．慢性肝炎，肝硬変では肝癌の早期発見のために，肝画像診断の反復が必要である．そのときに腹水のチェックもできる．肝癌スクリーニングには，年2〜4回の画像反復が望ましく，年1回は造影CTあるいは造影MRIをしておくことが早期発見のコツである[5]．

Advanced Lecture

4 肝庇護治療の是非

　従来から各種肝庇護治療があったが，ALTを確実に低下させるのは，グリチルリチン製剤の静注とウルソデオキシコール酸600〜900 mgの内服だけである．HBVにもHCVにも新規治療法が普及してきたので，肝庇護治療の意義は限定的であろう．

おわりに

　本邦の肝疾患は，非B非C例の増加が指摘されているものの，HBV例とHCV例がウイルス性慢性肝炎のほとんどを占めている．HIV感染も意識しながら，適切に対応し制圧していくことが重要である．

文献・参考文献

1) 「B型慢性肝炎のマネジメント」（熊田博光/著），医療ジャーナル社，2003
2) Ge, D., et al.：Genetic variation in IL28B predicts hepatitis C treatment-induced viral clearance. Nature, 461：399-401, 2009
3) Suppiah, V., et al.：IL28B is associated with response to chronic hepatitis C interferon-alpha and ribavirin therapy. Nat Genet, 41：1100-1104, 2009
4) Tanaka, Y., et al.：Genome-wide association of IL28B with response to pegylated interferon-alpha and ribavirin therapy for chronic hepatitis C. Nat Genet, 41：1105-1109, 2009
5) Noda, I., et al.：Regular surveillance by imaging for early detection and better prognosis of hepatocellular carcinoma in patients infected with hepatitis C virus. J Gastroenterol, 45：105-112, 2010

プロフィール

北本幹也（Mikiya Kitamoto）
県立広島病院消化器内科
専門：肝臓内科
私は肝臓専門で23年活動し，肝疾患で診ている患者が他の疾患になったときにはその領域の専門医に相談して対処することにしている．迷った場合にはジェネラリストに相談することもあり，その必要性・意義は頼もしいものですが，専門医の力量は想像以上にすばらしいものなので，1つは専門をもつことで生きがいが増えると思います．

第1章 外来診察室で役立つ！ 消化器症状へのアプローチ

6. 腹部エコーで指摘された胆嚢ポリープをどう扱うか？

岡庭信司

Point

・胆嚢ポリープは，有茎性（亜有茎性）と広基性（無茎性）に分類する
・有茎性ポリープは，大きさと内部エコー（点状高エコー・桑実状パターン）に注目する
・広基性ポリープは，内部エコー（小嚢胞構造・コメット様エコー）と付着部の壁の層構造に着目する

Keyword

・腹部エコー ・胆嚢ポリープ ・事後指導

はじめに

　胆嚢ポリープとは胆嚢内腔に突出した隆起性病変の総称であり腫瘍性・非腫瘍性は問わないが，多くは非腫瘍性のコレステロールポリープ，胆嚢腺筋腫症，炎症性ポリープなどである．
　一方，超音波検査（ultrasound：US）は比較的安価かつ低侵襲な検査法であり，手軽に施行可能な腹部領域の"聴診器"のような存在である．そのためUSは人間ドックや集団検診といったスクリーニングにも広く用いられており，胆嚢ポリープは比較的よく遭遇するUS所見の1つである．
　日本消化器がん検診学会より提示されているカテゴリー分類[1]では，ポリープのUS像を**有茎性（亜有茎性）**と**広基性（無茎性）**の2群に分類しており，鑑別診断のみならず事後指導を判断するうえでも有用と考えられることから本稿ではこの分類を用いて解説する．

1. 胆嚢病変の画像診断の進め方

　一般に，患者は腹痛や黄疸といった自覚症状を契機にして医療機関を受診し，スクリーニング手段として非侵襲的な血液検査とUSが用いられることが多い．
　血液検査やUSにて精密検査が必要と判断されると，超音波内視鏡（endoscopic ultrasonography：EUS）やCTといった画像診断に加え，最近では高周波プローブ，カラードプラあるい

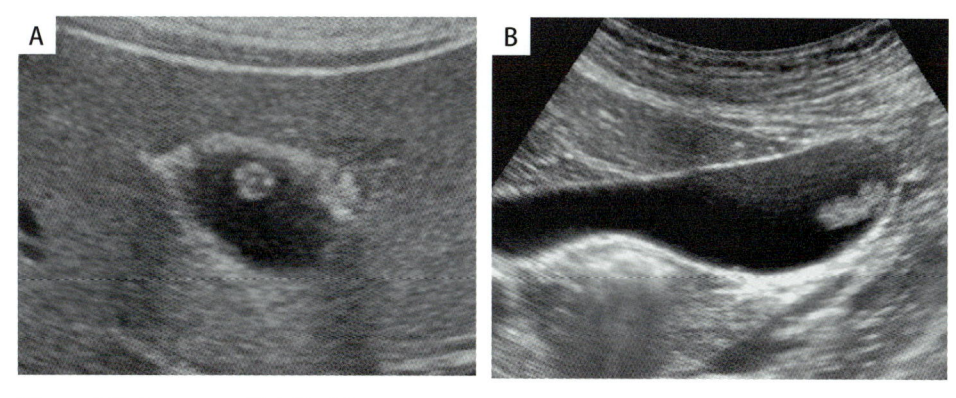

図1　点状高エコー・桑実状パターン
胆嚢体部に有茎性隆起性病変を認め，内部に点状高エコーを認める（A）．内部エコーが粒子状で桑実状パターンを呈する亜有茎性病変を認める（B）．いずれもコレステロールポリープ

は造影剤を用いたUSも精密検査として用いられている．さらに，治療の必要な病態に対しては，MRCP（magnetic resonance cholangiopancreatography），内視鏡的逆行性膵胆管造影（endoscopic retrograde cholangiopancreatography：ERCP），病理組織検査などが追加され治療方針が決定されているのが現状である．

2. 有茎性病変

1 鑑別が必要な疾患

胆嚢ポリープと総称される病変の大半がこのUS像を呈し，最も頻度の高い**コレステロールポリープ**に加え，**癌，腺腫，炎症性ポリープ，固有上皮型の過形成性ポリープ**などが含まれる．

2 US所見

鑑別のポイントとなるUS所見としては，①**大きさ**，②**内部エコー（点状高エコー・桑実状パターン）**，③**病変の形状**，④**ドプラ所見**などがある．カテゴリー分類では，大きさと点状高エコーの有無を重要なUS所見として取り上げている．

①大きさ

最大径20 mm以下の隆起性病変の切除例の検討[2]によると，10 mm以下の病変では癌および腺腫の頻度が20.7％であったのに対し，11〜15 mmでは43.1％，16〜20 mmでは67.7％と，10 mmを境に癌および腺腫の頻度が増加している．経過観察例も含めると10 mm以下の病変に占める癌および腺腫の頻度はさらに低下すると考えられる．

②内部エコー

コレステロールポリープではコレステリンの沈着を反映する高輝度の点状エコーが不均一・粗に集簇した像（桑実状パターン）を呈する（図1）．点状高エコーの評価には，病変の最大割面だけでなく辺縁部も描出することが重要であり，高周波プローブを用いることにより高エコースポットがより明瞭となることがある．一方，癌あるいは腺腫の内部エコーは肝実質と同一かやや高エコーであり，均一・密な実質エコー像を呈する．

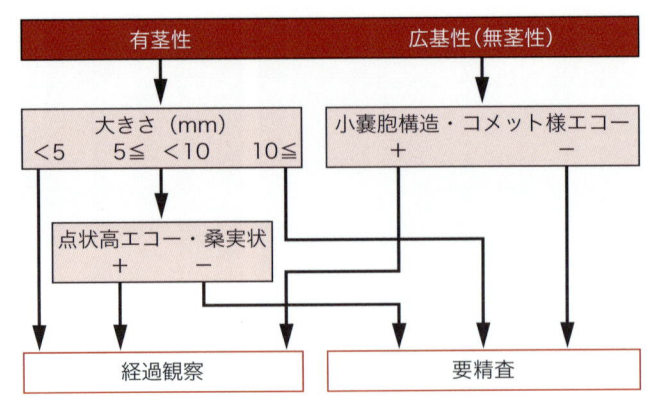

```
         ┌─────────────┐         ┌─────────────┐
         │   有茎性    │         │ 広基性(無茎性)│
         └──────┬──────┘         └──────┬──────┘
                ↓                       ↓
       ┌────────────────┐      ┌──────────────────────┐
       │   大きさ（mm）  │      │小囊胞構造・コメット様エコー│
       │ <5  5≦ <10 10≦│      │      ＋         －    │
       └──┬────┬────┬───┘      └──────┬──────────┬───┘
          │    ↓    │                 │          │
          │┌───────┐│                 │          │
          ││点状高エコー・桑実状│      │          │
          ││  ＋    －    ││          │          │
          │└──┬────┬──┘│                        │
          ↓   ↓    ↓   ↓                 ↓          ↓
       ┌──────────────┐         ┌──────────────┐
       │   経過観察   │         │    要精査    │
       └──────────────┘         └──────────────┘
```

図2　胆囊ポリープの事後指導

③病変の形状

　コレステロールポリープは5mmを超えると金平糖様を呈することが多く，大きくなると楔状陥入像（病変の表面から中心部に向かう楔状の切れ込み像）が認められることがある[3]．一方，癌あるいは腺腫は表面が比較的整な小結節状から平滑な像を呈することが多い．さらに，コレステロールポリープの茎は癌や腺腫に比べ細いため，体位変換による形状変化や下大静脈の拍動などによる"揺らぎ"を認めることがある．

④ドプラ所見

　コレステロールポリープでは線状シグナル，胆囊癌では樹枝状の血流シグナルを認めることが多く鑑別に有用である．

3 事後指導（図2）

　大きさが5mm未満の病変および5mm以上10mm未満の病変で内部に点状高エコーや桑実状パターンを認めるものは12カ月後のUS再検，5mm以上10mm未満の病変で内部に点状高エコーや桑実状パターンを認めないものと10mm以上の病変は精密検査の対象とする．ただし，内部エコーがコレステロールポリープとは明らかに異なる例や，逐年受診者において大きさやエコーパターンに変化を認める場合には，5mm未満のものでも4〜6カ月後のUS再検，5mm以上の病変では精密検査を指導する．

3. 広基性病変

1 鑑別が必要な疾患

　このUS像を呈する病変には，Ⅰs型やⅡa型といった隆起型早期胆囊癌から乳頭型や結節型などの進行胆囊癌，限局型胆囊腺筋腫症，胆泥などが含まれる．

2 US所見

　鑑別のポイントとなるUS所見としては，①内部エコー（類円形の小囊胞構造やコメット様エコー），②体位変換による可動性，③病変付着部の壁の層構造（不整・断裂の有無），④病変周囲

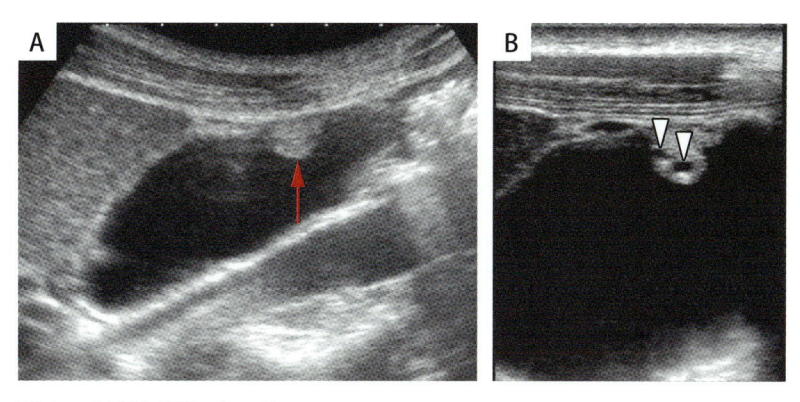

図3　小囊胞構造（RAS）
胆囊底部に広基性の隆起性病変（→）を認め（A），高周波プローブにて拡大観察すると内部のRAS〔Rokitansky-Aschoff sinus（▷）〕が明瞭に描出される（B）

の丈の低い内側低エコー（肥厚の有無）などがあげられる．カテゴリー分類では広基性病変は大きさにかかわらず要精検対象としており，類円形の小囊胞構造やコメット様エコーの有無と病変付着部の壁の層構造を重要なUS所見として取り上げている．

①内部エコー
胆囊腺筋腫症では腫瘤内部にRAS（Rokitansky-Aschoff sinus）を反映する類円形の小囊胞構造や，壁内結石や小さなRASを反映するコメット様エコーが確認できることが多い（図3）．

②体位変換による可動性
胆泥は体位変換や経過観察による形状変化を認めることが多く鑑別に有用である．

③付着部の壁の層構造
正常胆囊壁はUSにて高エコーの1層あるいは低・高の2層構造に描出されることが多い．病変付着部の胆囊壁の外側高エコー層の菲薄化や挙上といった不整像および断裂所見は，悪性腫瘍の壁内浸潤を示唆する所見であり鑑別診断に有用である．ただし，粘膜から漿膜下層線維層までにとどまる胆囊癌では付着部の層構造が保持されるため注意が必要である．

④病変周囲の丈の低い内側低エコー
Ⅰs型やⅡa型といった広基性の胆囊癌の周囲にはⅡa型やⅡb型といった丈の低い表面型の癌を高率に伴うことが知られている[4]．US像においても隆起した主病変の周囲に丈の低い内側低エコーの肥厚を伴うことがあり，この所見は随伴する丈の低い表面型の癌を反映している可能性がある（図4）．

3 事後指導（図2）
胆囊腺筋腫症を示唆する小囊胞構造やコメット様エコーを伴う病変は12カ月後のUS再検とし，それ以外の広基性病変は大きさにかかわらず精密検査を指示する．胆泥も胆汁鬱滞を反映する重要な間接所見であり，肝外胆管や膵頭部を含めた精査が必要である．

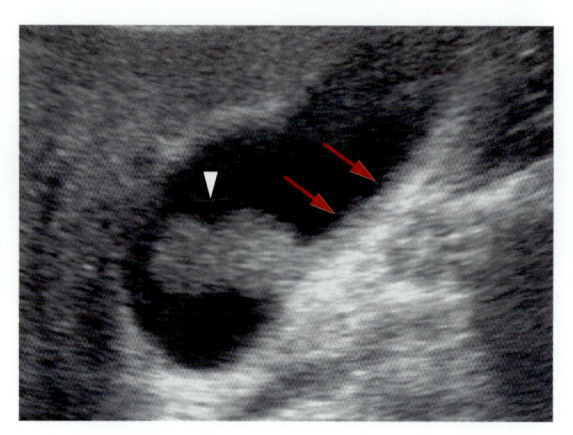

図4 丈の低い内側低エコーの肥厚
広基性の隆起性病変（▷）の周囲に丈の低い内側低エコーの肥厚（→）を認め，広基性胆嚢癌に随伴する丈の低い表面型の癌を反映している可能性がある

4. 精密検査

　胆嚢病変の診断では**良性病変の鑑別と進展度診断**が重要であり，検査の方法としてはEUS・造影CT・MRCPなどがあげられる．良性病変との鑑別には空間分解能が優れているEUS（感度92〜97％）が最も有用であり，最近ではカラードプラ法や造影エコー法を用いた血流動態の評価も行われている．一方，造影CTは小さなポリープの描出が困難であり，大きなコレステロールポリープ，腺腫，癌はいずれも濃染するため診断率はEUSに比べ劣るが，病変周囲全体の描出評価が可能であるため悪性腫瘍の切除可能予測には有用である．さらに，MRCPは膵胆管合流異常や胆道の破格などの描出にも優れており，ERCPに比べ偶発症も少ないため手術治療の必要な例では施行が望ましい．

　いずれの精密検査を行っても鑑別診断が困難である病変に対しては，短期間での経過観察あるいは完全生検の目的で胆嚢摘出術を考慮することもある．

おわりに

　検診で発見された胆嚢ポリープに対処するうえで最も重要なことは，US所見から有茎性と広基性に分けて鑑別診断を行うことである．そのためには高周波プローブや拡大画像を用いて評価に耐える画像を撮像することが重要である．

文献・参考文献

1) 日本消化器がん検診学会 超音波部会委員会：腹部超音波がん検診 基準．日本消化器がん検診学会雑誌，49：667-685, 2011
2) 土屋幸浩，内村正幸：多施設集計報告，胆嚢隆起性病変（最大径20 mm以下）503症例の集計成績—大きさ別疾患頻度と大きさ別深達度—．日本消化器病学会雑誌，83：2086-2087, 1986

3）木村克巳：有茎性胆嚢隆起性病変の超音波内視鏡診断．日本消化器病学会雑誌，94：249-260，1997
4）岡庭信司 ほか：早期胆嚢癌の臨床病理学的検討．日本消化器病学会雑誌，93：628-633，1996

参考図書
1）「USスクリーニング」（竹原靖明/監），医学書院，2008
　↑腹部臓器のみならず乳腺や血管の超音波検査についても学べる書籍です．
2）「エビデンスに基づいた胆道癌診療ガイドライン」（胆道癌診療ガイドライン作成出版委員会/編），医学図書出版，2007
　↑胆嚢癌の診断から治療まで体系的に学べます．

プロフィール

岡庭信司（Shinji Okaniwa）
飯田市立病院 消化器内科
関心領域は，膵胆道領域の画像診断（特に超音波・超音波内視鏡）と内視鏡治療および，超音波検査技師の教育・育成です．最近は，超音波スクリーニングのカテゴリー分類の作成や講演・ライブ活動を行い，院内でも研修医対象にハンズオンレクチャーを行っています．

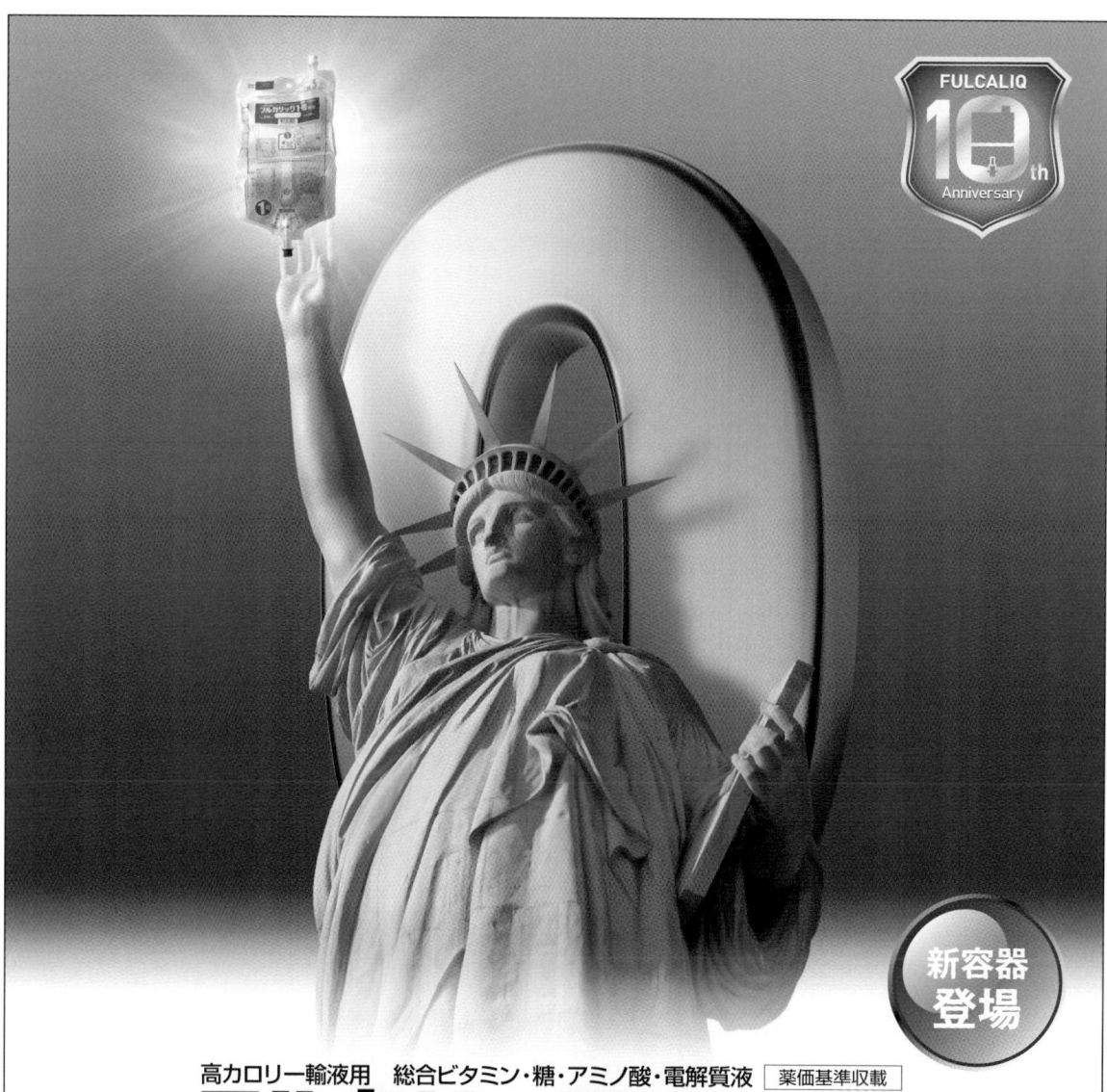

第2章　こんなとき病棟で役立つ！　消化器症状へのアプローチ

1. 食欲が回復しない入院患者に対して中心静脈栄養を介入するタイミングは？

平野巨通

Point
- 末梢静脈栄養は2週間を限度にする
- 中心静脈穿刺の前にはインフォームドコンセントを行う
- 中心静脈穿刺の際は適切なルートを選択し，マキシマム・プリコーションで行う
- 医療安全意識をもち，技術の研鑽に努める

Keyword
- 末梢静脈栄養　・中心静脈栄養　・中心静脈穿刺

はじめに

栄養管理の基本は，まず経腸栄養を行うことであるが，末梢静脈栄養は輸液製剤の進歩により，その簡便さから経口摂取が不十分な患者の栄養管理の第一選択とされるようになった．しかし，末梢静脈から投与できるカロリーには限界があり，血管炎などのリスクも上昇する．食欲が回復しない入院患者に対して，どのタイミングで中心静脈栄養に切り替えるのがよいか，また，そのときに何に気をつければよいのか．この稿で述べることが少しでも明日からの診療に役立てれば幸いである．

1. 末梢静脈栄養のことについてもっと知ろう

筆者が医師になりたての20年以上前は，点滴による栄養管理はもっぱら中心静脈（central vein：CV）から行われていた．食欲不振患者が入院すれば，上級医からとりあえずIVH〔中心静脈栄養（intravenous hyperalimentation）のことであるが，中心静脈穿刺と同意語として使用された．現在はCVの方が一般的になっている〕ルートを取ろうという指示が出た．しかし，1990年代半ばに末梢静脈から投与できるアミノ酸輸液製剤が開発され，状況は一変した．手間のかかる中心静脈穿刺を行わなくても，末梢から高カロリーの点滴が行えるようになったからだ．

筆者の勤務する病院で採用されているビーフリード®輸液を例にとって説明する．この輸液は

表1 ビーフリード®輸液の組成

		500 mL中	1,000 mL中
電解質	Na^{+*}	17.5 mEq	35 mEq
	K$^+$	10 mEq	20 mEq
	Mg^{2+}	2.5 mEq	5 mEq
	Ca^{2+}	2.5 mEq	5 mEq
	Cl^{-*}	17.5 mEq	35 mEq
	SO$_4^{2-}$	2.5 mEq	5 mEq
	Acetate^{-*}	8 mEq	16 mEq
	L-Lactate$^-$	10 mEq	20 mEq
	Citrate^{3-}	3 mEq	6 mEq
	P	5 mmol	10 mmol
	Zn	2.5 μmol	5 μmol
糖質	ブドウ糖	37.50 g	75.00 g
	ブドウ糖濃度	7.5 %	7.5 %
アミノ酸	総遊離アミノ酸量	15.00 g	30.00 g
	総窒素量	2.35 g	4.70 g
	必須アミノ酸/非必須アミノ酸	1.44	1.44
	分岐鎖アミノ酸含有率	30 w/w %	30 w/w %
ビタミン	チアミン塩化物塩酸塩（チアミンとして）	0.96 mg (0.75 mg)	1.92 mg (1.5 mg)
	総熱量	210 kcal	420 kcal
	非蛋白熱量	150 kcal	300 kcal
	非蛋白熱量/窒素	64	64

亜鉛の量はおよその数値で記載
＊添加物に由来するものを含む
（添付文書より転載）

　当初のアミノ酸輸液であるアミノフリード®輸液に乳酸アシドーシスやWernicke脳症の予防のため，ビタミンB1が添加されたものである．用法は持続点滴で1日2,000 mLを使用すれば，総カロリーで840 kcalが投与可能である（**表1**）．しかし，簡便な末梢静脈栄養にも欠点がある．末梢血管が細くて留置針が取れない患者に使用できないのは当たり前だが，**投与が長期間になれば高濃度のブドウ糖のため静脈炎を発症するリスクが高くなる**．また，1日の総カロリー数1,000 kcal未満が続けば，**身体は衰弱してしまうだろう**．

2. 末梢静脈栄養から中心静脈栄養への切り替え

　実際の消化器内科入院患者で中心静脈栄養の適応となる患者の割合はあまり多くない．ほとんどの消化器疾患の患者は，中心静脈栄養を必要とせずに末梢栄養管理のみで十分のことが多い．もちろん，Crohn病や潰瘍性大腸炎などの炎症性腸疾患では，入院時から栄養状態が不良であることが多く，その際は最初から中心静脈栄養を選択すべきである．また，重症急性膵炎など集学的治療が必要な場合はルート確保の面でも，中心静脈穿刺が必要だ．

　では，どのような症例で末梢静脈栄養から中心静脈栄養への切り替えが必要となるのだろうか．筆者の勤務する病院はベッド数394の広島県の地域中核病院であり，癌拠点病院に指定されている．末梢静脈栄養から中心静脈栄養への切り替えを考慮する必要が生じるのは，やはり**担癌患者**であることが多い．化学療法の副作用による食欲不振や下痢などで入院となり，最初は末梢静脈

栄養ですぐに軽快すると思われたが，希望通りにはいかずに長引いたケースなどだ．先ほど述べたように末梢静脈栄養では1,000 kcal/日未満となり，ただでさえ栄養不足となりがちな担癌患者の体力が弱りきってしまうだろう．筆者は**末梢静脈栄養の期間は長くても14日を限度と考え，中心静脈栄養に切り替えている**．

3. 中心静脈栄養についての基礎知識

1968年に米国の外科医Dudrickは経腸栄養ができない重症患者の長期管理を目的とした**完全静脈栄養（total parenteral nutrition：TPN）**を開発した[1]．投与ラインとして中心静脈を選択することにより，点滴したブドウ糖が血液によりすぐに希釈されるため，より高濃度のブドウ糖を投与することが可能となったわけである．輸液内容はブドウ糖，アミノ酸をバランスよく含み，各種ビタミン，微量元素などを加えたものである．現在では便利なワンバッグ製剤（糖とアミノ酸がメイラード反応を起こして変性するため2室式となっており，使用直前に圧着してある部分を押すことにより開通させ混合するものが主流）が開発されており汎用されている．末梢静脈栄養に使用されるアミノ酸輸液製剤と比較して，より高カロリーの投与が可能となっている．

その際，注意していただきたいのは，投与開始は1号輸液（ブドウ糖濃度が低い）から開始して，徐々に2号，3号（号数が上がるにつれ，ブドウ糖濃度が高くなる）と必要ならカロリーを上げていくことだ（**表2**）．栄養をよくしたいからといって，**いきなり3号輸液から開始するのは高血糖を起こすリスクが高く危険だ**．なお，もう1つの重要な栄養素である脂肪製剤も同時に使用されるが，その場合，脂肪製剤は細菌が繁殖しやすく，フィルター詰まりの原因となるため別途末梢ルートから投与するのが原則である．

4. 中心静脈ラインの選択，穿刺のポイント

中心静脈穿刺は常に危険が隣り合わせであり，気胸，血胸，動脈の誤穿刺，血腫，カテーテルの胸腔内誤挿入などの合併症について把握しておく必要があり，施行前にはきちんと十分なインフォームドコンセントを行い，承諾書を得る必要がある手技であることを認識すべきだ．

皆さんはCDC（米国疾病予防管理センター）のガイドライン[2]を読んだことがあるだろうか．感染のリスクを重視するなら，安全な穿刺部位は鎖骨下静脈＞内頸静脈＞大腿静脈となり，成人の場合は鎖骨下静脈穿刺が勧められている．しかし，鎖骨下静脈穿刺には気胸を起こすリスクがあり，このことについては十分承知する必要がある．

初期研修医や経験の少ない医師が中心静脈穿刺ルートを選択する際，筆者のお勧めは内頸静脈である．気胸のリスクは非常に少ないし，エコーガイド下に穿刺することが可能だからだ．エコーの使用により血管走行を理解し，穿刺することにより合併症の減少が期待できる[3]．内頸静脈穿刺の経験を十分つんだ後に，鎖骨下穿刺を習得するなど段階的に修得するのがよいだろう．

また，穿刺の際はマキシマム・プリコーション（術衣，帽子，マスク着用の無菌操作）で行い，感染予防に努めるのも大切である．決して白衣のままでやらないように．X線透視室が使用できれば，リアルタイムでガイドワイヤーやカテーテルの位置が確認でき，より安全に手技が行え理想的である．しかし，患者の移動が困難であったり，透視室が他の検査のため使用できなかっ

表2　フルカリック®輸液の組成

成分		容量	フルカリック1号輸液		フルカリック2号輸液		フルカリック3号輸液
			903mL中	1,354.5mL中	1,003mL中	1,504.5mL中	1,103mL中
糖	ブドウ糖		120 g	180 g	175 g	262.5 g	250 g
	糖濃度		13.29 %	13.29 %	17.45 %	17.45 %	22.67 %
電解質	Na⁺		50 mEq	75 mEq	50 mEq	75 mEq	50 mEq
	K⁺		30 mEq	45 mEq	30 mEq	45 mEq	30 mEq
	Mg²⁺		10 mEq	15 mEq	10 mEq	15 mEq	10 mEq
	Ca²⁺		8.5 mEq	12.75 mEq	8.5 mEq	12.75 mEq	8.5 mEq
	Cl⁻		49 mEq	73.5 mEq	49 mEq	73.5 mEq	49 mEq
	Acetate⁻		11.9 mEq	17.85 mEq	11.9 mEq	17.85 mEq	11.9 mEq
	L-Lactate⁻		30 mEq	45 mEq	30 mEq	45 mEq	30 mEq
	Gluconate⁻		8.5 mEq	12.75 mEq	8.5 mEq	12.75 mEq	8.5 mEq
	P		250 mg	375 mg	250 mg	375 mg	250 mg
	Zn		20 μmol	30 μmol	20 μmol	30 μmol	20 μmol
ビタミン	チアミン塩化物塩酸塩		1.5 mg	2.25 mg	1.5 mg	2.25 mg	1.5 mg
	リン酸リボフラビンナトリウム		2.54 mg	3.81 mg	2.54 mg	3.81 mg	2.54 mg
	ピリドキシン塩酸塩		2 mg	3 mg	2 mg	3 mg	2 mg
	シアノコバラミン		5 μg	7.5 μg	5 μg	7.5 μg	5 μg
	ニコチン酸アミド		20 mg	30 mg	20 mg	30 mg	20 mg
	パンテノール		7.02 mg	10.53 mg	7.02 mg	10.53 mg	7.02 mg
	葉酸		0.2 mg	0.3 mg	0.2 mg	0.3 mg	0.2 mg
	ビオチン		0.05 mg	0.075 mg	0.05 mg	0.075 mg	0.05 mg
	アスコルビン酸		50 mg	75 mg	50 mg	75 mg	50 mg
	レチノールパルミチン酸エステル		1,650 IU	2,475 IU	1,650 IU	2,475 IU	1,650 IU
	エルゴカルシフェロール		5 μg	7.5 μg	5 μg	7.5 μg	5 μg
	トコフェロール酢酸エステル		7.5 mg	11.25 mg	7.5 mg	11.25 mg	7.5 mg
	フィトナジオン		1 mg	1.5 mg	1 mg	1.5 mg	1 mg
アミノ酸	総遊離アミノ酸		20 g	30 g	30 g	45 g	40 g
	総窒素		3.12 g	4.68 g	4.68 g	7.02 g	6.24 g
	必須アミノ酸/非必須アミノ酸		1.33	1.33	1.33	1.33	1.33
	分岐鎖アミノ酸/総遊離アミノ酸		31.0 w/w%	31.0 w/w%	31.0 w/w%	31.0 w/w%	31.0 w/w%
総熱量			560 kcal	840 kcal	820 kcal	1,230 kcal	1,160 kcal
非蛋白熱量			480 kcal	720 kcal	700 kcal	1,050 kcal	1,000 kcal
非蛋白熱量/窒素			154	154	150	150	160

1日2本を24時間かけて投与する
(添付文書より転載)

りするケースも多く，ベッドサイドや病棟の処置室で行った際は，ポータブルX線写真でカテーテル位置や気胸を起こしていないかの確認を怠らないようにしよう．

Advanced Lecture

1 本当に安全？：エコーガイド下のCVライン穿刺

エコー画面ではCVがきれいに描出される．エコーを使用した方が安全に決まっているじゃないか，と誰もが思うだろう．しかし，現実にはそうならないケースもあるようだ．杏林大学医学部麻酔科教授，萬知子先生の2012年ボストンで開かれた麻酔科の国際学会での演題発表「Usefulness of ultrasound guided central venous insertion is dependent on the different clinical experiences」によれば，研修医，中堅医師，ベテラン医師の3グループに分けて3年間後ろ向き調査をしたところ，なんとベテラン医師のグループではエコーを使用した方がしない方よりも

機械的合併症の発症数が多かったそうだ．ベテラン医師は経験豊富で自信があり，トレーニング不足のままエコーガイド下穿刺を行ったのが原因では，と分析されている．

2 末期癌患者に対するTPN

末期癌患者にTPNなんてもってのほか，と，思っておられる医師も多い．たとえTPNで延命できたとしても，苦痛を長引かせるだけではないか，という立場からの意見だろう．しかし，癌患者は潜在的に飢餓状態に陥っていることが多く，栄養状態を改善することにより倦怠感や疼痛の軽減が図れる場合も多い．CVラインを取ることにより，両手が自由になる利点もある．悪液質が進行して体が十分に栄養を取り入れることが不可能になれば，ギアチェンジをして輸液内容を維持液などに変更する必要があるのは言うまでもない．

おわりに

中心静脈栄養は非常にすぐれた栄養管理の方法であるが，同時に中心静脈穿刺による重篤な合併症が発生する危険性が常にあることを忘れないでほしい．気胸の発見遅れ，動脈損傷による大量出血，カテーテルの胸腔内への誤挿入に伴う胸腔内への栄養剤投与など重大で致死的な合併症が実際にどの医療機関でも起きている．いつ自分が当事者になるとも限らない．そうならないよう，医療安全意識をもちつつ，日々，技術を磨いてほしい．

文献・参考文献

1) Dudrick, S. J.：Long term total parental nutrition with growth, development, and positive nitrogen balance. Surgery, 64：134, 1968
2) Guidelines for the Prevention of Intravascular Catheter-Related Infections, 2011
3) Hind, D., et al.：Ultrasonic locating for central venous cannulation：meta analysis. BMJ Review, 16：327-361, 2003

プロフィール

平野巨通（Naomichi Hirano）
JA広島厚生連尾道総合病院 集中治療部主任部長・臨床研究検査科主任部長・消化器内科部長
1989年広島大学医学部卒業．専門は消化器内科ですが，ICUの他，総合診療科にも従事しています．広島県は気候が温暖で大変過ごしやすいところです．病院は新築されたばかりで，デイルームから見える尾道水道は最高に美しく，今日も頑張ろうという気にさせてくれます．皆さんもいっしょに働きませんか．

第2章 こんなとき病棟で役立つ！消化器症状へのアプローチ

2. 絶食で治療中の消化管出血，腹膜炎，炎症性腸疾患などの入院患者に食事を開始するタイミングは？

松村圭一郎，植木敏晴

Point

- 上部消化管出血症例は，内視鏡的止血後，3日間程度の絶食を要する
- 下部消化管出血症例は，疾患ごとに食事の開始時期を検討する
- 腹膜炎は多くが続発性腹膜炎であり，原疾患の治療が優先される
- Crohn病はさまざまな病態で絶食管理が必要となるが，潰瘍性大腸炎では，劇症型以外は絶食の必要はない

Keyword

- 消化管出血
- 腹膜炎
- 炎症性腸疾患
- 食事開始時期

はじめに

　一般に消化器疾患領域では，絶食管理を要する症例にたびたび遭遇する．消化管出血，腸閉塞，消化管穿孔，Crohn病や潰瘍性大腸炎といった炎症性腸疾患，急性胆道感染症，急性膵炎など消化器疾患において絶食管理が必要となる疾患は多岐にわたる．絶食管理下では，栄養管理に末梢静脈経路からのPPN（peripheral parenteral nutrition：末梢静脈栄養）が不可欠であり，長期化する場合は低栄養状態を予防・改善するために中心静脈経路からのTPN（total parenteral nutrition：完全静脈栄養）が必要となる．しかし，静脈経路からの栄養法は非生理的であり，長期間の絶食は，患者の精神的ストレスを増強させ，腸管粘膜の萎縮を惹起し，腸管の免疫能の低下によりbacterial translocation＊（細菌移行）から細菌感染を惹起しやすいため[1]，可能な限り早期に経口摂取を開始することが重要である．絶食管理から食事を開始するタイミングについて，それぞれの病態における絶食管理が必要な理由を考える必要がある．

　この稿では，各疾患で絶食管理を必要とする理由と食事を開始するタイミングについて論じる．

＊bacterial translocation（細菌移行）
腸管内の生菌，死菌，毒素が腸上皮を越えて粘膜固有層に至り，本来無菌である腸間膜リンパ節や遠隔臓器に移行する現象．

表1　消化管出血をきたす疾患

上部消化管出血	下部消化管出血
・胃十二指腸潰瘍	・憩室出血
・Mallory-Weiss症候群	・虚血性腸炎
・AGML	・感染性腸炎
・GAVE	・痔核
・胃食道静脈瘤破裂	・結腸潰瘍
・悪性腫瘍	・悪性腫瘍

1. 消化管出血

　消化管出血は，上部消化管出血と下部消化管出血に大別される．上部消化管出血で頻度が高いものとして，胃十二指腸潰瘍，Mallory-Weiss症候群，AGML（acute gastric mucosal lesion：急性胃粘膜病変），GAVE（gastric antral vascular ectasia：胃前庭部毛細血管拡張症），胃食道静脈瘤破裂などがある．下部消化管出血で頻度が高いものとして，憩室出血，虚血性腸炎などがある（表1）．

1 消化管出血症例では絶食管理は必要か？

　消化管出血の大半は，消化管粘膜や粘膜下層の損傷による露出血管の破綻により生じる．絶食管理を必要とする理由は，①粘膜損傷部への機械的刺激を避けること，②消化管の蠕動運動を低下させること，③胃酸など消化性酵素の分泌を抑制することで，粘膜損傷部位の拡大を防ぎ，損傷した粘膜の治癒を早めるためである．

2 消化管出血症例で食事を開始するタイミングは？

1）上部消化管出血

　胃十二指腸潰瘍，Mallory-Weiss症候群，AGML，GAVEによる上部消化管出血に対しては，胃潰瘍診療ガイドライン[2]に基づき，内視鏡的止血後，3日間程度の絶食でPPN管理をする．この理由は，①消化性潰瘍の内視鏡的止血治療後の再出血が3日以内に多いこと，②再出血に対して内視鏡的止血術を再度行う場合に絶食であれば容易に行うことができること，③食事により胃の蠕動運動や胃酸分泌が促進され再出血を誘発することによる．

　出血性潰瘍においてプロトンポンプ阻害薬（proton pump inhibitor：PPI）やヒスタミンH_2-受容体拮抗薬（H_2-receptor antagonist：H_2-RA）などの胃酸分泌抑制薬投与下では，食事摂取群と絶食群で胃内酸度に差がないと報告されている．したがって不必要な絶食は避けなければならないが，再出血の可能性，患者の年齢や全身状態などを総合的に判断したうえで経口摂取の開始と食事形態を検討する必要がある．

　一般に止血を確認した後，流動食から経口摂取を開始し，5〜7日間かけて全粥食から常食にupする．

　胃食道静脈瘤破裂は，肝硬変症を合併していることが多く循環血漿量の低下に伴い肝不全が進行することから，以前は長期間のTPN管理が推奨されてきたが，最近は循環動態が安定している症例には，止血後PPN管理とし，早期に経口摂取を流動食から開始する．経口摂取開始後は前述したように徐々に食事形態を上げていく[3]．

表2　腹膜炎の分類

原発性腹膜炎
・特発性細菌性腹膜炎
続発性腹膜炎
1. 腹腔内臓器の急性炎症や穿孔などに起因して発症する腹膜炎
2. 癌性腹膜炎
3. その他：医原性腹膜炎（硬化性被囊性腹膜炎など）

2）下部消化管出血

　下部消化管出血に対しては，憩室出血や虚血性腸炎など腸管内圧の上昇と機械的刺激を防ぐことが，止血や再出血の予防に特に重要となる．上部消化管出血とは違い，止血状態は排便の性状や直腸診で新鮮血便の有無で容易に確認できる．長期絶食は低栄養をもたらし，粘膜治癒を遅延させるため，なるべく早期に経口摂取を開始する．**憩室出血は，止血を確認した時点で食事を開始するが，虚血性腸炎は止血を確認し，発熱や腹痛がなく，血液検査で炎症反応が低下した後に食事を開始する．**

2. 腹膜炎

　腹膜炎は腹膜面における炎症をいう．その大多数は感染経路が腹腔内臓器の損傷または病巣に起因して発症する続発性腹膜炎である（表2）[4]．その他，腹水を伴った非代償性肝硬変患者にbacterial translocationが関与して生じるとされる特発性細菌性腹膜炎や腎不全患者に対する長期の腹膜透析後に生じる硬化性被囊性腹膜炎などがある．腹膜炎のなかには絶食管理を必要としない病態もあり，それぞれの病態に応じて絶食管理の期間と適応を考えなければならない．

1 腹膜炎症例では絶食管理は必要か？

　腹膜炎の大多数を占める続発性腹膜炎は，腹腔内臓器の急性炎症や穿孔などにより腹腔内臓器の病巣または損傷に起因して発症するため，外科的治療を含め，原疾患の治療が優先される．絶食管理が必要な理由は，原疾患により異なってくる．例えば消化管穿孔により生じた続発性腹膜炎では，経口摂取させると消化管内容物が腹腔内へ漏出することで腹膜炎を増悪させるため当然のことながら絶食管理が必要である．一方急性膵炎など腹腔内臓器の急性炎症により生じた続発性腹膜炎では，原疾患の炎症を早期に改善させることが腹膜炎の改善につながり，急性炎症を生じている臓器の安静のため絶食管理が必要となる．

2 腹膜炎症例で食事を開始するタイミングは？

　食事を開始する時期は原疾患により異なるが，**続発性腹膜炎では，一般に保存的治療や外科的治療により，腹痛や発熱などの腹膜炎症状が改善するのを待って食事を開始する．**例えば硬化性被囊性腹膜炎は，長期の腹膜透析のため腹膜の広範囲の肥厚により腸管と癒着し腸閉塞をきたすため[5]，TPNや外科的療法によって腸閉塞が改善した後に経口摂取を開始する．

　しかし，腹膜炎のなかには絶食管理が悪影響を及ぼす場合もある．例えば特発性細菌性腹膜炎は，他の腹膜炎と同様に腹痛などの腹膜炎症状が出現する．腹痛などの症状が強い症例に対して

表3 炎症性腸疾患における絶食管理が必要な病態

Crohn病	潰瘍性大腸炎
・著しい低栄養状態 ・頻回の下痢 ・高度な消化管狭窄 ・消化管出血 ・膿瘍形成 ・瘻孔形成 ・高度な肛門病変	・重症例の一部 ・劇症型

は症状緩和の意味で絶食が必要であるが，絶食による低栄養状態（低アルブミン血症など）が，腎障害の併発や死亡率を増加させるとの報告もある[6]．したがって，**腹膜炎症状が軽度の特発性細菌性腹膜炎症例は，絶食管理は不要であり，早期に食事を開始するべきである**．

3. 炎症性腸疾患

炎症性腸疾患には**潰瘍性大腸炎**と**Crohn病**がある．いずれも病因は同定されていない難治性の炎症性腸疾患であり，寛解と再燃をくり返す慢性疾患である．両疾患はいずれも腹痛や下痢により摂食障害が出現し，炎症による異化亢進状態となり，さらに消化管吸収障害や蛋白漏出なども加わり，低栄養状態となる共通点がある．しかし，病変部位や病態には相違点があり，それぞれの病態に応じて絶食管理の期間と適応を考える必要がある．

1 炎症性腸疾患症例では絶食管理は必要か？

Crohn病において絶食管理の適応となるのは，著しい栄養低下，頻回の下痢，消化管の高度な狭窄病変，消化管出血，膿瘍や瘻孔形成，高度な肛門病変などで，特に病勢が重篤な場合は**絶食管理が不可欠とされる**[7]．TPN管理とし，栄養状態の改善に努め，内科的・外科的治療を考慮しなければならない．ただし近年では，抗TNF-α製剤など生物学的製剤の導入に伴い，治療法が変化してきており，Crohn病において栄養療法を目的にTPN管理とする症例は減少している．

潰瘍性大腸炎において絶食管理の適応となるのは，ガイドライン[8]では最大限の経口・局所治療に反応しない症例や病勢の重篤な劇症型とされており，巨大結腸症や結腸穿孔を予防する目的にTPN管理が必要であるが，**劇症型を除く急性型では絶食の必要はない**．Crohn病と違い寛解導入目的でTPN管理による栄養療法は行われていない（**表3**）．

2 炎症性腸疾患症例で食事を開始するタイミングは？

近年，炎症性腸疾患で絶食管理とする症例はCrohn病，潰瘍性大腸炎ともに病勢が重篤な症例が多い．両疾患ともに内科的治療に奏功せず外科的治療を要する場合もあるが，炎症性腸疾患の内科的治療の目的は早期に寛解導入し，患者のQOLを維持することにある．絶食管理から食事を開始する時期は臨床的寛解導入時であり，早期に食事を開始することは患者のQOLを保つ意味で重要である．つまり，**潰瘍性大腸炎は薬物療法で腹痛，下痢や血便などが改善したら食事を開始する**．Crohn病は消化管の狭窄病変，消化管出血，膿瘍や瘻孔，肛門病変が内科的治療や外科的

治療で改善した後に食事を開始する.

おわりに

　絶食で入院治療中の消化管出血，腹膜炎，炎症性腸疾患患者に対する食事開始時期について解説した．それぞれの疾患の病態を把握し，絶食管理の必要性を理解することが，早期の食事再開につながり，患者のQOLを改善させることにつながる．

文献・参考文献

1) 勝又伴栄, 小林清典：腸疾患．Medical Practice, 26（臨時増刊）：268-272, 2009
2) 「EBMに基づく胃潰瘍診療ガイドライン第2版」（胃潰瘍診療ガイドラインの適応と評価に関する研究班/編）：63-65, 2007
3) 遠藤龍人, ほか：食道・胃静脈瘤治療における栄養管理．「食道・胃静脈瘤 改訂第3版」：319-325, 2012
4) 戸塚守夫, ほか：腹膜炎患者の栄養管理．救急医学, 10：415-423, 1986
5) 今田聰雄, ほか：硬化性被囊性腹膜炎．臨床透析, 14：67-73, 1998
6) Pau Sort, et al.：Effect of intravenous albumin on renal impairment and mortality in patients with cirrhosis and spontaneous bacterial peritonitis. N Engl J Med, 341：403-409, 1999
7) 厚生労働科学研究費補助金 難治性疾患克服研究事業「難治性炎症性腸疾患障害に関する調査研究」班（渡辺班）：クローン病診療ガイドライン：41, 2011
8) 難治性炎症性腸疾患障害に関する調査研究班 プロジェクト研究グループ：エビデンスとコンセンサスを統合した潰瘍性大腸炎の診療ガイドライン：23, 2006

プロフィール

松村圭一郎（Keiichiro Matsumura）
福岡大学筑紫病院消化器内科 助手
消化器疾患を専門に診療を行っています．今後，学会や研究会等により積極的に参加し，論文等の執筆にも力を入れていきたいと考えます．

植木敏晴（Toshiharu Ueki）
福岡大学筑紫病院消化器内科 准教授
消化器疾患（特に肝胆膵領域）が専門で，ERCP・EUS関連手技を得意にしています．一子相伝ではなく，多子相伝を心がけ，多くの後輩に培った知識や技術を伝承することを念頭に診療を行っています．

第2章　こんなとき病棟で役立つ！　消化器症状へのアプローチ

3. 肝不全で入院中の患者が頻回に肝性昏睡に，外来通院に移行するよい方法は？

長沖祐子，相方　浩

Point

- 肝性脳症の誘因検索と肝硬変に伴う合併症への対処が重要である
- 腹部造影CTなどにより門脈−体循環シャントの評価を忘れないように
- 患者自身やその家族がスムーズな在宅管理が行えるよう，nutrition support team（NST）介入による栄養指導や排便コントロールなどの生活指導が重要である

Keyword

- 肝性脳症　・肝硬変　・門脈−体循環シャント

はじめに

　肝性脳症は劇症肝炎や肝硬変などの重篤な肝障害による肝解毒機能の低下や，門脈−体循環シャントによってアンモニアなどの腸管由来の毒性物質が肝で代謝されず，全身に循環することに起因する精神神経症状である．肝性脳症の病因は多岐にわたるため，診断・鑑別を含め詳細を以下に述べる．

1. 肝性脳症発症のメカニズム

1 肝性脳症の原因

　肝性脳症の起因物質の1つとされるアンモニアは，生体内では絶えず蛋白質の分解や腸内細菌の働きによって産生されており（表1），尿素サイクル（図1）によって尿素へと転換・解毒され尿中へ排泄される．この尿素サイクルの異常・阻害が高アンモニア血症の原因となる．肝性脳症の原因として，アンモニア以外にも，メルカプタン，スカトール，インドール，短鎖脂肪酸などによる多因子説やγアミノ酪酸（GABA）/ベンゾジアゼピン受容体複合体異常説などもあり，正確な機序については，不明な点も多い．また，**血中アンモニア値と肝性脳症の症状の程度は，必ずしも相関しないため，注意が必要である**[1]．

表1　アンモニアの生成と分解機序

生成系	①腸管内での食物由来の蛋白などの窒素化合物の腸内細菌による分解
	②腸内細菌などのウレアーゼ作用による尿素の分解
	③腸管，肝臓，腎臓でのグルタミナーゼによるグルタミンの脱アミノ反応
分解系	①肝臓での尿素サイクルによる尿素への変換
	②筋肉，脳組織，肝臓でのα-ケトグルタール酸，グルタミン酸，それぞれへのアンモニアの取り込み（グルタミンの産生）
	③腎臓での水素イオンとの結合によるアンモニア塩としての尿中への排泄
	④クエン酸→アラニンの変換

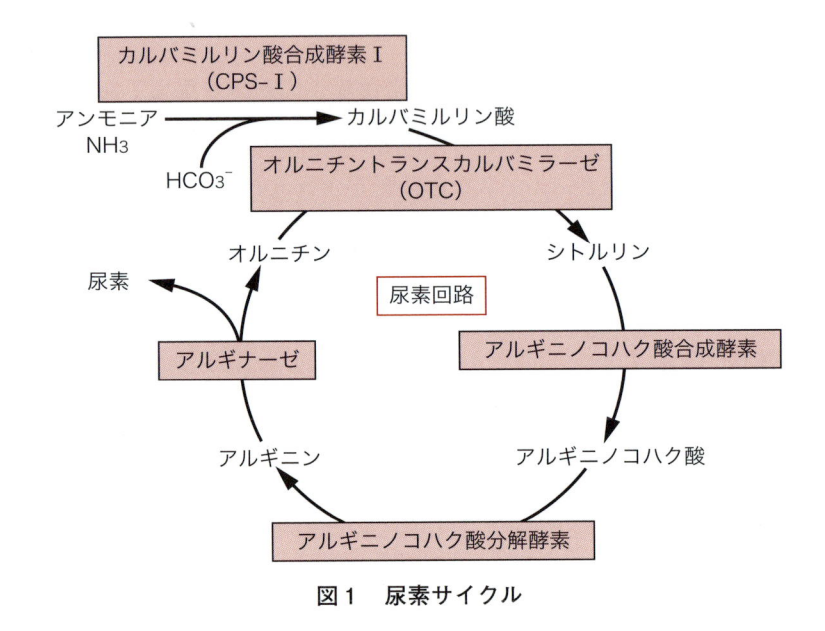

図1　尿素サイクル

表2　肝硬変による肝性脳症の臨床病期

Ⅰ．顕性脳症
1．シャント型 　門脈-体循環シャント（portal-systemic shunt）によりアンモニアなどの中毒物質が門脈より直接体循環に流入することによる．多くの肝硬変（肝癌合併例も含む）特発性門脈圧亢進症などが該当し，明らかな誘因を認める例が多い
2．肝細胞障害型 　末期昏睡型とも呼ばれる．門脈-体循環を伴うが肝細胞障害因子が強い例．肝硬変のうち高度の黄疸や肝機能以上を伴う例が該当する．誘因不明例が多い
Ⅱ．潜在性（ミニマル）肝性脳症

文献2より引用

2 肝性脳症分類

　わが国では肝硬変による肝性脳症を「1．門脈-体循環シャントによる脳症（シャント型）」「2．肝細胞障害の強い脳症（肝細胞障害型）」に分類している（表2）[2, 3]．1．は可逆的肝性脳症であるが（Advanced Lectureで追記），2．の場合は末期肝硬変や劇症肝炎などの重篤な肝障害によって引き起こされ，しばしば予後不良である．

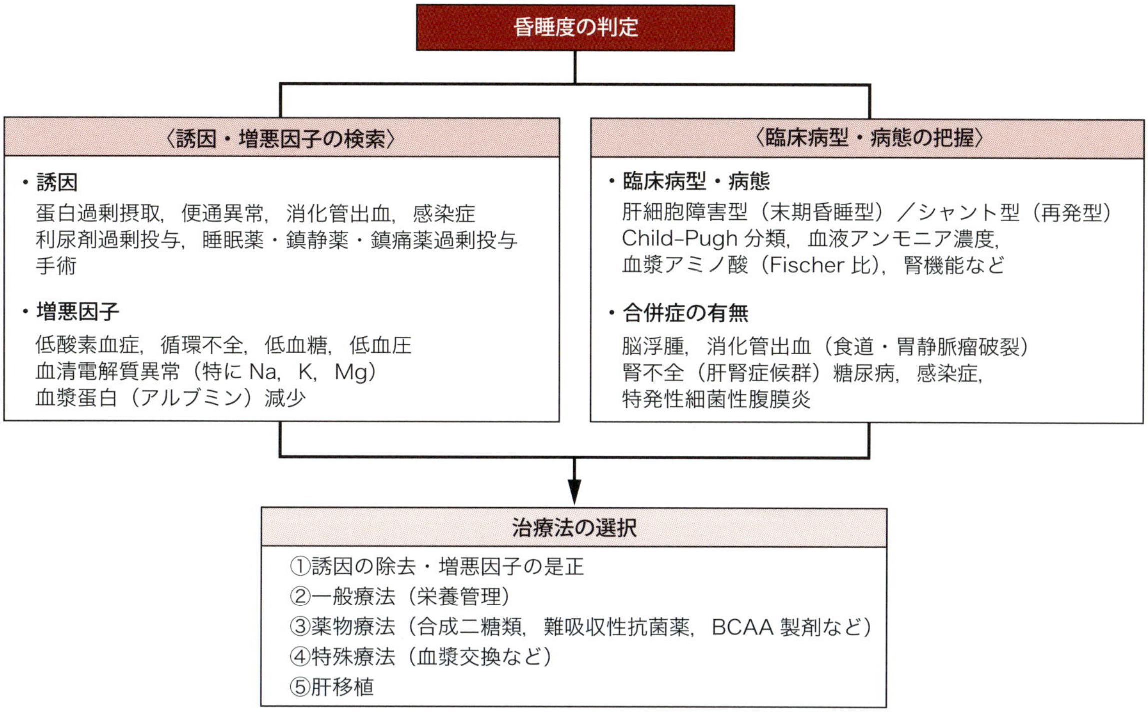

```
                          ┌─────────────────┐
                          │  昏睡度の判定   │
                          └─────────────────┘
                                  │
                  ┌───────────────┴───────────────┐
                  ▼                               ▼
```

〈誘因・増悪因子の検索〉

- 誘因
 蛋白過剰摂取，便通異常，消化管出血，感染症
 利尿剤過剰投与，睡眠薬・鎮静薬・鎮痛薬過剰投与
 手術

- 増悪因子
 低酸素血症，循環不全，低血糖，低血圧
 血清電解質異常（特に Na, K, Mg）
 血漿蛋白（アルブミン）減少

〈臨床病型・病態の把握〉

- 臨床病型・病態
 肝細胞障害型（末期昏睡型）／シャント型（再発型）
 Child-Pugh 分類，血液アンモニア濃度，
 血漿アミノ酸（Fischer 比），腎機能など

- 合併症の有無
 脳浮腫，消化管出血（食道・胃静脈瘤破裂）
 腎不全（肝腎症候群）糖尿病，感染症，
 特発性細菌性腹膜炎

治療法の選択

① 誘因の除去・増悪因子の是正
② 一般療法（栄養管理）
③ 薬物療法（合成二糖類，難吸収性抗菌薬，BCAA 製剤など）
④ 特殊療法（血漿交換など）
⑤ 肝移植

図2　肝硬変肝性脳症の治療指針
　　　文献1より転載

　これらをもとに肝性脳症の誘因や増悪因子，臨床病型および合併症の有無を把握し治療方針を決定する（図2）．

2. 肝性脳症の治療は？

　治療は，アンモニアなどの中毒物質の産生および吸収の抑制や，腸内細菌によるアンモニア産生を抑制する対策が基本であり，これに肝細胞機能の改善を図る対策が加わる．肝硬変に対する栄養療法のガイドライン[4]をもとに，分岐鎖アミノ酸を中心とした栄養管理が重要となる．

■1 一般的治療（全身管理）

1）昏睡Ⅱ度以内の場合（経口摂取が可能な場合）

　蛋白制限食（蛋白量1日40 g/日以下）と分岐鎖アミノ酸（BCAA）を多く含有する経腸栄養剤を併用する．具体例は「3．外来通院に向けて」で示す．

2）昏睡Ⅲ度以上の場合

　昏睡Ⅲ度以上の場合や食道静脈瘤破裂などの経口摂取不能時の場合は絶食管理とし，ブドウ糖を中心とした補液をもとに**肝不全用アミノ酸製剤の補液**（アミノレバン®注500 mL/1回/日あるいはモリヘパミン®注500 mL/1回/日の点滴静注）を行う．

2 薬物療法

1）合成二糖類
腸内pHを低下させアンモニアの吸収を抑制する．

> ●処方例
> ラクツロース（ラクツロースシロップ®）30〜90 mL/ 3回/日あるいはラクチトール（ポルトラック®：水に溶解して投与）18〜36 g/ 3回/日
> 排便回数は1日2〜3回程度を目安
> ●緊急時に経口摂取ができない場合は？
> ラクツロースシロップ®を経口投与量の3〜10倍量を微温湯100 mLなどで希釈し浣腸を行うこともある．

2）特殊組成アミノ酸製剤
分岐鎖アミノ酸製剤を経口内服できる場合に食事療法と併用する．肝細胞障害型では肝重症度が増すほど改善効果に乏しいが，現在は**アミノ酸インバランスの是正**のみならず，**late evening snack（LES：就寝前軽食摂取療法）**など肝硬変に伴う栄養改善に対する治療法として確立されている[4, 5]．

> ●処方例
> 分岐鎖アミノ酸製剤；
> アミノレバン®EN（蛋白量：13.5 g/ 1包）1回1包 1日2〜3回あるいは
> ヘパンED®（蛋白量：11.2 g/ 1包）1回1包 1日1〜2回

3）難吸収性抗菌薬
合成二糖類による治療で，高アンモニア血症の改善が得られない場合に使用するのが一般的である．腸管より吸収されない抗菌薬を使用する．**保険適応ではないことに注意**．

> ●処方例
> カナマイシン硫酸塩（硫酸カナマイシン®）1回1 g 1日3回
> または
> ポリミキシンB硫酸塩（硫酸ポリミキシンB®）1回100〜200万単位 1日3回

4）その他
耐性乳酸菌：腸内細菌叢を整える目的で3）と併用する場合もある．

> ●処方例
> 耐性乳酸菌（エンテロノン®-R）1回1 g 1日3回

亜鉛製剤：肝硬変では血中亜鉛濃度の低下も認められる．**亜鉛は蛋白質・炭水化物の代謝やホルモンの活性などに関与するミネラル**であり，**アンモニア代謝を是正**する目的で亜鉛製剤の使用も行われる．1日の適切摂取量は7〜9 mg/日．

> ●処方例
> 　ポラプレジンク（プロマックD®）1回75 mg　1日2回

3. 外来通院に向けて

自宅退院に向けての具体例を示します．

> ●肝性脳症を発症した肝硬変患者
> 　身長165 cm，体重60 kg（標準体重の場合）
> ①1日エネルギー必要量
> 　エネルギー35～40 kcal/kg/日
> 　→60 kg×（35～40 /kcal/kg/日）＝2,100～2,400 kcal/日
> ②1日蛋白質必要量
> 　a. 蛋白不耐症がない場合：1.2～1.5 g/kg/日
> 　→60 kg×（1.2～1.5/kg/日）＝72～90 g/日
> 　b. 蛋白不耐症がある場合：低蛋白食（0.5～0.7 g/kg/日）に肝不全用経腸栄養剤を服用
> 　→アミノレバンEN®（蛋白量：13.5 g/1包）1回1包　1日2～3回あるいは
> 　　ヘパンED®（蛋白量11.2 g/1包）1回1包　1日1～2回あるいは
> 　　これらの肝不全用経腸栄養剤と上記薬剤の蛋白量を合計し1日蛋白合計72～90 g摂取となるように食事摂取量を決定する．
> ③塩分は5～7 g/日
> ④ラクツロースシロップ®30～60 mL/3回/日
> （ESPENガイドライン2006）[4] さらに症状に合わせて難吸収性抗生物質も追加する．
> 　なお，分岐鎖アミノ酸製剤は粉末状となっており，水に溶解し内服する形式となっている．独特なアミノ酸製剤の味やにおいが気になったり，溶解する水分量が多すぎるなど，患者さんにとっては飲みにくい場合もある．このような場合は専用フレーバーで味付けをしたり，ゼリー状にするなどし，服薬のコンプライアンス向上のための工夫が重要である．

患者自身やその家族がスムーズな在宅管理が行えるよう，**nutrition support team（NST）介入**による**栄養指導**や**排便コントロール**，また入浴に際して長湯をしない，生食をさけるなどの生活指導が重要である．

Advanced Lecture

1 門脈-体循環シャントに対する処置

門脈-体循環シャントに起因するシャント脳症の場合，しばしば上記のような内服や栄養管理などに治療抵抗性である．肝性脳症の病態として，腹部造影CTなどにより，腎静脈系短絡や腸管膜静脈系短絡などのシャント路の有無を評価しておく必要がある[6]．門脈-体循環シャントに対して，経皮経肝塞栓術や**バルーン下逆行性経静脈的塞栓術（B-RTO）**，外科的シャント結紮術

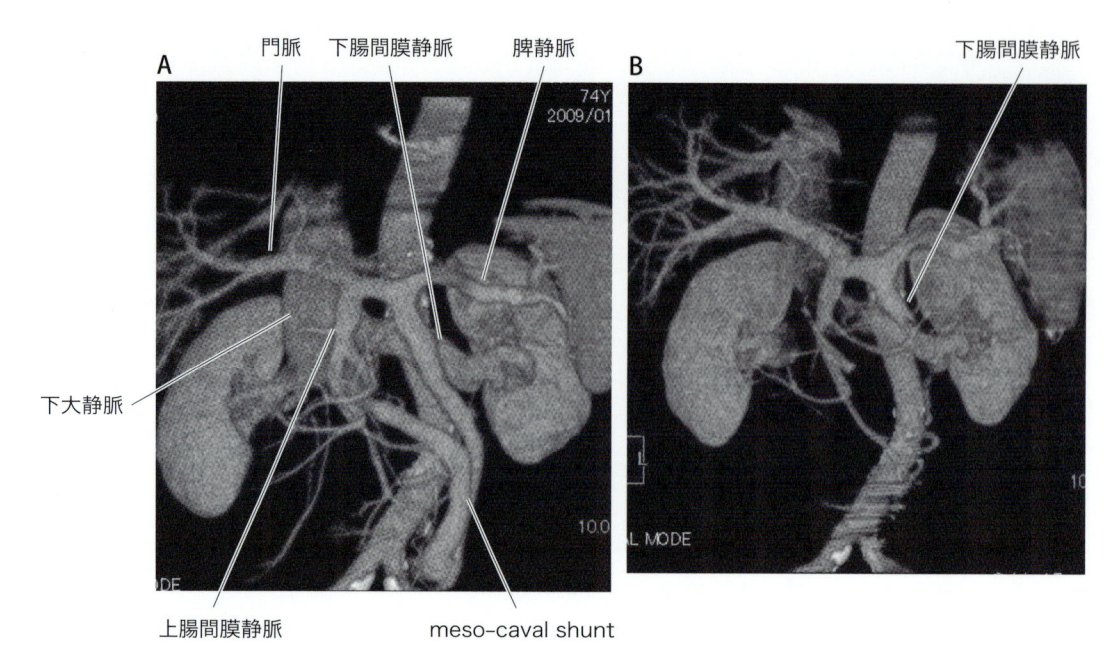

図3　B-RTOにより肝性脳症が改善した症例
A：B-RTO施行前，B：B-RTO施行後
74歳　男性．見当識障害と異常行動を主訴に受診．血清アンモニア値は175μmol/Lであった．腹部ダイナミックCTでは，拡張した下腸間膜静脈と，下大静脈へ流入する腸間膜静脈シャント（meso-caval shunt）を認め，門脈 – 体循環シャント脳症と診断した．バルーン下逆行性経静脈的塞栓術（B-RTO）によるシャント塞栓後は，脳症は劇的に改善した

などにより劇的に肝性脳症が改善する症例もある（図3）．

2 潜在性肝性脳症

　肝硬変患者には，顕性の肝性脳症は発現していないが，動作性の認知能が低下している症例や，WAISなどの定量的精神神経機能検査などで異常を認める症例があり[1, 7]，**潜在性肝性脳症**といわれている．潜在性肝性脳症は，顕性脳症の前段階と考えられ，**分岐鎖アミノ酸製剤や各種栄養療法などの早期介入**による顕性の肝性脳症発現抑制効果や肝予備能改善効果に関する検討が現在なされている．

文献・参考文献

1） 鈴木一幸：肝性脳症治療のup-date．日本消化器病学会雑誌，107：14-21, 2010
2） 佐藤俊一，鈴木一幸：慢性肝不全．肝機能不全．「最新内科学体系 第47巻」，中山書店，pp174-191, 1991
3） 森脇久隆：肝性脳症の治療体系．日本消化器病学会雑誌，104：352-356, 2007
4） Plauth, M., et al.：ESPEN guideline on enteral nutrition：liver disease. Clin Nutrition, 25：285-294, 2006
5） Aoyama, K., et al.：Effect of a late evening snack on outpatients with liver cirrhosis. Hepatol Res, 37：608-614, 2007
6） 「門脈圧亢進症取扱い規約改訂第2版」（門脈圧亢進症学会／編）：金原出版，2004
7） 加藤章信，鈴木一幸：肝性脳症：診断・検査．日本消化器病学会雑誌，104：344-351, 2007

プロフィール

長沖祐子（Yuko Nagaoki）
広島大学病院消化器・代謝内科
専門：肝臓内科
広島大学病院ではウイルス性肝炎から肝癌や急性肝不全など，外科や放射線科の先生方と連携しながら非常に充実した診療・研究を行っています．

相方　浩（Hiroshi Aikata）
広島大学病院消化器・代謝内科
広島大学病院で一緒に楽しく肝臓病の研修をしませんか？

第2章 こんなとき病棟で役立つ！ 消化器症状へのアプローチ

4. 急性膵炎で入院した患者に対する初期治療の戦略がよくわかりません．アルコール性・胆石性の対処法は？
〜動注，CHDFなどの適応なども教えてください

菅野 敦，正宗 淳，下瀬川 徹

Point

- 当初は軽症でも重症化することが少なくないため，頻回に重症度判定を行うことが重要である
- 初期治療で最も重要な治療は大量輸液である
- 自施設の治療能力を見極め，重症例や重症化の可能性があると判断した場合はすみやかに高次医療施設へ搬送する
- 重症急性膵炎と診断した場合には，すみやかに公費申請を行うよう（患者）家族に説明する

Keyword

- 急性膵炎診療ガイドライン
- 重症急性膵炎
- 蛋白分解酵素阻害薬

はじめに

　急性膵炎は，日常臨床でしばしば経験する腹部救急疾患である．急性膵炎は，重症化すると死亡に至ることがある重篤な疾患であるため，迅速な重症度診断とそれに基づいた治療が必要である．また，急性膵炎は，時間経過で治療方針も大きく変わることから，その変化を見極めることも重要である．さらに，胆石性膵炎の場合には，内視鏡治療により，すみやかに症状が軽快することから，成因診断も必須である．急性膵炎の診断と治療は，「急性膵炎診療ガイドライン2010」[1]に則って行われる．あわせて，厚生労働省難治性膵疾患に関する調査研究班から「急性膵炎における初期診療のコンセンサス」[2]も公表されており，これらが，急性膵炎診療の基本である．この2つを中心に，急性膵炎の初期診療について概説する．

1. 診断

1 急性膵炎の診断（表1）

　上腹部痛や背部痛，嘔気，嘔吐の症状を有する患者は，ほかの疾患とともに急性膵炎を鑑別に

表1　急性膵炎の臨床診断基準

1. 上腹部に急性腹痛発作と圧痛がある
2. 血中または尿中に膵酵素の上昇がある
3. US, CTまたはMRIで膵に急性膵炎を示す異常所見がある

上記3項目中2項目以上を満たし，他の膵疾患および急性腹症を除外したものを急性膵炎と診断する．ただし，慢性膵炎の急性増悪は急性膵炎に含める
注：膵酵素は膵特異性の高いもの（膵アミラーゼ，リパーゼなど）を測定するのが望ましい
（厚生労働省難治性膵疾患調査研究班　2008年）

表2　急性膵炎重症度判定基準：予後因子

a. 重症度判定基準（厚生労働省2008年改訂）

予後因子
1. BE≦-3 mEq/L またはショック（収縮期血圧＜80 mmHg）
2. PaO_2≦60 mmHg（room air）または呼吸不全（人工呼吸が必要）
3. BUN≧40 mg/dL（またはCr≧2.0 mg/dL）または乏尿（輸液後も一日尿量が400 mL以下）
4. LDH≧基準値上限の2倍
5. 血小板数≦10万/mm^3
6. Ca≦7.5 mg/dL
7. CRP≧15 mg/dL
8. SIRS診断基準における陽性項目≧3
9. 年齢≧70歳

SIRS診断基準項目①体温＞38℃　あるいは＜36℃
　　　　　　　　②脈拍＞90回/分
　　　　　　　　③呼吸数＞20回/分あるいは$PaCO_2$＜32 torr
　　　　　　　　④白血球＞12,000/mm^3か＜4,000/mm^3または10％幼弱球出現

予後因子は各1点とする．スコア2点以下は軽症，3点以上を重症とする．また，造影CT Grade≧2であれば，スコアにかかわらず重症とする．

b. 急性膵炎重症度判定基準：CT

● 原則として発症後48時間以内に判定する
● 炎症の膵外進展度と膵の造影不良域のスコアが，合計1点以下をGrade 1　2点をGrade 2　3点をGrade 3とする
● 造影CT Grade 2以上を重症，Grade 1以下を軽症とする

1. 炎症の膵外進展度
   ① 前腎傍腔　　　　：0点
   ② 結腸間膜根部　　：1点
   ③ 腎下極以遠　　　：2点
2. 膵の造影不良域
   膵を便宜的に膵頭部，膵体部，膵尾部の3つの区域に分け，
   ① 各区域に限局している場合，あるいは膵の周辺のみの場合　：0点
   ② 2つの区域にかかる場合　　　　　　　　　　　　　　　　：1点
   ③ 2つの区域全体を占める，あるいはそれ以上の場合　　　　：2点

あげる必要がある．直ちに血液生化学検査を行い，血清中の膵酵素が上昇している場合，上記症状と合わせて急性膵炎と診断しうる．その場合，腹部の画像診断をすみやかに行う必要がある．腎機能が良好ならば，腹部造影CTを行い，炎症の範囲と膵壊死の有無を確認する．もし，入院施設がないならば，入院可能な施設へすみやかに搬送する．

2 重症度診断

急性膵炎と診断し，血液生化学検査，腹部造影CTを施行した後に，重症度診断を行う．**表2**に記載したとおり，**予後因子（表2a）**と**造影CT（表2b）**の2つから重症度を判定する．重症度診断に則って治療方針を決定するが，発症早期には，予後因子が低い症例を経験する．経時的に予後因子を測定し，重症度を判断することが重要である．**特に腹痛などの臨床症状が強い場合**

には，徐々に重症化する可能性を考え，厳密に全身管理を行いながら頻回に重症度を判定することが求められる．

3 成因診断

　急性膵炎の原因は，アルコール性，胆石性，ERCP，高脂血症，薬剤，手術，膵胆管合流異常，膵管癒合不全，外傷，悪性腫瘍などがあげられる．原因を除去しなければ膵炎をくり返すことになるため，成因診断はきわめて重要である．特に，**胆石性急性膵炎**は内視鏡的截石術による加療で劇的に状況が改善するため，すみやかな診断が必要である．しかし，腹部CTなどでは胆石が描出されないことが多く，肝胆道系酵素の上昇，胆管の拡張などから推測せざるを得ない症例も経験する．ERCPの施行自体に膵炎の危険性があることから，曖昧な診断でERCPを行わず，胆石性膵炎が疑われた場合には，可能ならば超音波内視鏡やMRCPなどで胆管結石の存在を確認する．

2. 治療

1 輸液

　急性膵炎の治療の基本は輸液である．急性膵炎の発症早期には，血管透過性の亢進による血漿成分の漏出，膠質浸透圧の低下のため，著明な循環血液量の低下をきたす．循環血液量の低下，末梢循環低下による多臓器不全を防ぐため，細胞外類似液（ラクテック®など）の投与を開始する．投与量は，体重1 kg当たり50〜150 mL/時の輸液を尿量が十分確保されるまで投与する．急性膵炎診療ガイドラインのPancreatitis bundleの1つとして，**急性膵炎の発症後48時間以内は十分な輸液とモニタリングを行い，平均血圧を65 mmHg以上，尿量を0.5 mL/kg/時以上に保つこと**と記載されている．

　また，中心静脈圧（central venous pressure：CVP）も輸液量の重要な目安とされる．**CVP 5 cmH$_2$O以下では輸液が不十分であり，10〜12 cmH$_2$Oを維持できるまで輸液量を増やす必要がある**．あくまでも循環血液量を保つための輸液であるため，大量輸液による肺水腫や腹水貯留を危惧し，輸液量を制限してはならない．肺水腫をきたし呼吸状態が悪化した場合には，すみやかにcontinuous positive airway pressure（CPAP）や人工呼吸管理を行う．

　また，大量輸液を行うと血液中の蛋白が低下するが，アルブミン製剤や新鮮凍結血漿（FFP）などの蛋白製剤を投与すると，間質へ蛋白製剤が漏出し，refilling期における肺水腫の改善を遅延させる可能性があるので，原則として使用しない．炎症が消退し，血管透過性が改善するとrefillingが始まり，尿量が増加する．refillingの時期を見極め，輸液量を徐々に減量することが重要である．輸液量が一定になった時期から高カロリー輸液を開始する．

2 抗菌薬

　重症急性膵炎の後期合併症の多くは感染症であることから，感染症のコントロールはきわめて重要である．急性膵炎診療ガイドラインでは，軽症例に対し，抗菌薬の予防的投与は必要ないとしているが，重症例に対する抗菌薬の予防的投与は，感染性膵合併症の発生の低下や生命予後の改善が期待できるとして推奨している．Pancreatitis bundleでも重症急性膵炎発症24時間以内の広域スペクトラム抗菌薬の予防的投与が勧められている．しかし，予防的投与に対する明確なエビデンスは少なく，むしろ重複感染症のリスクを高めるとの意見もある．以上から**抗菌薬の投**

与は重症例に限り，その投与期間は感染徴候を認めない場合，2週間を限度とするように注意する．

3 蛋白分解酵素阻害薬

膵炎の発症機序の1つに膵腺房細胞内における膵酵素の活性化が考えられている．また，膵腺房細胞から出される炎症性サイトカインやケモカインによって炎症細胞が誘導され，炎症を増幅するとされている．これらを防ぐ目的で，蛋白分解酵素阻害薬が投与される．近年，ERCP後膵炎の発症予防に蛋白分解酵素が有用であったとの報告もあり[3〜6]，今後のエビデンスの蓄積を待ちたい．しかし，現時点で全身投与における投与量に関して明確なエビデンスは少なく，有効性に関しても疑問視する論文もある[7〜9]．一方，抗菌薬と同様，投与することが明らかに有害な事象をきたすというエビデンスもなく，投与を中止する根拠もない．よって，現時点では輸液療法と合わせて蛋白分解酵素阻害薬を投与することが妥当と考えられる．

4 経腸栄養

急性膵炎の死因の多くは，発症早期の末梢循環不全から来る多臓器不全と後期合併症の感染症である．急性膵炎の感染源は腸内細菌であることが実験的，臨床的に証明されており，これを防ぐことが後期合併症を低下させることにつながる．

経腸栄養は，完全静脈栄養と比較し，感染症合併率を低下させるとの報告がある[10, 11]．発症早期に経腸栄養を開始することが望まれるが，急性膵炎の早期に，チューブを留置して経腸栄養を開始することは難しい．麻痺性イレウスをきたし，経腸栄養を開始できないことも多い．当科では，重症急性膵炎が搬送された場合，可能な限り最初にイレウスチューブを挿入する．腸管の蠕動運動を聴診などで見極めながら，極力早期に経腸栄養を開始する．ただし，イレウスチューブは太いため患者の苦痛が強く，状態が安定した後に，細い経腸栄養のチューブへ交換し，経腸栄養を継続することが多い．

なお，選択的消化管除菌（selective decomtamination of the digestive tract：SDD）は感染性合併症や死亡率を低下させる根拠に乏しく，ガイドライン上推奨度C2に位置づけられ，積極的な施行は勧められていない．

5 蛋白分解酵素阻害薬・抗菌薬膵局所動注療法（動注療法）

蛋白分解酵素阻害薬は，半減期が短く，全身投与では膵臓の組織内濃度を十分に高めることができない．また，重症例では末梢循環不全をきたしているため薬剤を膵臓まで運ぶことも難しい．そこで，蛋白分解酵素阻害薬・抗菌薬膵局所動注療法（動注療法）が開発された[12]．

動注療法は，急性膵炎において膵局所に対する直接的な治療法である．したがって，重症急性膵炎のすべてが適応にはならない．**動注療法の適応は，造影CTにて膵臓に明らかな虚血を認める，もしくは疑われる症例である**．動注療法は，膵実質の薬物濃度が飛躍的に高まることから，膵壊死の予防，疼痛の早期消失，炎症の沈静化，感染の防止などが期待できる．

動注療法のタイミングは，発症72時間以内とされる．福山らは，72時間以内に動注を開始した症例が，それ以降に開始された症例より，造影不良域の改善率が高く，死亡率も低いと報告している[13]．しかし，造影CTをもとに造影不良域を判定すると，膵壊死を過小評価し，治療の時期を逸することもある．武田ら[14]やTsujiら[15]は，**perfusion CTが膵壊死の早期予測に有用である**とし，正確な膵壊死の診断から適切な動注療法の導入を行えると報告している．Perfusion CTはいまだ一般的ではないが，今後重症膵炎に対する膵虚血判定に活用されることが期待される．

また，2010年にポーランドから報告された無作為比較試験では，動注療法の優位性が示されている[16]．今後も多くの質の高い報告が待たれる．動注療法は，現時点で推奨度C1と決してエビデンスレベルの高い治療ではないが，日本の膵臓専門医の多くは，その有用性を理解しており，動注療法の適応と考えられる症例は，施行可能な施設へ搬送することが重要である．

6 持続的血液濾過透析（CHDF）

重症急性膵炎では，血管透過性亢進による脱水をきたすため，循環動態が不安定となり，大量の輸液をしても十分な利尿が得られず，腎不全などの多臓器不全をきたすことがある．持続的血液濾過透析（continuous hemodiafiltration：CHDF）は持続血液濾過透析の原理を加えた血液浄化法であり，このような症例の腎補助の役割に用いられる．重症急性膵炎による腎不全に対するCHDFの有効性は，質の高いRCTはないもののいくつかの報告がある[17, 18]．また，CHDFは保険診療上も重症膵炎に対して認可されており，ガイドライン上も推奨度Bに位置づけられている．

一方，重症急性膵炎は多くの炎症細胞から放出される炎症性サイトカインから各種メディエーター・カスケードが活性化され臓器不全を惹起するとされる．CHDFの濾過膜は炎症メディエーター吸着などの働きもあり，有用とされていることから，腎不全以外の重症急性膵炎症例にもCHDFが行われている．しかし，後ろ向きの報告が多く，現時点では，炎症性サイトカインなどの吸着目的のCHDFは，重症例の治療におけるオプションとされている．

3. 公費負担制度

重症急性膵炎は，厚生労働省特定疾患治療研究事業の対象疾患であり，医療費自己負担分の全額が助成される．よって，**重症急性膵炎と診断された場合は，すみやかに公費申請の書類を作成し，患者の家族に提出するよう指導することが重要である．**

4. 症例（図）

重症急性膵炎の急性期の実際を提示する．

> 症例：50歳代　女性
> 既往歴：特記事項なし．
> 嗜好：機会飲酒．喫煙歴なし．
> 現病歴：201X年〇月×日昼食後に突然の腹痛が出現し，救急車で近医に搬送された．血清アミラーゼの著明な高値を認め，急性膵炎と診断した．腹部CTを施行したところ，膵頭部の一部を残し，膵全体の血流が消失していた．予後因子は1点（SIRS）だったが，CTの所見〔CT Grade 3（膵全体の造影不良2点，腎下極以遠までの炎症波及2点）〕から重症急性膵炎と診断し，中心静脈カテーテルを挿入後に大量輸液を開始した．肝機能障害や胆管拡張はなく，飲酒量も少ないことから特発性と考えられた．1日約5,000 mLの輸液を施行したが，翌日の予後因子が3点（BE, LDH, SIRS）と増加，また尿量が1時間50 mL以下と低下傾向にあり，さらなる重症化の危険性があったため，発症後約24時間後に当院に搬送さ

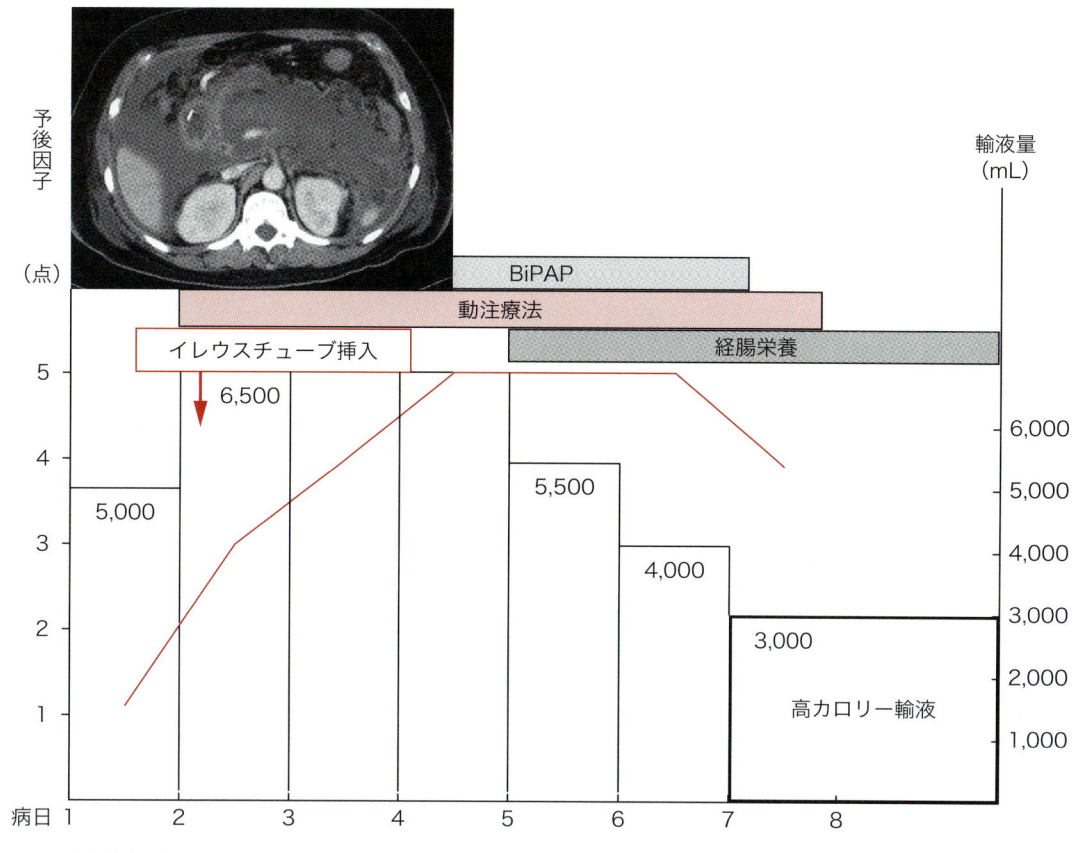

図　重症急性膵炎の入院後経過
膵は全体に壊死し，腹水も多量に認める

れた．

■ 入院後経過

第2病日
　転院時の予後因子は3点（BE，LDH，SIRS）だった．輸液量を1日約6,500 mLへ増加した．その後の輸液量は，尿量とCVPなどを参考に調節した．腹部は麻痺性イレウスの状態であったため，イレウスチューブを挿入した．経腸栄養は行わず持続吸引のみとした．その後，血管造影室へ移動し，動注療法のためのカテーテルを留置した．腹腔動脈にカテーテルを留置し，ナファモスタットメシル酸塩（フサン®）とイミペネム（チエナム®）の投与を開始した．

第3病日
　翌日の予後因子は4点（PaO_2，LDH，血小板，CRP）だった．呼吸状態が悪化し，bilevel positive airway pressure（BiPAP）を開始した．尿量は50 mL/時間程度保たれており，CHDFは行わなかった．CVPも10 cmH_2Oと保たれており，輸液の増量は行わなかった．

第4病日
　予後因子は5点（PaO_2，LDH，血小板，Ca，CRP）と増加したが，尿量を含め全身状態に大きな変化はなかった．

第5病日

予後因子は5点（PaO$_2$, LDH, 血小板, Ca, CRP）と変化なかったが，尿量が徐々に増加をはじめ，refillingと判断し，輸液量を徐々に減量した．イレウスチューブからの腸液の流出がなく，腸雑音を聴取できるようになってきたため，経腸栄養（エレンタール®）を少量から開始した．

第7病日

予後因子は4点（PaO$_2$, LDH, Ca, CRP）と低下，輸液量も1日約3,000 mLまで減少し，高カロリー輸液へ変更した．呼吸状態も改善しBiPAPから離脱した．転院後開始した動注療法を中止し，ナファモスタットメシル酸塩（フサン®）とイミペネム（チエナム®）を全身投与に切り替えた．以後，一般病棟へ転棟し，治療を継続した．

その後，発熱が持続し，抗菌薬を変更しながら対応した．発症後28病日にwalled off necrosis（WON）に対し，内視鏡的膵膿瘍ドレナージを施行，その後6回の内視鏡的necrosectomyを行い，第90病日に退院した．

Advanced Lecture

■ 蛋白分解酵素阻害薬・抗菌薬膵局所動注療法（動注療法）の実際

CTにて壊死性膵炎が疑われる場合に動注療法を行う．4–5 Frの血管造影用カテーテルを大腿動脈からシースを用いずに挿入する．腹腔動脈や上腸間膜動脈のいずれかで壊死部に最も血流が行き渡る部位にカテーテルを留置する．腹腔動脈と上腸間膜動脈の両方にカテーテルを留置すると良好な成績が得られるという報告もある．ナファモスタットメシル酸塩（フサン®）1日240 mgを5％ブドウ糖500 mLに溶解しポンプを用いて持続で注入する．イミペネム（チエナム®）0.5 gを生食100 mLに溶解し1日2回同様にポンプを用いて持続で注入する．その際フサン®の持続注入は一時休止する．5〜7日間継続した後にカテーテルを抜去する．抜去の際は通常の血管造影と同様に十分な圧迫止血を行う．

おわりに

急性膵炎の初期治療について記載した．初期治療が適切に行われ，急性期を無事経過しても膵炎の治療は完了ではない．特に重症急性膵炎では，膵もしくは膵周囲壊死を伴っていることが多く，後期合併症として感染性膵壊死や膵膿瘍をきたす可能性もある．最近，Atlanta分類が改訂された[19]．膵もしくは膵周囲感染性壊死をwalled off necrosis（WON）と定義して，necrosectomyの対象としている．本稿では，necrosectomyなどの治療の言及はしないが，他書を参考にされたい．初期治療のみならず，全経過にわたって良好な治療を行い，急性膵炎の予後を向上させる努力が必要である．

文献・参考文献

1）「急性膵炎診療ガイドライン2010（第3版）」（急性膵炎診療ガイドライン2010改訂出版委員会/編），金原出版，2010
2）下瀬川徹，他：急性膵炎における初期診療のコンセンサス 改訂第3版．膵臓，26：651-683, 2011
3）Choi, C. W., et al.：Nafamostat mesylate in the prevention of post-ERCP pancreatitis and risk factors for

post-ERCP oancreatitis. Gastrointest endosc, 69：e11-18, 2009
4）Yoo, K. S., et al.：Nafamostat mesilate for prevention of post-endoscopic retrograde cholangiopancreatography pancreatitis：a prospective, randomized, double-blind, controlled trial. Pancreas, 40：181-186, 2011
5）Chen, S., et al.：Role of ulinastatin in preventing post-endoscopic retrograde cholangiopancreatography pancreatitis：the emperor's new clothes of aladdin's magic lamp? Pancreas, 39：1231-1237, 2010
6）Seta, T. & Noguchi, Y.：Protease inhibitors for preventing complications associated with ERCP：an updated meta-analysis. Gastrolointest Endosc, 73：700-706, 2011
7）Yang, C. Y., et al.：Controlled trial of protease inhibitor gabexate mesilate (FOY) in the treatment of acute pancreatitis. Pancreas, 2：698-700, 1987
8）Vakderrama, R., et al.：Multicenter double-blind trial of gabexate mesilate (FOY) in unselected patients with acute pancreatitis. Digestion, 51：65-70, 1992
9）Buchler, M., et al.：Gabexate mesilate in human acute pancreatitis. german pancreatitis study group. Gastroenterology, 104：1165-1170, 1993
10）Marik, P. E. & Zaloga, G. P.：Meta-analysis of parenteral nutrition versus enteral nutrition in patients with acute pancreatitis. BMJ, 328：1407-1412, 2004
11）Al-Omran, M., et al.：Enteral versus parenteral nutrition for acute pancreatitis. Cochrane Database Syst Rev, CD002837, 2003
12）Takeda, K., et al.：Continuous regional arterial infusion of protease inhibitor and antibiotics in acute necrotizing pancreatitis. Am J surg, 171：394-398, 1996
13）福山尚治，ほか：動注療法は膵perfusionを改善させるか．日腹部救急医会誌，25：633-636，2005
14）武田和憲，ほか：Perfusion CTによる急性壊死性膵炎の診断．膵臓，22：547-555，2007
15）Tsuji, Y., et al.：Perfusion computerized tomography can predict pancreatic necrosis in early stages of severe acute pancreatitis. Clin gastroenterol hepatol, 5：1484-1492, 2007
16）Piascik, M., et al.：The results of severe acute pancreatitis treatment with continuous regional arterial infusion of protease inhibitor and antibiotic：a randomized controlled study. Pancreas, 39：863-867, 2010
17）Oda, S., et al.：Management of intra-abdominal hypertension in patients with severe acute pancreatitis with continuous hemodiafiltration using a polymethyl methacrylate membrane hemofilter. Ther apher, 9：335-361, 2005
18）平澤博之，ほか：重症急性膵炎におけるhemoral mediatorからみた持続的血液濾過透析（CHDF）の有効性に関する検討．「厚生省特定疾患対策事業重症急性膵炎の救命率を改善するための研究班，平成11年報告書」（小川道雄/監），162-170，2000
19）Banks, P. A., et al.：Classification of acute pancreatitis-2012：revision of the atlanta classification and definitions by international consensus. Gut, 62：102-111, 2013

プロフィール

菅野　敦（Atsushi Kanno）
東北大学消化器内科

正宗　淳（Atsushi Masamune）
東北大学消化器内科

下瀬川　徹（Tooru Shimosegawa）
東北大学消化器内科

第2章 こんなとき病棟で役立つ！ 消化器症状へのアプローチ

5. 肝癌患者の治療（RFA，TACE，外科手術など）の選択基準は？

福田敏勝

Point

・肝癌の治療法は，肝癌の個数，大きさ，肝機能から選択するが，腫瘍の局在も重要である
・肝移植の適応となる肝癌患者がいることを忘れずに
・肝癌に対して分子標的治療薬ソラフェニブが保険適応となっている

Keyword

・肝細胞癌治療アルゴリズム　・肝切除　・RFA

はじめに

　肝癌には原発性と転移性があり，さらに原発性肝癌は，肝細胞癌，肝内胆管癌，その他の癌に分類され，それぞれの癌で治療方針は異なってくる．原発性肝癌の約94％は肝細胞癌であるが[1]，本稿では肝細胞癌（以下肝癌と略記）の治療法の特徴とその選択を中心に述べる．

　本邦はウイルス性肝炎罹患患者が多いことを背景として肝癌の罹患率も高く，肝癌は日常臨床で経験することの多い悪性腫瘍である．肝癌の治療法には，肝切除術，ラジオ波焼灼療法，肝動注療法，肝動脈化学塞栓療法などの選択肢があり，個々の患者に適切な治療法を選択しなければならない．また，肝癌においても肝移植術の適応となる病態もあるので，把握しておく必要がある．

1. 肝細胞癌治療アルゴリズム

　2005年に発行され2009年に改訂された肝癌診療ガイドラインはevidence based medicineの手法で作成され，肝癌診療時の標準的な判断を提示している[2]．そのなかで，**肝障害度，腫瘍数，腫瘍径から治療を選択していく肝細胞癌治療アルゴリズム**が示されている（図）．脈管侵襲と肝外転移の有無も判断基準になるので，画像の詳細な読影が必要である．

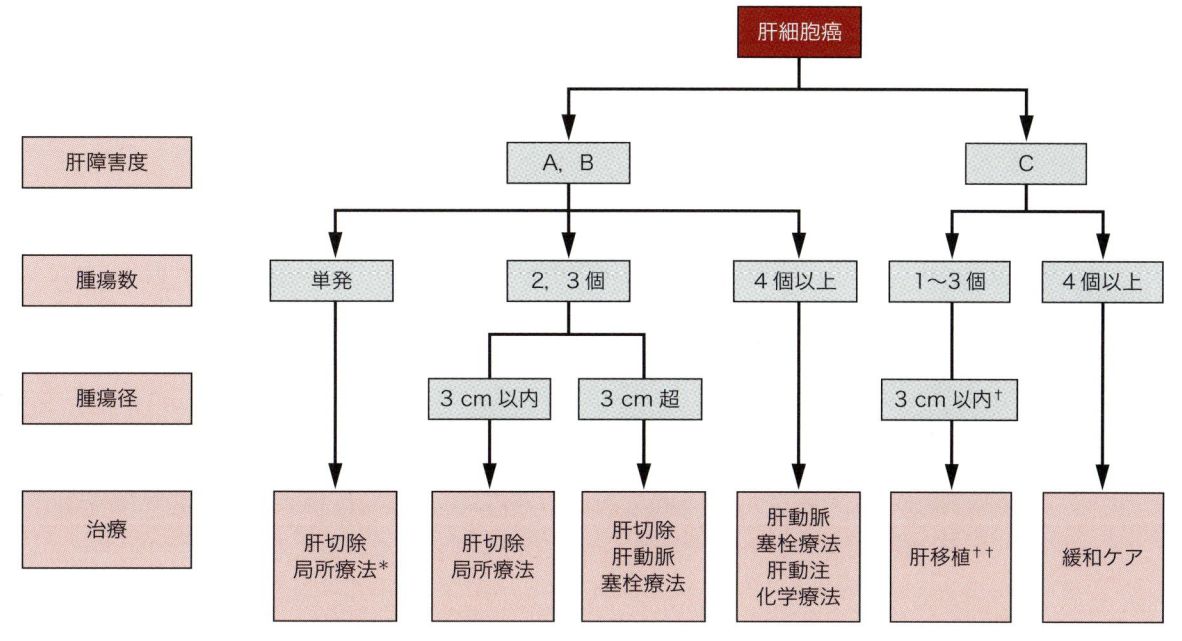

図 肝細胞癌治療アルゴリズム
＊ 肝障害度B，腫瘍径2 cm以内では選択
† 腫瘍が単発では腫瘍径5 cm以内
†† 患者年齢は65歳以下
脈管侵襲を有する肝障害度Aの症例では肝切除・肝動脈塞栓療法・肝動注化学療法が，肝外転移を有する症例では化学療法が選択される場合がある
（文献2より転載）

2. 肝癌の治療

1 ラジオ波焼灼療法（RFA）

　肝癌に対する経皮的局所療法としては，エタノール注入療法（PEIT）に始まりマイクロ波凝固療法（MCT）を経て，現在はラジオ波焼灼療法（radiofrequency ablation：RFA）が主流となっている．RFAは患部に刺入した電極針から出るラジオ波により誘電加熱し，腫瘍を熱凝固壊死させる治療である．肝組織温度やインピーダンスをモニタリングしながら熱凝固を行うことにより，従来の局所療法と比べて1回の治療で広い範囲をより確実に凝固壊死させることが可能である．一方，その強力な熱凝固により腫瘍の局在によっては周囲臓器損傷や胆管損傷などの重篤な合併症の報告もあり，個々の症例に応じて慎重な対策が必要である[3]．

　肝細胞癌治療アルゴリズムでは，肝機能良好（肝障害度AまたはB）で単発腫瘍の場合は，原則として肝切除が第一選択である．**RFAは，肝障害度Bで単発，腫瘍径2 cm以下，あるいは3 cm以内で腫瘍が2個か3個の場合に推奨される**．アルゴリズムのなかでもRFAと肝切除は適応症例が重なる範囲が広いが，現時点ではRFAと肝切除のどちらが優れているかについてのエビデンスはなく，各施設によりさまざまな治療が選択されているのが現状である．その問題を解決すべく，**RFAと肝切除の有効性を比較する**目的で，肝機能良好かつ3 cm以下，3個以下の腫瘍条件を満たす初発肝癌を対象とした無作為化比較試験 SURF trial（http://www.surftrial.jp）が進行中である．

2 肝動脈化学塞栓療法（TACE）

　1977年に本邦で開発された肝動脈塞栓療法は，現在では抗癌剤とリピオドールをエマルジョン後にゼラチンスポンジ（ジェルパート®）で塞栓させる肝動脈化学塞栓療法（transcatheter arterial chemoembolization：TACE）が標準治療となっている．使用される抗癌剤としては，ドキソルビシン，エピルビシン，マイトマイシンC，シスプラチン，ネオカルチノスタチンなどである．肝細胞癌治療アルゴリズムにおいては，肝障害度AまたはBで腫瘍数2，3個だが3 cm超の腫瘍あるいは4個以上の多発肝癌にTACEが推奨されている．すなわち**比較的肝機能は保たれているものの，局所治療が困難な進行肝癌症例**が適応である．

3 肝動注化学療法

　肝動注化学療法は抗癌剤を腫瘍の栄養動脈である肝動脈から注入する治療で，全身投与に比較して腫瘍に高濃度の薬剤を投与することができ，しかも副作用軽減が期待できる治療である．TACEのように肝動脈を塞栓しないために肝臓へのダメージが少なく，くり返しての治療が可能である．主な使用薬剤は5-FU，ドキソルビシン，シスプラチンで，また肝動注化学療法とインターフェロン全身投与[4]の併用が注目されている．適応はRFAや肝切除などの局所治療の適応とならない進行肝癌症例である．

4 肝切除

　肝機能良好（肝障害度AまたはB）で単発あるいは3個以内の症例は腫瘍径にかかわらず，肝切除が選択肢となる．**特に肝障害度Aで単発の症例ではガイドライン上は肝切除のみが推奨されている．肝癌は門脈を通って周囲に転移**していくため，肝癌の手術では腫瘍を領域ごと切除する術式が基本となり，系統的肝切除と呼ばれる．肝癌では併存する慢性肝疾患により肝機能が低下している症例が多いため，術後肝不全の予防のため**肝機能に応じた許容肝切除範囲**の設定が重要となる[5]．近年，**肝画像シミュレーションソフト**の導入により，肝切除術式に応じた肝切除量および残肝容量の術前評価が可能となっている[6]．

Advanced Lecture

1 腹腔鏡下肝切除

　腹腔鏡下肝切除は内視鏡手術機器の進歩と手術主義の向上により，近年では積極的に施行されるようになり，本邦では2010年に肝部分切除と肝外側区域切除が保険収載された．腹腔鏡下肝切除のよい適応として，2008年に開かれた腹腔鏡下肝切除の国際コンセンサス会議において，①**単発，②腫瘍径5 cm以下，③腫瘍の局在がCouinaud分類でS2〜S6**をあげている[7]．

2 肝移植

　以前は肝癌に対する肝移植後の治療成績はきわめて不良であったが，1996年にMazzaferro[8]らは**ミラノ基準**（表）を満たす症例では移植後4年生存率が75％と良好な成績を報告した．本邦では2004年に肝硬変（非代償期）合併肝癌に対する肝移植が保険適応となり，そのなかでミラノ基準が保険適応基準に用いられている．ドナーの問題など肝移植には解決すべき問題も多いが，これまで肝機能が不良で治療不可能と考えられた肝癌症例も，肝移植により根治できる可能性が

表 ミラノ基準

・遠隔転移,血管侵襲がない
・腫瘍が1個で5cm以内
・腫瘍が2〜3個で3cm以内

あることを念頭に置いて肝癌診療にあたる必要がある.

3 ソラフェニブ(ネクサバール®)

分子標的治療薬のソラフェニブは**腫瘍細胞増殖および腫瘍血管新生を標的**とする経口マルチキナーゼ阻害薬で,海外での進行肝癌に対する第Ⅲ相試験で生存期間を有意に延長した[9].本邦では2009年より切除不能進行肝癌に対して保険適応となっている.留意すべき副作用としては,手足症候群,高血圧,下痢などがあるが,これまで進行肝癌に対する有効な全身化学療法が存在していなかったなかで,分子標的治療薬のソラフェニブの出現は肝癌治療の新たな選択肢となる.

おわりに

肝癌の治療法と選択基準について述べた.肝癌患者の高齢化が進んでおり,実臨床ではガイドラインで肝切除が推奨される肝癌においても他の治療を選択せざるを得ない状況もある.肝癌は背景肝疾患の存在から**再発の多い癌**であり,患者の長期的な経過を考慮にいれて,治療計画を建てる必要がある.

文献・参考文献

1) 日本肝癌研究会追跡調査委員会:第18回全国原発性肝癌追跡調査報告(2004〜2005).肝臓,51:460-484,2010
2) 「科学的根拠に基づく肝癌診療ガイドライン2009年版」(日本肝臓学会/編),金原出版,2009
3) 春日井博志:ラジオ波治療の副作用・合併症.肝臓,46:195-199,2005
4) Obi, S., et al.: Combination therapy of intraarterial 5-fluorouracil and systemic interferon-alpha for advanced hepatocellular carcinoma with portal venous invasion. Cancer, 106:1990-1997, 2006
5) 幕内雅敏 他:肝硬変合併肝癌治療のstrategy.外科治療,29:1530-1536,1987
6) 三瀬祥弘 他:肝癌手術における3次元画像シミュレーションの有用性.映像情報Medical,44:510-516,2012
7) Buell, J. F., et al.: The international position on laparoscopic liver surgery: The Louisville Statement. 2008. Ann Surg, 250:825-830, 2009
8) Mazzaferro, V., et al.: Liver transplantation for the treatment of small hepatocellular carcinomas in patients with cirrhosis. N Engl J Med, 334:693-699, 1996
9) Llovert, J. M., et al.: Sorafenib in advanced hepatocellular carcinoma. N Engl J Med, 359:378-390, 2008

プロフィール

福田敏勝(Toshikatsu Fukuda)
JA広島厚生連尾道総合病院外科
1990年広島大学医学部卒業
好きなスポーツはサッカー,贔屓のチームはサンフレッチェ広島とバルセロナ.
バルセロナのパス回しのようなリズムがあって流れるような手術を夢見ています.

第2章 こんなとき病棟で役立つ！ 消化器症状へのアプローチ

6. 入院患者に腹痛が発生と病棟看護師から上申．研修医としてまず把握すべき項目は？
～病棟看護師との円滑な連絡や協働するコツを看護師の立場から教えてください

楠見朗子

Point
- これからはチーム医療の時代
- 看護師の業務を知ろう
- 看護師と上手に連携しよう

Keyword
- チーム医療
- 情報収集
- コミュニケーション

はじめに

　近年では国がチーム医療を推奨している．その報告書には「医療に従事する多種多様な医療スタッフが，おのおのの高い専門性を前提に，目的と情報を共有し，業務を分担しつつも互いに連携・補完し合い，患者の状況に的確に対応した医療を提供すること」と記されている[1]．しかし，実践のための具体的な方法は未だ確立されておらず，多くの施設が模索を続けているのが現状である．

　尾道総合病院内視鏡センターは，2003年に開設されたが，発足当初からチーム医療を意識し"内視鏡センターではすべての職種が対等な立場で業務を行う"ことを信条として実践してきた．当センターでは，内視鏡医と看護師は高いレベルの信頼関係が成立しており，検査予約枠の運用，準備，進行，患者の入れ替えなど実務の大半は看護師に委ねられており，医師の動きを看護師がコントロールしている．このため看護師は医師との信頼関係を維持するため自己研鑽を怠らない．また，業務上の問題点はセンター内全職種のミーティングで討論することで解決策を導き出している．その結果，円滑な連絡や協働が実現していると筆者は感じている．

　当センターの実践を病棟業務に応用することで，研修医と看護師の円滑な連携が可能となるのではないだろうか．それには看護師の業務内容を知り，連携・補完し合える関係を構築することが必要である．

1. 看護師の業務内容と特徴を知る

　看護師の業務は，法的には**療養上の世話**と**診療の補助**となっている[2]が，看護師が重要視しているのは前者である．なぜなら，療養上の世話は看護師の判断で実践が許されているからである．これは看護職が自律していることに繋がり専門職として評価するうえで大きな意味を持つ．

　看護師はこの実践のために患者を取り巻くすべての苦痛を緩和することに視点をおいて観察や情報収集を行っている．衣・食・住に始まり，精神面や家庭事情，社会的役割にまで関心が及ぶ．後でも述べるがこの情報量は膨大で，ネットワークも充実している．

　一方，**疾患や治療・処置に関する知識は浅く，最新の知識が更新されていないことも多い**．近年では，専門看護師や認定看護師などの制度が確立され，看護師でも専門分野に傾注することが可能になり解消されつつあるが一部の分野に限定されている．また，大多数の看護師は数年ごとに異動があり，その度に未経験の分野において，初歩から疾患や治療・処置についての勉強を平行しつつ，日常業務を行っているため最新知識の習得が不十分になる傾向がある．その習得方法も個人に一任されているため，情報の重要性を判断できないことも少なくない．

　研修医にとって看護師からもたらされる診療情報は，そのレベルによってその後の診療の質に影響が出る場合があり，診療補助者である看護師に必然的に高いレベルを求める傾向がある．一方，看護師の知識・技術は医師の望むレベルにあるとはいえず，医師が思わず看護師を叱責し，自信喪失に追い込んでしまう場合もみられる．その結果，看護師は萎縮しスムーズな診療補助は困難となり，その現象は看護師のネットワークを通じて伝搬し悪循環を招く．ぜひともこのような現象は避けたいものである．

　以下，今回のテーマである担当患者の腹痛発生時における看護師の行動について概説する．

2. 腹痛をみた場合，看護師はどうするか

　患者から腹痛を訴えられた場合，一般的な看護師が取る行動を以下に示す．

1 患者からの情報収集

1）聴診
- どの部位か，範囲はどれくらいか，程度はどうか，いつから痛みが始まったか，原因の自己分析（肉・魚類の生食，冷たいものの過食など），周期性はあるかなど
- 腹音の聴取

2）視診
- 苦痛表情，体位，発汗，顔色，呼吸速拍など
- 発赤，腫脹など

3）触診
- 硬さ（筋性防御の有無）
- 触診時の痛みの増強の有無

4）バイタルサインの確認
　　5）採血データなど

2 リーダーや上級スタッフへの相談

3 医師への報告

3. 看護師は情報の宝箱

　前述の情報収集を見て驚いた研修医は多いと思われる．こんなに調べているのにどうして報告してくれないのだろうと感じたのではないだろうか．

　看護師は，医療従事者のなかで最も患者と深くかかわっている．24時間患者を看ているため保有する情報量は膨大である．しかし，研修医がそのことに気づくことは難しい．なぜなら収集した情報がすべて活用されているとは限らないからである．

　残念なことであるが，看護師は多くの情報を持ちながらそれを活かす術に長けていない．前述のごとく患者の疾患や行った処置からどのような症状が出現するのかについての知識が浅いため，保有する情報を活かせないのである．

4. 研修医は情報過疎

　研修医のなかには，診療情報が自身の回りに何もしなくても集まってくるものだと錯覚している場合が多く，その考え方は非常に危険である．そして，患者は研修医に事実と異なる申告をする場合があることも知るべきである．病状説明において，研修医には何も質問しなかった患者の本心を看護師が記録していることがある．患者から「先生には本当のことは言えない」という言葉を聞いたことがある病棟看護師は少なくない．

　また看護師は，患者本人だけでなく薬剤師や栄養士，社会福祉士，理学療法士，作業療法士，臨床検査技師などさまざまな部署のスタッフと連携している（図1）．研修医が日中の業務に追われ病棟を不在にしている間に，関連するすべてのメディカルスタッフの情報を保有し，把握していると考えてよい．しかし，それらの情報は自動的にすべて研修医へ伝達されているわけではない．これらの膨大な情報を活用する鍵は研修医が握っている．

5. 看護師を活かすも殺すもかかわり方次第

　この問題を解決するために研修医に望まれることを述べたい．

　看護師から上申があった際には**漫然と報告を聞くだけでなく，情報を引き出すような問いかけ**をすることである．例えば，鑑別すべき疾患のなかで具体的な疾患名をあげ，腹痛の内容がその疾患に該当するような症状かどうかを確認する．また，腹痛が発生する前に処置を行っている場合は，処置後の合併症を想定した症状の確認を行うなど，お互いの質問・情報交換の内容に具体

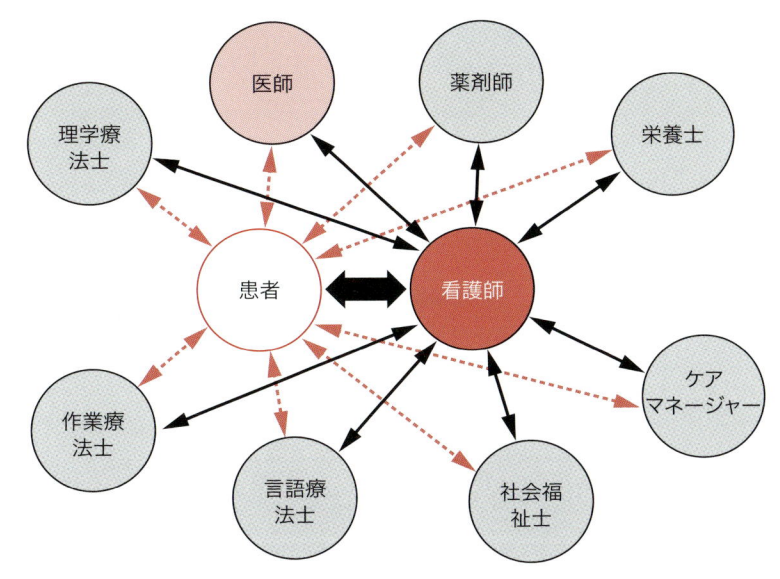

図1 看護師の情報ネットワークイメージ

性を持たせることで，研修医が望む情報を引き出すことが可能となる．研修医にとって，忙しい医師業務のなかで一例一例この作業を異なる看護師と行うことは，精神的にも非常に大きな負担であろうが，**くり返すことで看護師自身も必要な情報の取捨選択を習得し，成長することで研修医に場面に応じた上申ができるようになる．**

　また，研修医が求める的確な情報を看護師が円滑に報告完了した場合には，褒めることも重要である．心地よいフィードバックは記憶に残り，同様の行動への動機付けとなる．そしてネットワークを通じて全看護師が共有するようになる．

　このほかに，インフォーマルな交流が有効であることが報告されている[3]．業務を離れて行うもので**勉強会や研究会，食事会**などがそれに当たる．研究会は最新情報を得られ，勉強会では医師の要望を含めた看護師教育を行うことが可能である．勉強会は継続的に行うことが重要である（表，図2）．忙しい医師が自分たちのために時間を割いてくれることに看護師は恩義を感じ，学んだことを業務で恩返しすることを考えるようになる．

　また，部署単位での食事会などでコミュニケーションを取ることで意思疎通を行うことは，相互に気軽に相談できる雰囲気づくりに繋がり業務が円滑に遂行されることが期待できると思われる．

おわりに

　病棟看護師と医師が協働するために必要なかかわりについて筆者の考えを述べた．病棟の第一線で活躍する研修医と病棟看護師が立場を超えて円滑に協働することが，入院患者の診療に貢献することに繋がる．看護師の特徴を把握し，その能力を認めることが協働の第一歩であろう．

表　病棟スタッフ対象勉強会の計画表およびテキスト

開催日	場所	内容
7/10	D	救急における消化器疾患診断
7/13	D	緊急内視鏡の適応と安全管理
8/14	D	吐血・下血の診断
9/11	D	血便の診断
10/9	D	ショックを伴う消化器出血
10/30	D	食道静脈瘤出血の対応
11/13	D	内視鏡処置後の出血
12/11	D	腹痛・消化管穿孔
1/8	C	腸閉塞
1/29	D	急性化膿性胆管炎・胆嚢炎
2/12	D	急性膵炎
3/12	D	上部消化管の異物除去

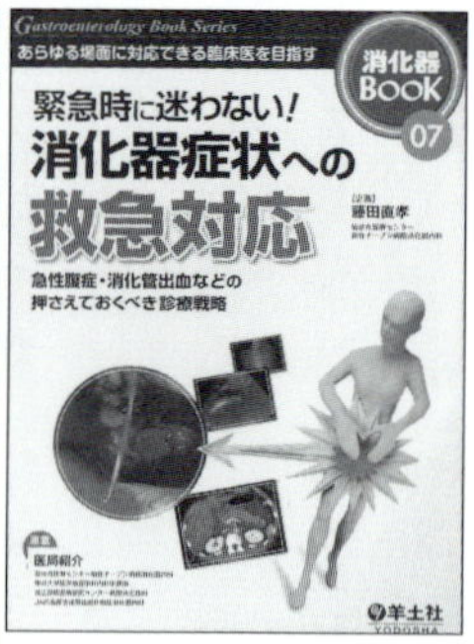

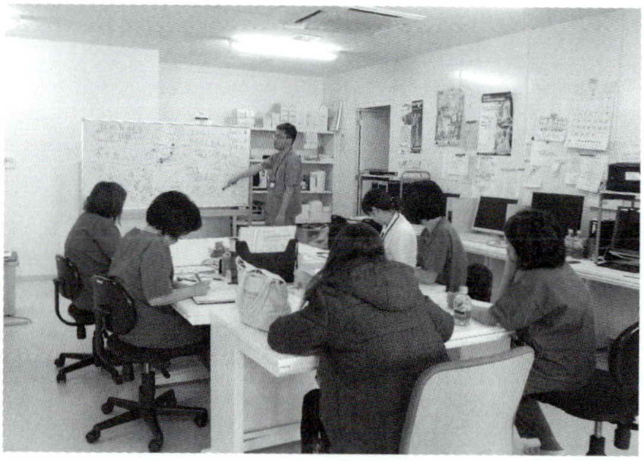

図2　勉強会の実際

文献・参考文献

1) 厚生労働省：チーム医療の推進について（チーム医療の推進に関する検討会報告書）アクセス 2013/02/10, http://www.mhlw.go.jp/shingi/2010/03/dL/s0319-9a.pdf
2) 保健師助産師看護師法（抄），第5条，看護師の定義
3) 細田満和子：第5章　チーム・アプローチでデザインするこれからの医療ケア　第3節「チーム医療」の条件．「チーム医療」とは何か，日本看護協会出版，p144-145, 2012

プロフィール

楠見朗子（Akiko Kusumi）
JA広島厚生連尾道総合病院内視鏡センター　看護科長補佐
看護師は真面目な人が多く，医師から頼りにされていると感じると頑張ります．看護師を味方に付けると業務がスムーズにすすみますよ．

第2章　こんなとき病棟で役立つ！　消化器症状へのアプローチ

7. 胃癌・膵癌患者のがん性疼痛のコントロールとしてオピオイドを導入する際のポイントは？

篠崎勝則

Point

- 痛みを適切に評価し，除痛をしながらその原因について検査を進めて確認する．決して痛みを過小評価しない
- WHOがん性疼痛除痛ラダーに従い，NSAIDsやオピオイドを開始する
- 中等度（4〜6）や強度（7〜10）の痛みではオピオイド（モルヒネ，オキシコドン，トラマドール）を少量からNSAIDsと一緒に開始する
- オピオイド開始時には，便秘，吐き気に対する予防的支持療法を併せて行う
- 患者や家族に心理面での配慮を忘れない

Keyword

- がん性疼痛
- オピオイド
- 鎮痛補助薬

はじめに

　がん患者の有痛率は高く，診断時ですでに30％，積極的がん治療期では50〜70％，進行期になると60〜80％に達すると報告されている[1]．がん患者の痛みは消失させるべき症状である．痛みが消失すると，患者は明るい表情を取り戻し前向きな姿勢で病気に立ち向かえる．適切な疼痛治療は積極的ながん治療を展開するうえでも重要である．

> **症例**
> 72歳女性
> 診断　：胃癌，多発性肝転移，左鎖骨上リンパ節転移，腹部大動脈周囲リンパ節転移（図1），がん性疼痛
>
> 現病歴：高血圧症で近医通院中，左鎖骨上リンパ節腫脹，体重減少（この1カ月で6kg減少），心窩部の鈍重感，夜間不眠，今年に入り時折嘔吐があると訴える．CT検査（図1）で上記IV期胃癌と診断され当科紹介となる．

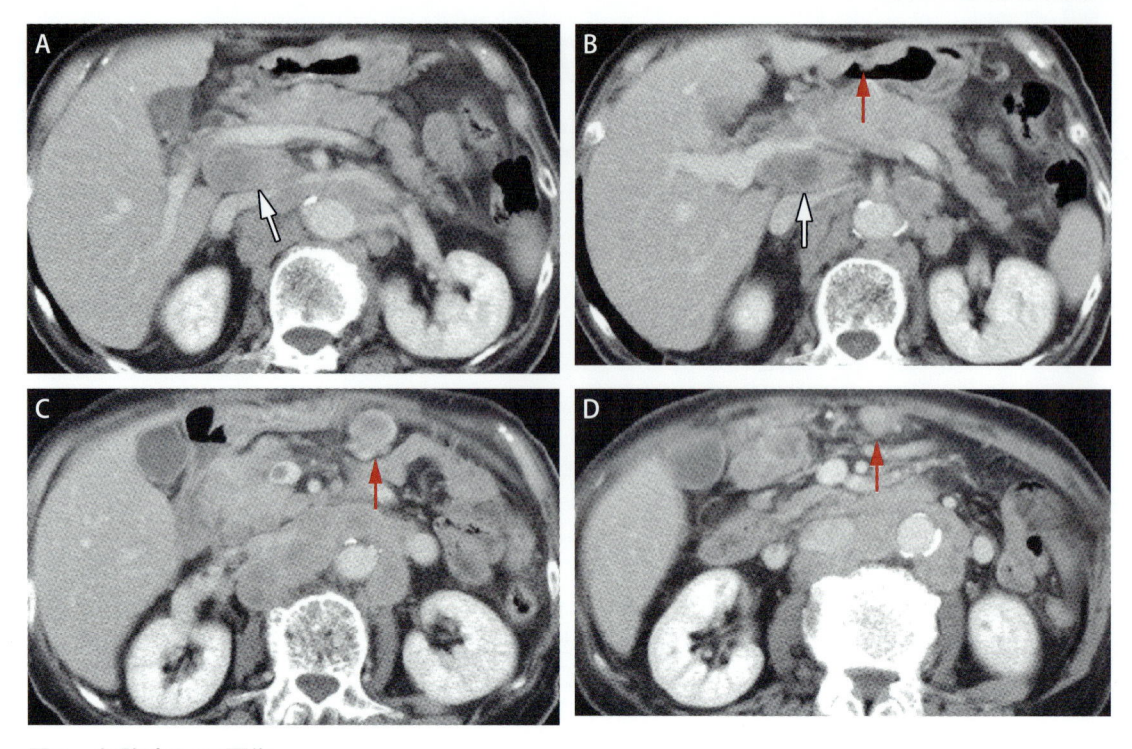

図1 初診時のCT画像
腹腔動脈周囲や腹部大動脈周囲のリンパ節は腫大して一塊となっている（A〜D）．胃前庭部前壁の壁の肥厚も疑われ（B →），さらに胃の所属リンパ節である膵頭後部リンパ節（A，B ⇨）や大弯リンパ節（C，D →）の腫大も認め，胃癌が強く疑われる

初診時現症：意識レベル清明．PS＝1．身長149.2 cm，来院時体重43 kg．心窩部鈍痛 NRS 8〜9．

検査データ：血算異常なし．TP 6.8 g/dL，ALB 3.8 g/dL，AST 27 U/L，ALT 12 U/L，T.Bil 0.7 mg/dL，ALP 173 U/L，LDH 437 U/L，BUN 18.2 mg/dL，Cr 0.58 mg/dL，CRP 0.3 mg/dL，CEA 4.1 ng/dL，CA19-9 138 U/mL，AFP 2 ng/mL

経過　：初診時に以下を処方し疼痛緩和を開始した．翌日胃内視鏡検査で受診，「昨晩は久しぶりによく眠れました，痛みを心配しないで食事できそうです．」と表情が明るくなっていた．胃内視鏡検査で5型胃癌を胃体下部から前庭部前壁に認めたが，胃内に残渣なく，通過障害をきたす病変も指摘できなかった．1週間で体重1 kg増加あり，病理検査にて胃癌の確定診断後，外来で化学療法を導入した．

処方：
ロキソプロフェン（ロキソニン®錠　60 mg）3錠/日
オキシコドン塩酸塩徐放剤（オキシコンチン®錠　5 mg）2錠/日
プロクロルペラジン（ノバミン®錠　5 mg）2錠/日
酸化マグネシウム（マグミット®）1.5 g/日

オキシコドン塩酸塩水和物（オキノーム®散　2.5 mg）15包　痛いときに頓用．1時間以上開けて再度服用可，1日6包まで使用可．

1. 問題点を洗い出し，病状・病態を把握する

「今年に入り時折嘔吐する」と訴えがあり，体重減少も顕著である．体重減少の原因に摂取カロリーの低下が考えられる．血液・生化学検査を見る限り，貧血なく，肝・腎機能や電解質異常も認められない．CT（図1）で胃壁の肥厚は認めるものの，胃を含む消化管の拡張はなく，通過障害は示唆されない．水分などは問題なく摂取できることを本人から確認し，内服可能な状態と判断された．

2. 痛みの特徴・性状を聞き出して，病態と痛みの原因をアセスメントする

1 がん性疼痛の病態別分類

がん性疼痛は，病態により**侵害受容性疼痛**と**神経障害性疼痛**に分けられる（表1）[2]．

侵害受容性疼痛は，末梢神経自由終末の侵害受容器が刺激されることで起こり，皮膚・筋肉・骨に起因する**体性痛**と体内の臓器に起因する**内臓痛**に大別される．体性痛は「鋭い痛み」「うずくような痛み」「刺し込むような痛み」などと表現され，痛みの部位が限局されるのに対し，内臓痛は痛みの部位が明確でないことが多く，「締めつけられる痛み」「鈍い痛み」「深い痛み」などと表現される．

神経障害性疼痛は，神経線維の圧迫や損傷，障害によって生じる痛みで，損傷された神経の支

表1　がん性疼痛の病態別分類

侵害受容性疼痛：末梢神経自由終末の侵害受容器が刺激されることで起こる痛み
1）体性痛：皮膚・筋肉・骨に起因する痛みで，痛みの部位が限局，代表的なものは骨転移の痛み 　・鋭い痛み（sharp pain） 　・うずくような痛み（aching pain） 　・刺しこむような痛み（gnawing pain） 2）内臓痛：体内の臓器に起因する痛みで，痛みの部位が明確でない．代表的なものは消化器癌に伴う痛み 　・締めつけられる痛み（cramping pain） 　・鈍い痛み（dull pain） 　・深い痛み（deep pain）
神経障害性疼痛：神経線維の圧迫，損傷や障害によってもたらされる痛み．損傷された神経の支配領域に痛みが発現．癌治療の影響で出現することもある
・持続的な灼熱痛（burning pain） ・電撃痛（lancinating pain） ・刺すような痛み（stabbing pain） ・強い痺れを伴う痛み ・ピリピリしびれるような痛み ・痛覚過敏（痛み刺激に対する反応性の亢進） ・アロディニア（痛みを感じない刺激［触覚・圧覚］が痛みを誘発）

文献2より引用

配領域に痛みが発現する．パクリタキセルやオキサリプラチンによる末梢神経障害のように，がん治療の影響で出現することもある．「刺すような痛み」「ピリピリしびれるような痛み」などと表現されることが多い．このような特徴を理解して，痛みの原因をアセスメントすることが必要である．また**得られた痛みの性状が身体所見や画像所見と一致することを確認する**．

2 実際の症例での痛みの評価

　胃癌や膵臓癌では，腹腔動脈や上腸間膜動脈周囲リンパ節に転移を認める症例も少なくない．患者の訴えは，心窩部鈍重感（重いような，痛いような感じ）である．CT（図1）に示すように，腹腔動脈周囲のリンパ節腫大に伴う神経障害性疼痛の混在も疑われるが，本症例では明確でなかった．がん性疼痛のうち内臓痛では，患者は痛みを感じていても痛いと表現しないことも多い．単刀直入に「痛みはありますか？」と尋ねると，「大丈夫です」と答えてしまうこともあるので，尋ね方には注意が必要である．「夜はぐっすり眠れていますか？」「座ったり立ち上がったりするのがつらくありませんか？」など，**生活行動に則して質問すると，患者は日常生活の報告を通して痛みを伝えやすい**．

　痛みのパターンは，1日の大半を占める**持続痛**と，痛みの増悪による一過性の**突出痛**に分けられる．**痛みがどのようなときに強くなるのかも評価する**．

　本症例では，「食事すると胃が痛くなり，時に嘔吐もする．そのため食事は控えるようにしている」「痛みは鈍いような，重いような，背中に鉛が入ったような痛みです．刺されるような痛みではありません」「痛みは仰臥位になると強くなり，夜間に再三痛みで目が覚める．側臥位になると痛みは軽減する．眠れないとの訴えで，前医で睡眠剤を処方された」というような訴えがあり，持続痛に加えて食事や体位により増悪する突出痛と考えられた．

3. 医療スタッフが痛みのアセスメントツールを共有する

　痛みの強さをアセスメントするツールとしては，NRS（numeric rating scale；数値評価スケール），VAS（visual analogue scale；視覚的アナログスケール），フェイススケール，VRS（verbal rating scale；語句評価スケール）などがある（図2）．NRSは，痛みを「0：痛みがない」から「10：最悪な痛み（これまで経験した一番強い痛み）」までの11段階に分け，痛みの程度を数字で選択する方法である．こうしたツールを用いることは，医療スタッフ間の痛みの情報の共有にも重要である．

4. 疼痛治療の必要性を理解してもらう

　患者は痛みを伝えることに躊躇する傾向がある．痛みを我慢できるよい患者でありたい，痛みの緩和よりもがん治療を優先してほしいなどの思いがあるからである．「がんだから痛みを感じるのはしかたがない」と考える患者もいる．「**痛みをとることは，治療を継続するうえでも必要だ**」ということを，**患者に理解してもらうことが大切である**．

NRS（Numeric Rating Scale；数値評価スケール）

痛みの強さを11種類の数値から選んでもらう．

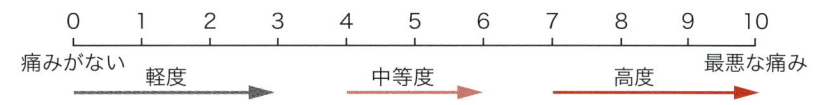

```
0   1   2   3   4   5   6   7   8   9   10
痛みがない  軽度        中等度        高度      最悪な痛み
```

VAS（Visual Analogue Scale；視覚的アナログスケール）

100mmの直線上で痛みの強さを示してもらい，0mmからの長さを測定する．

まったく痛まない ─────────────────── 予測されるなかで最も痛い

フェイススケール（Face Scale）

自分の痛みを最もよく表している顔を選んでもらう．

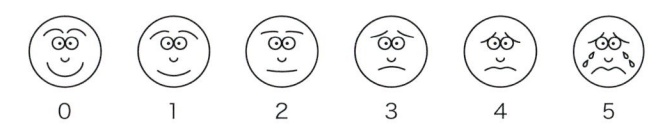

0　1　2　3　4　5

VRS（Verbal Rating Scale；語句評価スケール）

痛みの強さを表す言葉のなかからあてはまるものを選んでもらう．

痛くない	少し痛い（なんとか我慢できる）	かなり痛い（できれば痛みをもっと止めたい）	非常に痛い（我慢できないほどの痛み）

図2 痛みの強さをアセスメントするためのツール

ステップ1
軽度の痛み（NRS 1〜3）

ステップ2
軽度から中等度の痛み（NRS 4〜6）
弱オピオイド
・コデイン
・トラマドール

ステップ3
中等度から高度の痛み（NRS 7〜10）
強オピオイド
・モルヒネ
・オキシコドン
・フェンタニル

非オピオイド（NSAIDs，アセトアミノフェン）
± 鎮痛補助薬

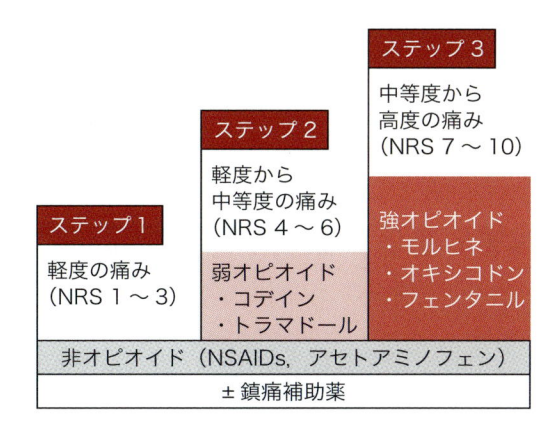

図3 WHO 3段階除痛ラダー
文献3をもとに作成

5. オピオイドを導入する場合の痛みの程度は？

　がん性疼痛の程度は，NRSにより軽度（1〜3），中等度（4〜6），高度（7〜10）の3段階に区分できる．基本的にはWHO3段階除痛ラダー（図3）に従い，非オピオイド鎮痛薬を許容される最大量まで増量し，さらにオピオイドを投与する[3]．

オピオイドが投与されていない場合，軽度（1～3）の痛みでは，NSAIDs（nonsteroidal anti-inflammatory drug）やアセトアミノフェンから開始する．中等度（4～6）や高度（7～10）の痛みでは，NSAIDsと一緒にオピオイドを少量から開始する．中等度の痛みに対して，弱オピオイドを最初に投与し，鎮痛効果が不十分であれば強オピオイドを投与する方法と，最初から強オピオイドを投与する方法があるが，いずれも安全で有効と考えられている．

本症例では，NRS 8～9といった高度の痛みであったため，ロキソプロフェン（ロキソニン®）とオキシコドン（オキシコンチン®）ならびにレスキューとしてオキシコドン塩酸塩水和物（オキノーム®）を処方した．

6. オピオイドを処方するときの注意点[5]

オピオイドの投与経路は，経口投与ができない場合を除き，経口が原則で，漸増し除痛を図る[3,5]．早急な除痛効果を求める場合を除き，2～3日に20％程度ずつ増量あるいはレスキューに使用した1日のオピオイド総量を増量する．**安定した除痛が図られていない場合には安易に貼付剤を使用しない**．

NSAIDsを処方する場合，腎機能障害，胃・十二指腸潰瘍，心機能障害，血小板減少など出血素因のある患者には注意が必要である．

モルヒネを処方する場合，腎障害のある患者では鎮痛作用を有する代謝物が体内に蓄積され有害事象を増悪するため注意が必要になる．

オピオイドの有害事象として便秘，吐き気があげられる．予防的に酸化マグネシウムやプロクロルペラジン（ノバミン®）を処方するのがよい．

突出痛に備えて，1回あたりオピオイド1日投与量の10～20％量の速放製剤を1時間ごとに使用できるよう処方しておく．

7. オピオイドに対する患者の誤解や不安を解消する

鎮痛薬，特にオピオイドを使うことに関する懸念（依存，耐性，副作用に対する恐怖）やがん疼痛に関する誤った信条などから，オピオイドを使用することに抵抗がある患者は少なくない[1]．

疼痛存在下でオピオイドを適切に使用する限り，精神依存は起こらないというエビデンス[3]をきちんと伝えることが大切である．

耐性の問題を心配して早期からのオピオイド使用を躊躇すべきではない．オピオイド投与量が安定している患者で痛みが強くなるのは，耐性ではなく原疾患の悪化に起因することが多い[4]．オピオイド増量で対応可能となる場合が多い．

眠気は1週間ほどで改善する場合もあることを説明し，せん妄は「通常は30～50％の減量で対応可能ですが，それで対応できなければ中止しましょう」と説明し，患者さんに納得してもらうことが大切である．

Advanced Lecture

■ 鎮痛補助薬の使用について

　最近，鎮痛補助薬としてプレガバリン（リリカ®）が最初からオピオイドと併用されている症例も見受けられる．日本緩和医療学会の「がん疼痛の薬物療法に関するガイドライン」では，がんによる神経障害性疼痛に対し，非オピオイド鎮痛薬・オピオイドをグレード1Bで強く推奨している[6]．そのため，オピオイド抵抗性の痛みでも，まずはオピオイド増量や突出痛に対するレスキュー使用を試み，その効果を評価する．効果のない場合は，オピオイドが効きにくい痛みが出現している可能性があり，そこで初めて適切な鎮痛補助薬を併用することがよいであろう．

おわりに

　最近，多くのオピオイド（オキシコドン，モルヒネ，フェンタニルなどの強オピオイドやコデイン，トラマドールなどの弱オピオイド）および非オピオイド鎮痛薬が使用可能となり，その剤型も徐放錠，貼付剤，散剤，注射剤などさまざまである．さらにオキシコドン注射薬（オキファスト®）が使用可能になり，高度の痛みに対しても増量の簡便さからすみやかな除痛が可能となった．こうしたオピオイドを使いこなしてがん治療と疼痛緩和を並行させることが，患者のQOLの向上に寄与する．

文献・参考文献

1) Jacobsen, R., et al.：Barriers to cancer pain management：a review of empirical research. Medicina, 45：427-433, 2009
2) 恒藤 暁：「最新緩和医療学」，pp.47-74, 最新医学社，1999
3) World Health Organization：Cancer Pain Relief Second Edition, 1996
4) Adult cancer pain. http://www.nccn.org/professionals/physician_gls/f_guidelines.asp#supportive
5) Hanks, G., et al.：Oxford Textbook of Palliative Medicine, pp.316-341, 2004
6) 「がん疼痛の薬物療法に関するガイドライン（2010年版）」日本緩和医療学会
http://www.jspm.ne.jp/guidelines/pain/2010/index.php

プロフィール

篠崎勝則（Katsunori Shinozaki）
県立広島病院臨床腫瘍科主任部長，県立広島病院後期臨床研修プログラムがん診療コース責任者，日本臨床腫瘍学会がん薬物療法専門医，評議員
がん治療の3本柱は手術，化学療法，放射線療法です．さらにがん治療初期からの緩和ケアも求められています．当院では研修環境としてがん診療コース（後期臨床研修プログラム・複数科ローテートコース）を設け，現在募集中です．がん治療初期からの緩和ケアや疼痛緩和を研修し，がん治療の専門資格取得をめざし一緒に頑張りましょう．
詳細は，http://www.hph.pref.hiroshima.jp/boshu_kouki/f_program_02.htmをご覧ください．

第3章 当直時に役立つ！ まず何を考え，何を行うか？ 消化器症状の鑑別診断

1. 激しい上腹部痛を訴えて救急来院．鑑別診断，画像診断（CT）の進め方，他科疾患との鑑別のポイントは？

長谷部 修

● Point ●
- 身体所見は重要であり，病歴聴取→視診→聴診→触診・打診の順で行う
- 急性腹症か否か，緊急CTの適応があるか否かを迅速に判断する
- 稀な疾患を含め，一連の疾患を想定できるようにする
- 緊急入院が必要な症例や診断に迷う症例は上級医や専門医に相談する

● Keyword ●
- 上腹部痛
- 急性腹症
- 緊急CT

はじめに

腹痛の鑑別診断は消化器科医や救急医にとって永遠のテーマの1つである．特に激しい上腹部痛をきたす疾患は，消化器科だけでなく循環器科・泌尿器科・産婦人科など他科にわたる疾患がある．診断を進めるにあたっては，急性腹症か否か，緊急CTの適応があるか否かを迅速に判断し，緊急入院の必要性がある症例や診断に迷う症例は，上級医や専門医へ適確にコンサルトすることが重要である．

症例

57歳男性．2週間前からしめつけられるような上腹部痛が出現したが，食後軽快するため経過をみていた．本日夕食後2時間後から急激な上腹部激痛を認め救急外来を受診した．受診時は顔面蒼白気味で体を丸めていたが，問診をとっている間に徐々に腹痛は改善した．身体所見では，血圧153/98 mmHg，心拍数68/分，腹部圧痛や筋性防御なし，腸雑音は正常であった．血液検査ではWBC 10,300/μL，CRP 0.12 mg/dL，その他異常なし．胸部X線異常なし．心電図異常なし．左側臥位の腹部X線では軽度のニボー様所見を認めた（図1A）．USは異常なし．急性胃腸炎・消化性潰瘍などに伴う腹痛と考え，臭化ブチルスコポラミン（ブスコパン®）1A 20 mg静注施行．その後腹痛は改善したため帰宅させた．1時間後，再び上腹部激痛を認めたため受診．腹部反跳痛および筋性防御を認め，緊急CTにて十二指腸潰瘍による消化管穿孔・汎発性腹膜炎と診断され（図1B），緊急外科手術と

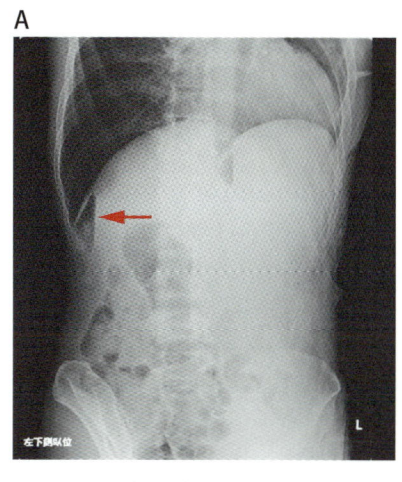

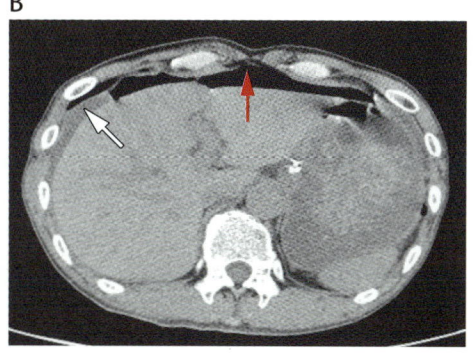

図1 上腹部激痛で受診した症例
A) 来院時の腹部単純X線（左側臥位）：ニボー様所見がみられる（→）
B) 同日再受診時の腹部CT：肝表面に遊離ガス像（→）と少量の腹水（⇨）がみられる

表　激しい上腹部痛をきたす疾患

	消化管	肝胆膵	他科疾患
頻度高い	・消化管穿孔・腹膜炎 ・イレウス ・胃・十二指腸潰瘍 ・急性胃腸炎	・総胆管結石・胆嚢結石 ・急性胆嚢炎 ・急性膵炎	・尿路結石・腎盂腎炎 ・大動脈解離・大動脈瘤破裂
頻度低い	・特発性食道破裂 ・アニサキス ・急性虫垂炎 ・Schönlein-Henoch紫斑病 ・消化管癌	・肝癌腹腔内破裂 ・肝嚢胞内出血 ・膵仮性嚢胞破裂・出血 ・膵・胆道癌	・急性心筋梗塞 ・腸間膜動静脈血栓・塞栓症 ・腎梗塞 ・子宮外妊娠破裂 ・クラミジア肝周囲炎 ・胸膜炎 ・外傷による臓器破裂 ・巨大腹腔内腫瘍 ・ヒステリー

なった．
　本例は腹部単純X線を見直すと少量の遊離ガス像と考えられる所見であり，さらに鎮痛薬投与により腹痛が改善したため診断の遅れを招いた症例であった．

1. 激しい上腹部痛をきたす疾患と診断手順

1 代表的疾患

　腹痛は主観的な症状であり，感じ方や訴え方には個人差がある．激しい上腹部痛をきたす代表的疾患を示す（表）．腹痛は消化器科だけでなく，循環器科・泌尿器科・産婦人科など多岐にわた

る疾患でみられ，特に激しい腹痛の場合，**急性心筋梗塞・大動脈解離・上腸間膜動脈閉塞症・子宮外妊娠破裂**など緊急性が高い他科疾患があることを忘れてはならない．何よりも重要なことは，腹痛をみた際，これらの疾患を想定できるか否かである．

2 診断手順

激しい上腹部痛をみた場合，まず急性腹症であるか否かを判断する．**急性腹症とは，急激に激しい腹痛を訴え，腹膜刺激症状を呈し，緊急手術が必要か否かの判断を迫られるものである**．したがって，腹痛の程度，腹膜刺激症状の有無，バイタルサインやショックの有無をみることが重要である．ショック状態にある場合は，まず血管確保・輸液・輸血・呼吸管理などの治療を優先し，ショックに対する治療と並行しながら鑑別診断を行う．

2. 上手な身体所見のとり方

腹痛の原因を診断するためには，まずきちんとした身体所見をとることが重要である．

1 病歴聴取：原因疾患を想定する

上腹部は痛みが集中する場所である．**上腹部痛は上腹部臓器に由来することが多いが，下腹部臓器や左右臓器に由来する場合もある**．病歴聴取では，**発症形式**（突然激しい腹痛が出現したのか，徐々に増強して激しい腹痛になったのか，腹痛が持続的か間欠的か），**随伴症状**（発熱・嘔吐・吐下血・黄疸・血尿・背部痛・皮疹など），**既往歴**と**併存疾患**（腹部手術歴・外傷の有無・高血圧・糖尿病・心疾患・妊娠や月経の有無など）を聴取する．きちんとした病歴をとれば大半の症例で原因疾患の推定が可能である．

2 視診：原因疾患をしぼりこむ

貧血（消化管出血・腹腔内出血など），**黄疸**（総胆管結石・急性胆嚢炎・膵胆道癌など），**腹部手術瘢痕の有無**（癒着性イレウス），**腹部膨隆の有無**（腹水・腫瘍・ヘルニアによる腸管脱出など），**皮疹の有無**（Schönlein-Henoch紫斑病・帯状疱疹など）をみる．

3 聴診：消化管は異常事態を語る

腸雑音は間接的所見であるが，疾患の重症度とイレウスの原因を推定できるので重要である．腸雑音は正常・亢進・減弱・消失の4つに分けられるが，30秒以上かけてじっくり聴く必要がある．正常であれば少なくとも疾患の重篤性は低い．亢進は急性腸炎でよく経験される．特に高調な金属音が聴取されれば機械的イレウスや絞扼性イレウスを示唆する．一方，減弱〜消失している場合は麻痺性イレウスを疑う所見であり，腹膜炎・急性膵炎など腸管麻痺をきたす重篤な疾患が隠れていないか注意する必要がある．

4 触診・打診：森をみて木をみる

触診は原因臓器を推定するうえで最も重要な情報を与えてくれる．触診は痛みを訴える部位より離れたところから開始し，徐々に痛みを訴える部位に進んでいくこと，患者の訴えよりも患者のしかめ顔の有無をみながら行うことが重要である．これは圧痛の程度が疾患の重篤性を判断す

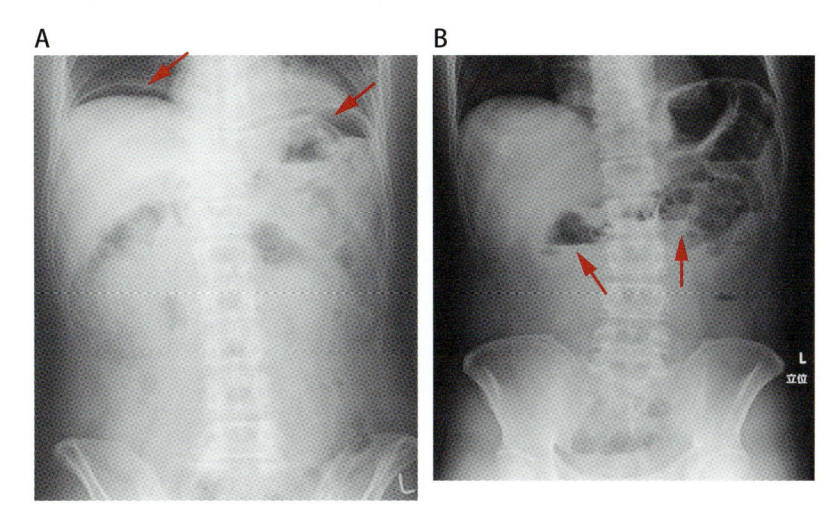

図2 腹部単純X線における代表的所見
A）消化管穿孔における遊離ガス像（→）
B）麻痺性イレウスにおけるニボー（→）

るうえの指標になるためである．**反跳痛**と**筋性防御**は腹膜炎の有無を診断するうえで重要であり，**腹膜刺激症状**と呼ばれる．反跳痛のみの場合は保存的治療で対処可能な限局性腹膜炎のことが多いが，広範囲に筋性防御が伴う場合は緊急外科手術の適応となる可能性が高い．

打診は内容物の推定に重要であり，鼓音の場合は消化管に貯留したガス像，濁音の場合は腹水・腫瘍・腸液が充満した腸管などを意味する．またCVA tendernessは尿路結石の診断に不可欠であるため怠ってはならない．

3. 当直・救急外来で行う検査のポイント

1 血液・尿検査：とにかく必須

尿路結石は頻度の高い疾患であり，尿潜血のチェックは不可欠である．腹痛の重症度を判定するにあたっては，白血球数・CRP値は参考になるが，発症初期には両者とも正常のことがあり，身体所見を重視することが大切である．身体所見で循環器・婦人科疾患が疑われる症例には，CK-MB・トロポニンT・妊娠反応も施行する．

2 単純X線・心電図：まだまだ有用

胸部単純X線・心電図は心筋梗塞の除外や胸水の有無をみるために施行するが，横隔膜下の遊離ガス像（free air）は腹部単純X線より見やすい場合がある．腹部単純X線は立位正面と臥位正面の2方向撮影を原則とするが，立位が不可能な場合は左側臥位ないし座位で撮影する．重要な異常所見は，**遊離ガス像（図2A）・ニボー（図2B）・小腸ガス像や異常石灰化の有無**である．症例で呈示したように少量の遊離ガス像は見落としやすいので細心の注意が必要である．また**小腸ガス像が存在する場合は，腹部に何らかの異常が生じている間接的証拠であり，緊急入院を要さない場合でも十分な経過観察をした方がよい．**

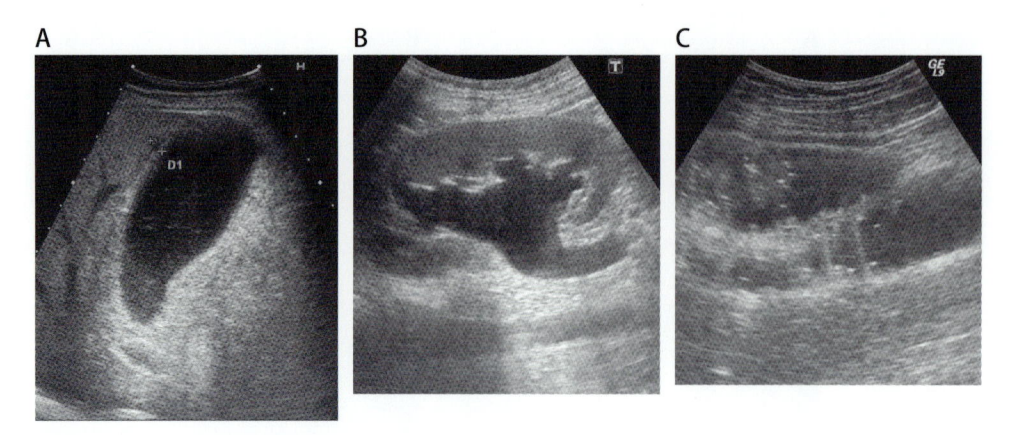

図3　エコーにおける代表的所見
A）急性胆嚢炎における胆嚢腫大と胆嚢壁肥厚
B）尿路結石における水腎症
C）イレウスにおける拡張腸管ガス像

3 エコー：消化器疾患における聴診器

　エコーは胸部疾患における聴診器と同様，有用な役割を持つ検査である．簡単かつ非侵襲的であり，急性腹症においてはCT撮影前に施行する意義は大きい．特に**急性胆嚢炎**（図3A），**尿路結石にみられる水腎症**（図3B），**イレウスにおける拡張腸管と内容物停滞**（図3C）など，代表的異常所見はマスターしておきたい．

4 CT：急性腹症の確定診断・治療方針決定に不可欠

　急性腹症では，確定診断および治療法決定のため緊急CTが有用である．ヨードアレルギー・気管支喘息・腎機能障害などヨード造影剤使用禁忌例以外は，原則として単純だけでなく造影CTを施行することが望ましい．**腹部大動脈瘤破裂**（図4A），**上腸間膜動脈閉塞症に伴う腸管拡張・腸管壁内気腫**（図4B），**急性胆嚢炎や急性膵炎の重症度判定**（図4C），**嚢胞内出血の診断，イレウス閉塞部位と原因診断**など有益な情報が得られる．

Advanced Lecture

■鎮痛薬の投与のしかた

　激しい腹痛を呈する患者さんを前に鎮痛薬を投与すべきか悩むことはないだろうか？上級医からは「鎮痛薬を使用すると痛みが不明瞭になり，かえって診断の遅れを招くことがあるため，安易に使用してはならない」と教えられたこともあるかもしれない．確かに鎮痛薬は対症療法であり，基礎疾患の治療が原則であることに異論はない．しかし激しい腹痛をきたしている患者さんを前に何もしてあげないのは，患者さんや家人の心情を損なうことも理解しなければならない．筆者自身は腹部所見の評価が終わり次第すぐに使用するようにしている．通常はペンタゾシン（ソセゴン®）1 A 15 mg筋注ないしソセゴン® 1 A 15 mg＋ヒドロキシジン塩酸塩（アタラックス®-P）1 A 25 mg筋注を行う（高度の腹痛ではソセゴン® 1 A 15 mg静注）．ブスコパン® 1 A

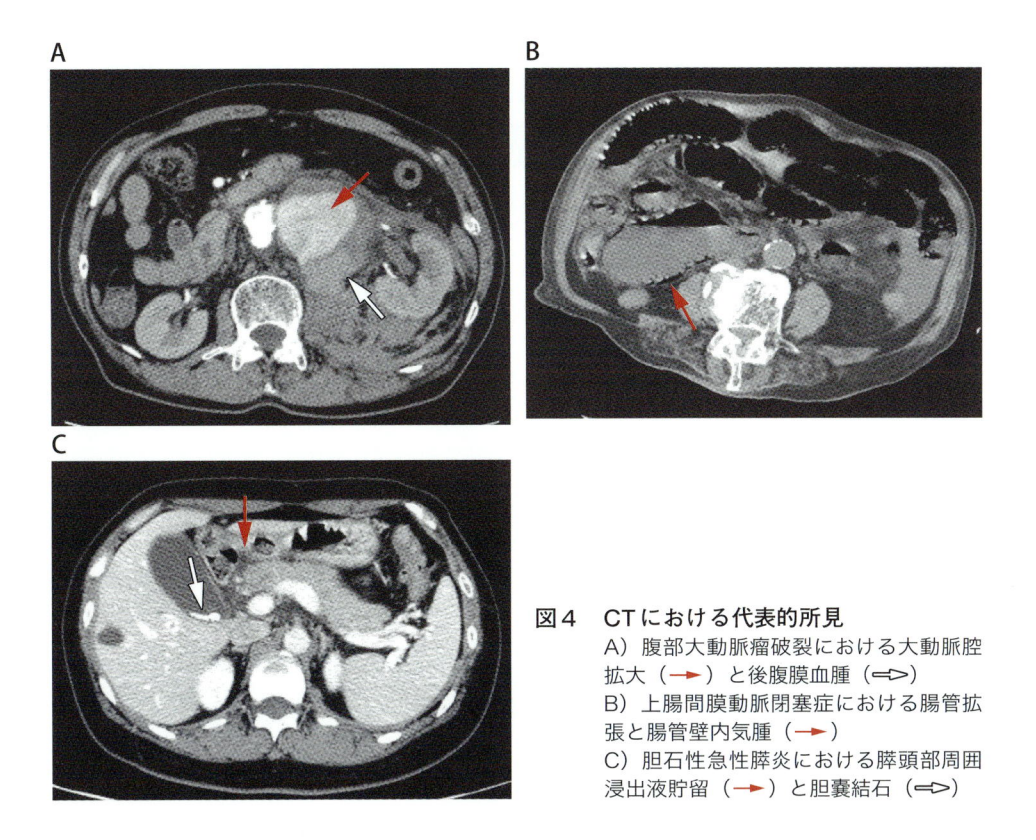

図4 CTにおける代表的所見
A) 腹部大動脈瘤破裂における大動脈腔拡大（→）と後腹膜血腫（⇒）
B) 上腸間膜動脈閉塞症における腸管拡張と腸管壁内気腫（→）
C) 胆石性急性膵炎における膵頭部周囲浸出液貯留（→）と胆嚢結石（⇒）

20 mg筋注ないし静注は急性胃腸炎では有効であるが，心疾患では禁忌であり，イレウスでも使用すべきではない．ブスコパン®は診断がついてから使用した方が無難である．

おわりに

　激しい上腹部痛をきたす疾患の鑑別診断と診断の進め方について解説した．一連の疾患を念頭に置き，きちんとした身体所見をとることが基本である．そのうえでエコー・CTの代表的所見をマスターしておくことが重要である．

プロフィール

長谷部 修（Osamu Hasebe）
長野市民病院 副院長・消化器内科部長
専門：消化管および膵胆道疾患の内視鏡検査・内視鏡治療
自分で経験した症例は真の実力になります．典型例には病態を解明するヒントがあり，典型例を逸脱した症例には新しい疾患を発見するカギがあります．1例1例大切に診る習慣を身につけてください．

第3章 当直時に役立つ！ まず何を考え，何を行うか？ 消化器症状の鑑別診断

2. 吐血・下血で来院した救急患者に対する鑑別診断の進め方のコツは？

木村　茂，永田信二

Point

- 全身状態を把握して緊急性の判断を
- 病歴聴取，採血，画像診断により出血部位・疾患の予測を
- ストラテジーに従い，内視鏡検査による診断を
- 必ず悪性疾患の除外を

Keyword

- 緊急性　・画像診断　・消化管内視鏡検査　・悪性疾患の除外

はじめに

　吐血・下血を主訴に来院する患者は，日常診療あるいは救急診療においてよく遭遇する．ひとえに吐血・下血といっても，原因疾患や重症度は多種多様にわたる（表1）．多くの疾患は内視鏡にて最終診断をつけることになるが，このような患者に対し，どのように診療をし，どのように診断していくかについて述べることとする．

1. まず何をすべきか

　消化管出血を主訴に来た患者に対し必要なことは，病歴聴取・バイタルサイン・身体所見・意識レベル・採血・ルート確保・輸血準備などである．
　まずは first impression により**緊急性を判断**し，**必要なことを取捨選択**して，順次あるいは同時に行う必要がある．見た目の全身状態を確認して，ついで実際の所見により**全身状態を再評価**し，**出血状況の詳細を把握**することになる．

表1　消化管出血の原因疾患

食道	食道静脈瘤，食道炎，Mallory-Weiss症候群，食道癌，食道腫瘍性疾患，食道潰瘍など
胃	胃潰瘍，急性胃粘膜病変（AGML），胃癌，胃腫瘍性疾患（GISTなど），悪性リンパ腫，胃静脈瘤，胃前庭部毛細血管拡張症（GAVE），吻合部潰瘍，出血性胃炎など
十二指腸	十二指腸潰瘍，十二指腸炎，十二指腸静脈瘤，十二指腸憩室出血，十二指腸癌，悪性リンパ腫，十二指腸腫瘍性疾患など
小腸	小腸癌，悪性リンパ腫，小腸結核，Crohn病，小腸腫瘍性疾患（GISTなど），腸間膜動脈血栓症，動静脈奇形，海綿状血管腫，毛細血管拡張症，小腸潰瘍，Schönlein-Henoch紫斑病，Meckel憩室出血など
結腸	大腸憩室出血，潰瘍性大腸炎，Crohn病，虚血性腸炎，結腸癌，悪性リンパ腫，大腸腫瘍性疾患（GISTなど），感染性腸炎（O-157，カンピロバクターなど），アメーバ赤痢，腸結核，薬剤性腸炎，腸管子宮内膜症，放射線性腸炎など
直腸	直腸癌，潰瘍性大腸炎，急性出血性直腸潰瘍，放射線性直腸炎，アメーバ赤痢，直腸粘膜脱症候群，直腸Dieulafoy潰瘍など
肛門	痔核，裂肛，肛門癌など
隣接臓器	鼻出血，胆道出血，膵がん，胆管がん，胆嚢癌，動脈瘤の消化管内破裂など
血管疾患	動静脈奇形，海綿状血管腫など
その他	出血傾向（白血病，von Willebrand病，再生不良性貧血，骨髄異形成症候群など），アミロイドーシス，術後出血など

表2　消化管出血時の病歴聴取

いつから	1カ月前，1週間前，1時間前
何を	黒いか赤いか，血の塊はあったか
どれぐらい	洗面器一杯か，コップ一杯か，片手一杯か
既往は	胃潰瘍，十二指腸潰瘍，肝疾患，悪性疾患 寝たきり，アルコール，脳梗塞，不整脈
症状は	心窩部痛（食後か空腹時か），胸焼け，発熱
内服は	NSAIDs，ステロイド，抗凝固薬，抗血小板薬 ビスホスホネート製剤，H_2-blocker，PPI，鉄材
検査（検診）は	上部・下部消化管内視鏡検査歴
食事は	食べているか？　いないか？　イカ炭は食べてないか？　飲酒は？

2. 病歴聴取

　詳細な病歴の聴取が必要である．具体的には経過，吐下血の量・性状，既往（潰瘍・肝障害など），腹痛の有無，基礎疾患・内服薬，最終食事時刻，食事内容，内視鏡検査歴・検診歴，職歴，（家族歴，飲酒・喫煙）などが必要となる．表2にまとめる．

　病歴聴取については，**いかに必要な情報を聞き出すかが重要である**．量を聞くときには，「コップ一杯？　洗面器一杯？　1回？　2回？」というように引き出すことが大切である．内服薬も可能なかぎりお薬手帳をみて確認し，他にも「痛み止めを飲んでないですか」などのわかりやすい聴取が必要である．特に高齢者の場合は，さまざまな疾患をかかえていることが多く，内服薬も多いため自分自身で把握できていないこともあり，注意が必要である．

　いくらかの疾患は病歴聴取だけで大まかな予想が可能である．嘔気・嘔吐の後の吐血であればMallory-Weiss症候群が疑われ，数時間の腹痛（左下腹部痛）後の下血であれば虚血性腸炎が疑われる．また，長期臥床患者の鮮血下血であれば急性出血性直腸潰瘍が疑われる．また，過去に

同様の既往があれば，その疾患が一番疑われることとなる．

3. 身体所見

まずは**患者の状態を把握することが重要**である．状態の把握というのは，意識状態，冷汗の有無，呼吸状態，栄養状態，顔面蒼白などの所見のことを示し，これにより緊急性の判断が必要になる．また，当然のことながらバイタルサインの把握が重要で，血圧，心拍数，呼吸状態などが安定した状態でない場合は，内視鏡検査・処置が安全に行えない可能性があり，輸液や輸血などによる安定した循環動態の確保が必要となる．ごく稀ではあるが，安定しない場合は気管挿管が必要なこともある．

また，動脈性の出血を起こした場合，基本的に心拍数は高値を示す．心拍数が高く，血圧が低く出血性ショックとなっている場合は，大量の輸液や輸血を必要とする．

4. 採血検査

消化管出血において起こる採血データの変化を以下に示す．

1 血中Hb値の低下

消化管出血時の採血では血中Hb値の低下は必ずみられるわけではない．組織間液の血管内移動により血液が希釈されてはじめて低下する[1]ため，急激な出血の場合は，血中Hb値は低下していないことが多い．このため，急性期の血中Hb値は失血量や重症度を反映しないとされている．また，小球性低色素性貧血（鉄欠乏性貧血）がみられた場合は，失血による鉄欠乏性貧血を示すものであるため，出血の経過が数日以上前よりあったことを示す．

2 WBCの上昇

血液濃縮により白血球が上昇する．通常は15,000/mm^{3}程度までで，それ以上の場合は肺炎など何らかの疾患を併発していることが多い．

3 BUN/Cr値の解離

BUN/Cr値は，一般に10前後とされるが，上部消化管出血の場合は蛋白異化亢進のデータとして現れ，30～40程度まで上昇することが多い．Hb値に比べ，比較的近い時期の出血を表し，止血されると早期に改善する．下部消化管出血の場合，解離は認められない．また，腎不全患者の場合は指標とならない．

4 T-Cho，蛋白の低下

出血時の血漿喪失のために起こる変化で，出血後比較的時間が経った後に現れる．

5. 出血部位の予測

　上部消化管出血とは，Treitz靱帯より口側からの出血とされている．大量の出血により吐血をした場合には上部消化管出血が疑われるが，血液が小腸・大腸に流れた場合は下血となることもある．血液が胃酸にさらされた結果，塩酸ヘマチンとなり，嘔吐した場合はコーヒー残渣様の吐物となる[1]．鮮血が多量に吐血される場合は重度の急性出血と考えられる．血液が腸管内に流れると，腸内細菌により墨のような黒色に変化[1]し，タール便となる．重度の大量出血により腸内滞在時間が短い場合は，タール便にまざり鮮血がみられることもある．

　下部消化管出血では，回腸末端や右側結腸では暗赤色〜黒色，左側結腸〜直腸・肛門では鮮血であることが多い．下血の性状については，血液の量や腸内滞在時間により変化するため，出血部位の予想は難しいことが多い．

6. 内視鏡検査以外の画像診断

1 エコーやCTによる予測や診断

　吐下血の場合，エコーやCTなどの画像診断によりある程度診断可能なことがある．

　腸管壁肥厚や浮腫により，胃・十二指腸潰瘍や胃癌・GIST・大腸癌などの腫瘍性疾患を指摘されることがあり，肝転移やリンパ節腫大がみられれば悪性疾患の予測や診断が可能である．

　また，肝疾患の既往があるときは，血行動態をみることにより，静脈瘤の診断が可能となり，内視鏡時の有効な情報となる．

　また，下部の消化管出血では，憩室の有無や，腸管内の血液や血塊を詳細に読影することにより，出血部位を予測することもできる．

　また，虚血性腸炎はS状結腸・下行結腸の連続する全周性の腸管浮腫により診断可能であり，同様の所見が上行結腸・横行結腸にみられれば腸管出血性大腸菌O-157感染が疑われる．

　ただし，エコーでは，描出や読影にかなり高度な技術・診断能が必要であり，CTにおいても症例を重ね，読影力・診断力がなければ情報は乏しいものとなる．

2 出血部位の同定

　また，動脈性の出血においては，造影CT施行により腸管内への造影剤の漏出が確認できる場合もあり，出血部位の予測や診断に有用である．

　他にも，大腸憩室出血などで出血部位が同定できない場合は，血管造影により，造影剤の漏出を確認して診断し，さらには塞栓術による止血に移行することもある．ただし，ある程度の出血がないと診断できないことや，間欠的出血の症例では造影時に出血がない場合は診断できないため，CTや内視鏡検査により活動性出血を確認した場合に，すみやかに血管造影に移行するのが望ましい．

　出血シンチグラフィではおおまかな出血はわかるが，どの部位からの出血かの判断が難しく，高価なうえに緊急の検査ができないため，ほとんど施行することはなくなっている．

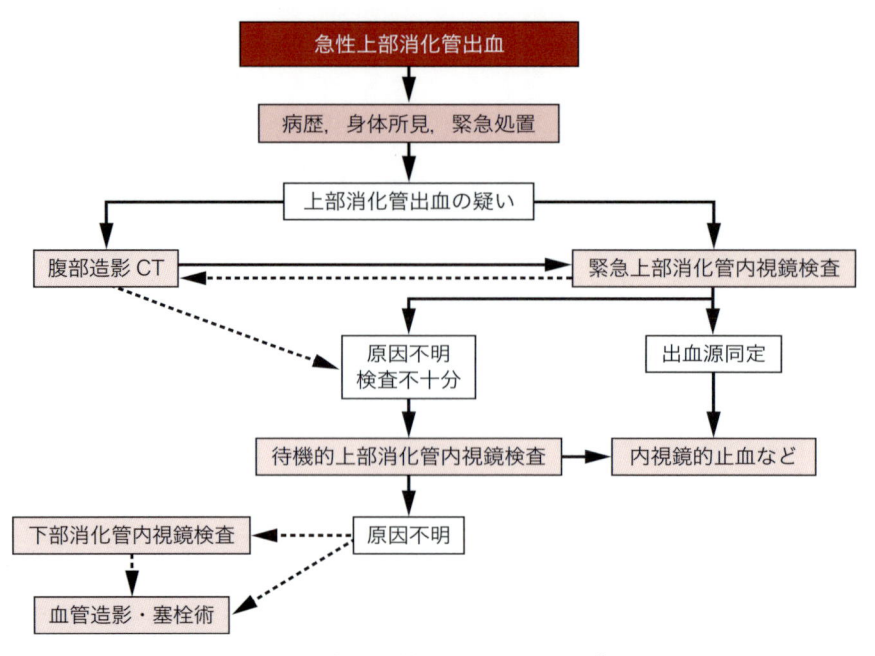

図1　上部消化管出血のストラテジー

7. 最終的には内視鏡検査が必要

　これまで述べてきたことは，内視鏡検査をする前に行う鑑別である．一部の炎症性疾患を除き，**多くの疾患は診断に内視鏡検査が必要**であり，また，内視鏡的止血術を必要とする疾患もある．内視鏡を実施するにあたり必要な情報をしっかり整理して，上部か下部か，緊急検査か待機的検査か，自院で実施するか専門医に紹介するかなどを判断することが重要である．経過をみている段階で，吐血・下血がおさまったとしても，少なくとも悪性疾患の除外は必要であり，また，良性疾患による消化管出血においても，出血・止血を間欠的にくり返すことが多く，内視鏡検査は不可欠である．

　上部消化管出血が疑われる場合は，多くの場合，上部消化管内視鏡検査により診断が可能である．診断がつかない場合は造影CTや血管造影，あるいは下部消化管内視鏡検査に進むことになる．上部消化管出血のストラテジーを図1に示す．

　下部消化管出血の場合は，緊急内視鏡時には，血液や便塊により十分な視野確保ができず，挿入が困難なうえに観察不良となることが多い．下部消化管出血の主たる疾患である**大腸憩室出血**においては，出血している責任憩室を見つけだすことが難しく，診断に難渋する．責任憩室が見つかれば止血処置が可能となるが，多発する憩室のなかで責任憩室を見つけることは時に困難となる．ただし，自然止血することも多いため，全身状態が落ち着いていれば，緊急の検査をくり返すことはせず，前処置施行下で検査とし，出血がみられず出血源が不明な場合は経過観察とすることが多い．下部消化管出血のストラテジーを図2に示す．

　上部消化管内視鏡検査・大腸内視鏡検査・CTなどでも出血原因が判明しない場合はカプセル内視鏡検査や小腸内視鏡検査を考慮することとしている．当院では施行していないため，他院に依頼している．

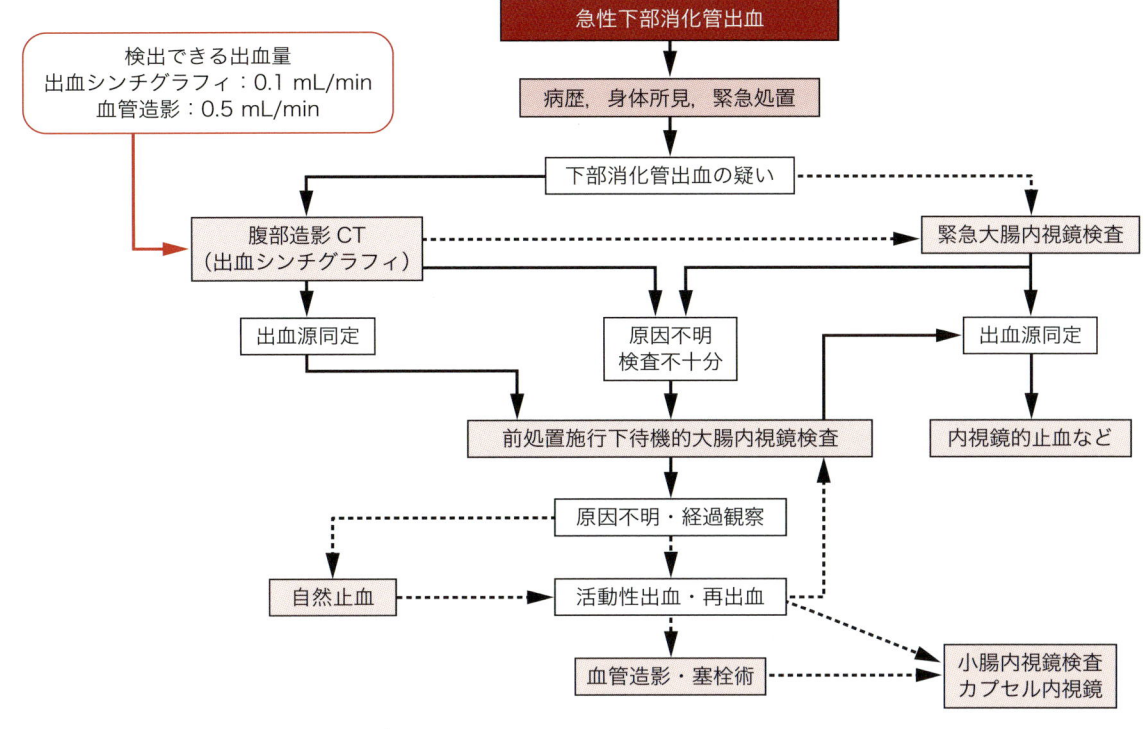

図2 下部消化管出血のストラテジー
文献2を参考に作成

検出できる出血量
出血シンチグラフィ：0.1 mL/min
血管造影：0.5 mL/min

8. ここを忘れずに…

　くり返しになるが，**どのような消化管出血においても必ず悪性疾患は鑑別が必要となる**．当院のデータでは上部消化管出血の場合，約8％に悪性腫瘍がみられる．一般に，出血しているときは，新たな出血を誘発することがあるため，生検は禁忌となるが，**出血性胃潰瘍**の場合は，一見良性潰瘍にみえても後に生検をすると癌と診断されることがあり，潰瘍が瘢痕化するおおむね8週後の再検査・生検は必須である．**十二指腸潰瘍**では，癌の頻度がきわめて低く，鑑別の対象にならないため，通常生検は行わない．また，**下部消化管出血**の場合も悪性疾患の除外は必要であり，虚血性腸炎のように必ずしも診断に内視鏡検査を必要としないものにおいても，炎症が落ち着いたころ（おおむね1カ月後）を見計らって大腸内視鏡検査を施行するようにしている．

おわりに

　吐血・下血についての一般的診療について述べた．何をして何ができるかということは，専門，経験年数，施設などによって大きく違う．最終的な診断は内視鏡検査が必要なことが多く，また，止血術を必要とする疾患である可能性が高い場合は，そう判断された時点ですみやかに専門医（あるいは専門施設）へ紹介すべきである[3]．自分や施設の"守備範囲"をよく認識した対応が安全でトラブルの少ない診療につながると思われる．

文献・参考文献

1) 小林一三,房本英之:消化管出血の病態.「消化器内視鏡止血術」(浅木茂/編),pp6-9,メジカルビュー社,2004
2) 押谷伸英,ほか:大腸出血の現況と対応.臨牀消化器内科,24:1137-1143,2009
3) 木村茂,永田信二:夜間・休日における緊急内視鏡診療体制の工夫.「緊急内視鏡マニュアル」(赤松泰次,長谷部 修/編),pp23-27,南江堂,2012

プロフィール

木村 茂(Shigeru Kimura)
広島市立安佐市民病院 消化器内科
広島市北部の基幹病院の消化器内科として,日々診療に励んでます.近辺に有床病院が少なく,野戦病院のような病院で救急患者もたくさん来ますが,忙しく充実した毎日です.

永田信二(Shinji Nagata)
広島市立安佐市民病院 内視鏡内科
第1章-2参照

第3章　当直時に役立つ！　まず何を考え，何を行うか？　消化器症状の鑑別診断

3. 女性が下腹部痛で来院した場合，婦人科疾患と消化器疾患を鑑別し見分けるポイントは？

菊山正隆，小阪謙三

Point

- 妊娠可能年齢では妊娠を常に鑑別診断に含む
- 月経周期を確認する
- 婦人科疾患・消化器疾患特有の症状・所見を見逃さない
- 画像は診断に大きく貢献する

Keyword

- 子宮外妊娠　・卵巣嚢腫茎捻転　・卵巣出血　・腹膜炎

はじめに

　女性の下腹部痛は婦人科疾患と消化器疾患の鑑別が大切だが，そのためには下腹部痛を症状とする婦人科疾患の知識が必要となる．鑑別を要する主だった婦人科疾患としては，子宮外妊娠，卵巣嚢腫茎捻転，卵巣出血，骨盤内炎症性疾患，があげられるが，これらについて解説する．

1. 外来で経験する主だった婦人科症例

1 子宮外妊娠

　妊娠可能と考えられる女性が下腹部痛を主訴に来院された場合には，必ず鑑別に掲げなければならない．全妊娠における1〜2％を占め，そのほとんどが**卵管妊娠**である（図1）．破綻による骨盤腔内大量出血によりショックに陥ることもある（図2）．

　画像にて**骨盤腔内の液体貯留**を認める．貯留液体が血液であることの診断は，穿刺による確認か，CTにて高吸収値を呈する，あるいはMRI T2強調画像にて水よりも弱いintensityを呈することを確認することによりなされる．

　患者が妊娠に気づいていないことが少なからずあり，**妊娠反応陽性および子宮内の胎嚢の欠損**は診断に貢献する．

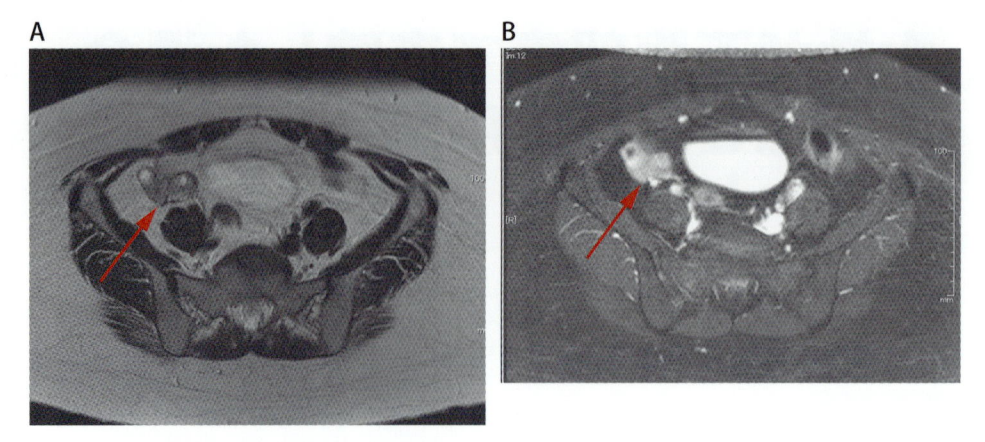

図1 子宮外妊娠・MRI（A：T2強調画像，B：造影T1強調画像）
右卵管膨大部妊娠を描出している（→）．卵管内に胎嚢を認める．造影T1強調画像における高信号は豊富な血流を表す

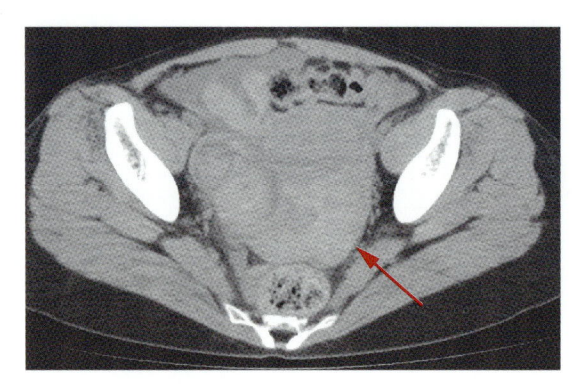

図2 子宮外妊娠破裂・単純CT
骨盤腔内の血腫が高吸収域として認められる（→）

2 卵巣囊腫茎捻転

卵巣は径5〜6 cm以上に増大すると，体動などにより捻転をきたしやすくなる．強い捻転が急激に発症すると，虚血に伴う激しい疼痛をきたす．

腹部超音波検査にて卵巣囊腫の存在を確認することは難しくない．腹部造影CTにおける浮腫像，うっ血像，造影効果減弱は茎捻転の診断に寄与する（図3）．MRIは卵巣囊腫の診断に有用である（図4）．

3 卵巣出血

比較的若年女性の月経中期から後半期に発症する．突然の腹痛に始まり，鈍痛が持続する．性交渉や外傷が誘引になることもある．

画像にてDouglas窩に**液体貯留**を認める．CTでこの液体貯留は出血を疑う高吸収値の液体として描出される．

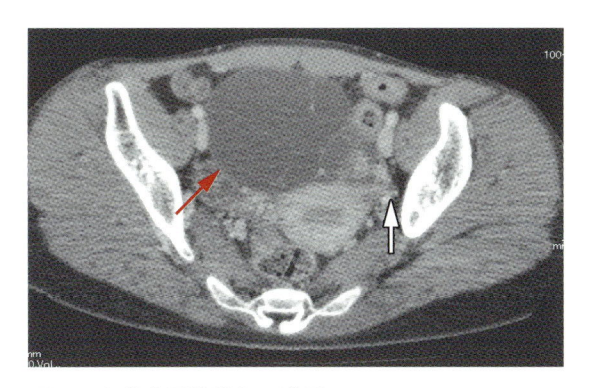

図3　卵巣嚢腫茎捻転・造影CT
骨盤腔内に壁の造影効果に乏しい多房性嚢胞を認める（→）．捻転茎を認める（⇨）

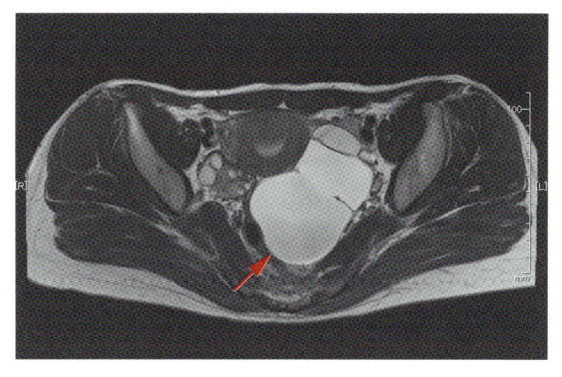

図4　卵巣嚢腫茎捻転前MRI
MRI画像を参考にすると，図3にて描出される茎捻転は，左卵巣嚢腫（→）が子宮右前方に180°移動したことにより発症したことがわかる

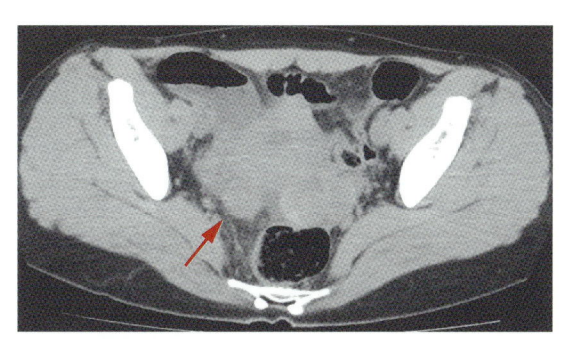

図5　PID・単純CT
骨盤腔内の脂肪織濃度は上昇し，少量の腹水を伴う（→）

4 骨盤内炎症性疾患（pelvic inflammatory disease：PID）

　婦人科特有の逆行性感染による骨盤内臓器の感染症であり，**付属器炎**，**骨盤腹膜炎**，**骨盤内Douglas窩膿瘍**が含まれる．典型的な症状は発熱を伴った持続する下腹部痛だが，症状の個人差が大きい．血液検査上での炎症所見に乏しいことも経験される．

　卵管壁の肥厚，**卵管内液体貯留**，**骨盤内膿瘍形成**，**骨盤内脂肪織濃度上昇**などの画像所見を呈する（図5）．しかし，これらの所見を欠き，骨盤内脂肪織濃度の上昇だけの症例では消化器疾患などの他疾患との鑑別が難しい．このような症例において，虫垂炎や憩室周囲炎などの消化器疾患を除外された場合に本疾患を疑う．

2. 婦人科疾患と消化器疾患の鑑別のポイント

1 主訴・現病歴・既往歴

　診断の基本である．腹痛の性状にて病態を大きくとらえる．下痢・下血や月経など，消化器科・

婦人科疾患に関連した病歴に着目する．既往歴も大切な情報を提供する．
　①**腹痛**
　　a．持続性鈍痛：PID，憩室周囲炎，虫垂炎などの感染症を疑う．
　　b．急性発症激痛：卵巣囊腫茎捻転，子宮外妊娠，卵巣出血，消化管穿孔，虚血性腸炎，イレウスなどを疑う．
　②**下痢・下血**：消化器疾患特有であり，即座に消化器疾患を疑う．
　③**月経**：排卵期であれば卵巣出血を，無月経であれば子宮外妊娠の診断に参考になる．
　④卵巣囊腫を指摘された既往や開腹歴の既往は，それぞれ卵巣囊腫茎捻転，イレウスを疑う根拠になる．

2 身体所見

これにて鑑別診断が開始される．特に**筋性防御**は治療への移行に緊急を要する疾患を想定させる．
　①**筋性防御**：腹膜炎を疑う重要な所見である．子宮外妊娠では血液による化学的腹膜炎を発症し，筋性防御を伴う．消化管穿孔もこの所見を認める．
　②**腹部腫瘤**：卵巣腫大は腹部腫瘤として触知され，卵巣囊腫茎捻転の診断に寄与する．
　③**圧痛点**：McBurneyの圧痛点を確認すれば虫垂炎を疑う．
　④**打診・聴診**：腹部膨満に加え，打診上の鼓音や腸管蠕動音の亢進を認めればイレウスを考える．

3 臨床検査所見

臨床検査所見は，**1**および**2**にてとらえられた病態の鑑別診断を進展させる．
　①**血液検査**：炎症所見を認めればPID，憩室周囲炎，虫垂炎などの感染症を疑う．
　②**尿検査**：妊娠反応を調べ，陽性であれば子宮外妊娠を疑う根拠になる．

4 画像検査所見

病歴聴取，身体所見や検査所見にて鑑別し想定された疾患の診断に，最も有力な情報を提供する．
　①**腹水**：CTで高吸収値，あるいはMRI T2強調画像で水より低いintensityは血性腹水を表す．血性腹水を確認したら，子宮外妊娠，卵巣出血を疑う．ただし，月経血逆流や排卵の影響で少量の生理的腹水を認めることがある．
　②**腫瘤**：腹部超音波やMRIにて腫瘤の内部性状を確認できる．囊胞であれば卵巣囊腫を考える．
　③**卵管拡張**：PID
　④**膿瘍**：PID，憩室周囲炎，虫垂炎
　⑤**骨盤内脂肪織濃度の上昇**：PID，憩室周囲炎，虫垂炎
　⑥**free air**：消化管穿孔
　⑦**腸管壁肥厚**：憩室周囲炎，虚血性腸炎
　⑧**虫垂腫大**：虫垂炎
　⑨**腸管拡張**：イレウス

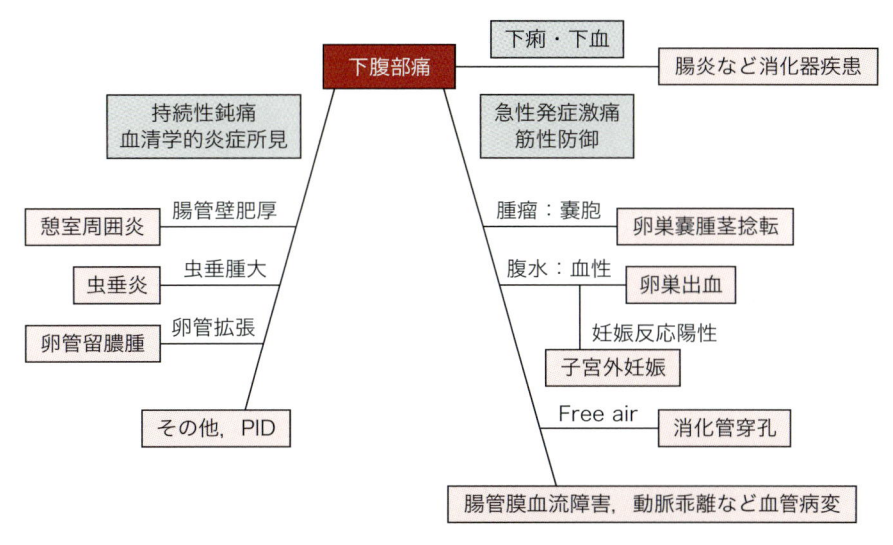

```
                                    ┌─── 下痢・下血 ─── 腸炎など消化器疾患
                              下腹部痛
                          ┌────┤
         持続性鈍痛        │    └─ 急性発症激痛
         血清学的炎症所見   │       筋性防御
                          │
              憩室周囲炎 ─ 腸管壁肥厚       腫瘤：嚢胞 ─ 卵巣嚢腫茎捻転
              虫垂炎 ─── 虫垂腫大          腹水：血性 ─ 卵巣出血
              卵管留膿腫 ─ 卵管拡張                   妊娠反応陽性
                                                    子宮外妊娠
                     その他，PID               Free air ─ 消化管穿孔

                              腸管膜血流障害，動脈乖離など血管病変
```

図6　診断アルゴリズム

3. 診断へのアルゴリズム

　前項の鑑別のポイントの把握は診断に重要である．現場ではこれらの情報を扱い診断を成り立たせていく（図6）．

　まず，**病歴聴取にて下痢・下血を確認**し，これらの症状のある患者は腸炎などの消化器疾患として扱う．

　次に，**下腹部痛の性状にて，感染性なのか，あるいは血流障害や腹膜炎によるものか，を鑑別**する．身体所見，血液・尿検査はこの鑑別の手助けになる．

　最終診断は**画像検査**に委ねられる．感染性疾患を疑えば感染巣の同定を主眼に画像検査を行う．一方で，血流障害や腹膜炎の発症を疑えば，その原因検索を目的に画像検査がなされる．腹水，腫瘤，free air，脂肪織濃度上昇などがポイントになる．

Advanced Lecture

■ 婦人科疾患におけるMRIの利点

　救急外来では横断画像診断にCTが汎用される．しかし，婦人科疾患において，MRIは被曝がないうえに，CTに比較し空間分解能に優れ出血の描出に鋭敏であり，病変の質的診断に大きく貢献する．

おわりに

　婦人科疾患，消化器疾患の鑑別は必ずしも容易ではない．時にこれらの鑑別診断は緊急を要する．それぞれの疾患の知識に加えて，上記の診断ポイントを押さえ，診断アルゴリズムを参考に

診断を進めていただきたい．

プロフィール

菊山正隆（Masataka Kikuyama）
静岡県立総合病院消化器科

小阪謙三（Kenzo Kosaka）
静岡県立総合病院産婦人科

第3章 当直時に役立つ！ まず何を考え，何を行うか？ 消化器症状の鑑別診断

4. 黄疸と腹痛を訴えて来院した患者．まず行うべき診断・治療のポイントは？

藤本佳史，瀧川英彦

Point

- 腹痛の生じたきっかけに着目して病歴を聴取する
- 症状の経過，痛みの部位と程度を判定する
- 腹部超音波検査で閉塞性黄疸の診断を行う
- 重症度に則した適切な治療方針を選択する

Keyword

- 閉塞性黄疸
- 総胆管結石
- 急性閉塞性化膿性胆管炎

はじめに

　黄疸，腹痛を有する患者に対しては，早期診断と適切な初期対応が肝要となる．誤った診断によって対応が遅れた場合，敗血症などの重篤な転帰をたどるケースも認められる．また，緊急性の判断（消化器内科医師にいつコンサルトすべきかなど）についても重要であり，一定の基準をもって診療に臨みたいところである．

> **症例**
> 　78歳，男性．昼食後に腹痛が出現し，救急外来に受診した．来院時意識レベルは呼名に開眼するもやや傾眠傾向であり眼球結膜には黄染を認めた．血圧 92/64 mmHg　HR 102回/分　SpO_2 96 ％　体温 38.5 ℃．腹部は平坦であったが，右季肋部に軽度の圧痛を認めた．
> 　血液検査：WBC 14,000/μL，CRP 12 mg/dL，T-Bil 5.2 mg/dL，D-Bil 4.5 mg/dL，AST 67 U/L，ALT 58 U/L，γGTP 432 U/L，ALP 1,321 U/L．

　鑑別診断は何が考えられるであろうか？

1. 黄疸の診療

軽度の黄疸の有無を診断するためには眼球結膜の診察が重要である．眼球結膜にレモンイエロー色の黄染が認められれば，T-bilで2～3 mg/dL以上の黄疸が疑われる．皮膚の黄染については黄疸がかなり進行しないと見分けにくく，掻痒感の自覚を訴える場合が多い．褐色尿で自覚される症例も多い．

2. 腹痛の診療

黄疸を伴う腹痛では，**肝胆道系疾患**を考慮して診療を行う．**関連痛**についても診断の助けとなることがある．例えば，胆嚢炎の痛みは右肩から右肩甲骨に放散することがあるので，診察の際に考慮する必要がある．

3. 本症例の鑑別診断について

❶ 総胆管結石，胆嚢結石に伴う胆道炎

1）症状と経過
発症は急性か，慢性か？：緊急性の判断をする必要がある．
食事に関連しないか？　：胆石痛は食後の急性発症が多い．

2）病歴聴取
胆石の既往はないか？
灰白色便の有無を聴取する（慢性的な閉塞性黄疸の診断には有用である）．

3）バイタルサインの確認をする
高熱，血圧低下や意識レベルの低下があれば，急性閉塞性化膿性胆管炎として，緊急対応を要することがある．38℃以上の発熱が認められれば，敗血症を疑い，抗生物質の投与前に血液培養を採取することを忘れてはいけない（当院では静脈血から2セットの採取を基本としている．上肢の採血部を消毒し清潔操作下に採血を行うが，表在菌の混入による偽陽性を除外するために2回の採取を行っている）．

4）血液検査
閉塞性黄疸では，AST，ALTよりも胆道系酵素が優位に上昇する傾向がある．胆管内圧の上昇により悪性腫瘍でなくてもCA19-9が高値となる場合があるので注意が必要である．

5）画像検査
①腹部超音波検査（Ultrasonography：US）
黄疸の原因が閉塞性かどうかを確認するためにはUSが簡便で有用な検査法である．**腹部疾患の初期診断を行うためには，まず，低侵襲なUSを行うべきである**．そのためには，日頃の診療からUSの手技に慣れておくことが必要である．腹痛を認める患者は，検査に必要な体位がとれない場合も認められるため，簡潔に行って，必要な情報を得ることが重要である．胆嚢炎の有無を確認するとともに，肝内胆管から総胆管に沿って拡張や狭窄の有無を確認することで，黄疸の原因を特定することができる場合が多い．膵頭部まで胆管が追えない場合は主膵管に沿って膵頭

部の総胆管を探る必要がある．

②腹部CT検査

閉塞性黄疸の初期診断にUSが重要であることは言うまでもないが，腸管の影響を受ける場合や，腹部膨満感の強い患者では，胆管が十分に描出できない場合が認められる．そのような場合にはCTが必要となる．近年の画像診断機器の普及によって，救急外来においてもCT検査を行うことが比較的一般化されてきた．また，CT機器の進歩によって，空間分解能の高い画像が描出できるようになった．しかしながら，胆嚢・胆管結石の中にはX線陰性の結石が認められることがあり注意が必要である．

2 腫瘍性病変による黄疸と腹痛

黄疸を伴う腫瘍にはどのようなものがあるだろうか？膵臓癌，胆道癌，十二指腸乳頭部癌，大腸癌などの他臓器癌の肝転移やリンパ節転移，胃癌の胆管浸潤など，胆道に関連する疾患が主に考えられる．

1）症状と経過

ゆっくりと閉塞が進行するため，腹痛は比較的軽度であることが多く，発症も緩徐であることが多い．下部胆管の閉塞により，胆嚢は腫大し緊満をきたすものの圧痛を呈さない（Courvoisier徴候）ケースも認められる．

2）病歴聴取

体重減少はないか？
白色便や既往疾患の有無についても確認をすることが重要である．

3）血液検査

胆道系酵素の上昇の有無，腫瘍マーカー上昇などを確認する．
炎症所見は胆石性のものと比べ軽微であるケースが多いため，炎症所見に乏しく，黄疸のみであれば，緊急ドレナージを行わずに，待期的なドレナージとしてもよい場合もある．

4）画像検査

初期検査としては，胆石と同様に，US，腹部造影CT検査が有用であるが，これらの検査での描出が困難なケースも存在しており，MRI，超音波内視鏡検査など追加の検査を考慮する必要がある．

3 肝疾患と腹痛（急性肝炎）

1）症状

急性肝炎の一般的な臨床症状としては，黄疸，食欲不振，悪心・嘔吐，全身倦怠感，発熱などである．腹痛は，肝臓の腫大に伴い生じる場合がある．

2）病歴聴取

肝臓疾患の既往（慢性肝炎の急性増悪），家族歴，カキや生肉の生食（A型肝炎），東南アジア・アフリカへの渡航（A型・B型肝炎），性交渉（B型・C型肝炎），Tatoo，注射器の使い回し（C型肝炎），イノシシ肉摂取（E型肝炎），アルコールの摂取量（アルコール性肝炎），薬剤，サプリメント，漢方薬（薬剤性肝炎）などを確認する．

3）血液検査

肝炎をきたしうるウイルスの確認（A型，B型，C型，D型，E型，EBV，CMVなど）を行うとともに自己免疫学的機序に伴うものもチェックしておきたい．

表1　急性肝炎の原因特定のための病歴聴取，検査項目

	聴取事項	血液検査
A型	海外渡航歴，生牡蠣摂取	IgM-HA抗体（＋）
B型	家族歴，性交渉	HBs抗原（＋），HBV-DNA（＋） IgM-HBc抗体（＋）
C型	注射，Tatoo	HCV-RNA（＋），HCV抗体（＋）
D型	B型肝炎ウイルスが必須	HDV抗体（＋），HBs抗原（＋）
E型	イノシシ肉など	HEV抗体（＋）
EBV	経口唾液感染	VCA-IgM・IgG抗体（＋），EBNA（－）
CMV	免疫低下の有無	IgM-CMV（＋）
自己免疫性		IgG高値，ANA（＋）
薬剤性	漢方，サプリ，薬剤	DLST（±）

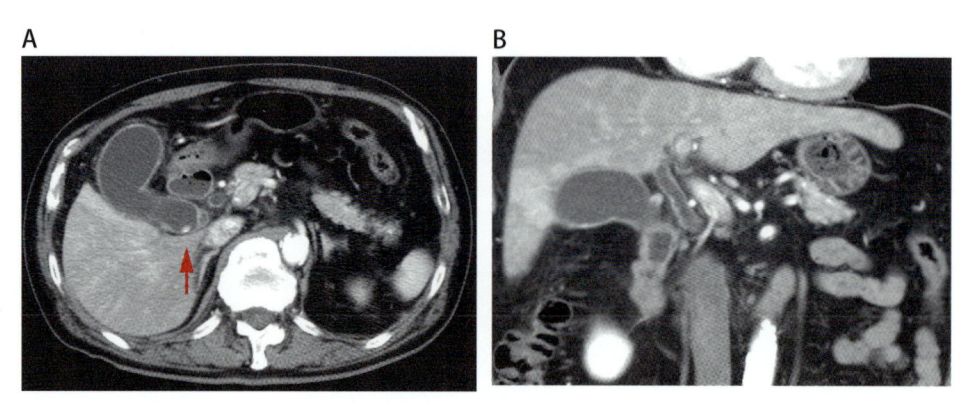

図1　A）腹部CT（横断像），B）腹部CT（冠状断）
→：胆嚢結石

原因特定のために病歴聴取と血液検査のポイントを表1に示す．

また重症度の判定のため，肝予備能を鋭敏に反映する，プロトロンビン時間，アンモニア値，T-Bil，Alb値などの測定は必須である．

4）画像検査

USにて閉塞性黄疸を否定するとともに，肝腫大の有無，脾腫の有無を確認する．肝硬変，肝細胞癌に伴うものでは，腹水貯留に伴う腹部膨満感，肝細胞癌破裂などにより，腹痛を自覚する症例もある．

4. 本症例ではこう考える

食後に急性の心窩部痛をきたしており，黄疸と高熱，ショック状態を伴っていることから，**急性閉塞性化膿性胆管炎**を疑う．画像的検索を行ったところ，USにて，胆嚢内結石，および胆管拡張所見を認めたが，総胆管内の結石は指摘できなかった．胆嚢は腫大していたが胆嚢壁の肥厚や緊満感は認められなかった．造影CT検査では，USと同様に胆嚢結石は認めるものの総胆管結石は指摘できなかった（図1 A）．しかし，胆管壁に肥厚が認められ，周囲の肝実質も造影早期相で

表2　急性胆管炎重症度判定基準

急性胆管炎重症度判定基準
重症急性胆管炎（Grade Ⅲ）
急性胆管炎のうち，以下のいずれかを伴う場合は「重症」である． ・循環障害（ドーパミン≧5μg/kg/min，もしくはノルアドレナリンの使用） ・中枢神経障害（意識障害） ・呼吸機能障害（PaO_2/FiO_2比＜300） ・腎機能障害（乏尿，もしくはCr＞2.0 mg/dL） ・肝機能障害（PT-INR＞1.5） ・血液凝固異常（血小板＜10万$/mm^3$）
中等症急性胆管炎（Grade Ⅱ）
初診時に，以下の5項目のうち2つ該当するものがある場合には「中等症」とする． ・WBC＞12,000，or＜$4,000/mm^3$ ・発熱（体温≧39℃） ・年齢（75歳以上） ・黄疸（総ビリルビン≧5 mg/dL） ・アルブミン（＜健常値上限×0.73 g/dL） 上記の項目に該当しないが，初期治療に反応しなかった急性胆管炎も「中等症」とする．
軽症急性胆管炎（Grade Ⅰ）
急性胆管炎のうち，「中等症」，「重症」の基準を満たさないものを「軽症」とする．

文献1より転載

表3　胆管炎の致死率

報告者	報告年（年）	致死率（％）
O'Connor M[2]	1982	87
Welch JP[3]	1976	100
本邦集計[4]	1980	83

濃染が目立ち，胆管炎を示唆する所であった（図1B）．

1 初期対応

　ショック状態を呈しており，大量の細胞外液投与とともに，尿道バルーン留置を行い，厳格な尿量管理を行い，外液補充でも昇圧に乏しければ敗血症性ショックの状態と考え，カテコラミンの使用も考慮する．

2 緊急性の判断

　閉塞起点は指摘できなかったものの，閉塞性胆管炎の状態と判断した．
　胆管炎ガイドライン[1]（表2）に従い，重症の急性胆管炎（Grade Ⅲ）と診断した．緊急ドレナージの適応と判断し消化器内科医師にコンサルトした．閉塞性胆管炎は致死率の高い疾患であり，保存的加療による致死率は83～100％[2〜4]と言われている（表3）．

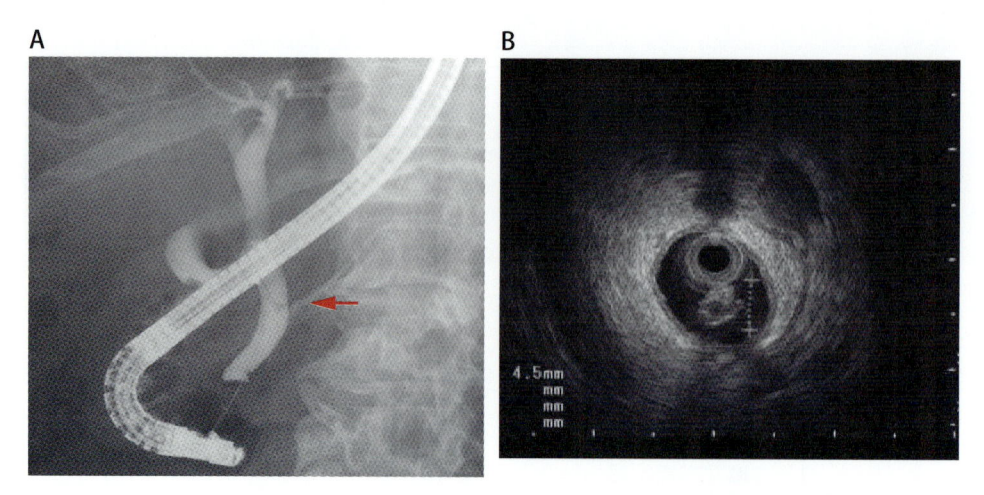

図2 A：ERCPでは総胆管に透亮像を認めた（→）．B：IDUSでは胆管内に結石を描出した

Advanced Lecture

1 CTの落とし穴

　CTで胆管結石を描出できなかった症例においてもその他の検査法によって結石の存在を指摘できる場合が認められる．**結石が石灰化していない場合や，5 mm以下の大きさの結石では，CTでは描出できない場合が多い**からである．X線陰性結石も多く，CTでの総胆管結石の感度は50〜90％程度[5, 6]である．特に，**CTで造影剤を使わない場合には胆管とのコントラストがつきにく**いため，診断に苦慮する場合が認められる．

2 正確な診断のために

　CTで描出不能であった結石については，MRCP，ERCP，IDUS（管腔内超音波検査）などにより，結石がはじめて指摘される例も多く認める．**図2A，図2B**は本症例の画像である．ERCPでは透亮像を認めたため結石の存在が指摘されているが，IDUSではさらに明瞭に結石の描出が可能であった．各種の検査法のなかで，それぞれの状況に応じて施行可能な検査（時間外にどの程度まで検査が可能であるかなどといった施設の事情を鑑みて）を判断する必要がある．

おわりに

　急性腹症で救急に搬送される患者中に，黄疸を認める場合は決して多いとはいえない．しかしながら，初診時に黄疸があることに気づくことで，早期に鑑別疾患を絞り込むことが可能となる．腹部の症状のみにとらわれずに，随伴する症状に着目して診断を進めていくことが重要である．

文献・参考文献

1) 「急性胆管炎・胆嚢炎診療ガイドライン2013（第2版）」（急性胆道炎・胆嚢炎診療ガイドライン改訂出版委員会/編），医学図書出版，2013
2) O'Connor, M. J., et al.：Acute bacterial cholangitis：an analysis of clinical manifestation. Arch Surg, 117：437-441, 1982
3) Welch, J. P. & Donaldson, G. A.：The urgency of diagnosis and surgical treatment of acute suppurative cholangitis. Am J Surg, 131：527-532, 1976
4) 代田明郎 ほか：外科的胆道疾患と細菌に関するアンケート集計成績．日消外会誌, 13：446-449, 1980
5) Mitchell, S. E. & Clark, R. A.：A comparison of computed tomography and sonography in choledocholithiasis. AJR Am J Roentgenol, 142：729-733, 1984
6) Jeffrey, R. B., et al.：Computed tomography of choledocholithiasis. AJR Am J Roentgenol, 140：1179-1183, 1983

プロフィール

藤本佳史（Yoshifumi Fujimoto）
JA広島厚生連広島総合病院 消化器内科（膵・胆道内科 主任部長）
胆膵疾患の専門医でありながら消化器内科全般に精通している．当院の地域救命救急センターでは，日夜，救急患者の対応を行っており，そのなかで研修医の指導医として奮闘中．

瀧川英彦（Hidehiko Takigawa）
JA広島厚生連広島総合病院 消化器内科
救急対応も含めて消化器疾患全般の診療を行っている．研修医に慕われる良き兄貴分．

第4章 これだけは知っておきたい！消化器領域の緊急検査・処置・治療手技

1. 消化管出血の患者に緊急内視鏡を直ちに行うべきかの判断のポイントは？

今川宏樹

Point

- 緊急内視鏡を行ううえでバイタルサインの安定は不可欠である
- どんなにあせっていてもインフォームド・コンセントを怠ってはならない
- 緊急内視鏡において病歴の聴取は非常に重要な手掛かりとなる
- 内視鏡処置に習熟したスタッフ，また内視鏡的止血術不成功のことも念頭に置き放射線科医，外科医との連携体制の確認が必要である

Keyword

- 消化器出血
- 緊急内視鏡
- インフォームド・コンセント

はじめに

　緊急内視鏡とは，全身状態が重篤になると予想される上部・下部消化管，胆道・膵臓の急性症状に対して，診断，治療，および予後の判断のために最優先になされる内視鏡検査・治療と定義される．緊急内視鏡の適応となる疾患，病態について表1[1)]に示す．

　特に，消化管出血は日常診療や救命救急現場でしばしば遭遇する病態である．出血源は潰瘍性病変，腫瘍性病変，血管性病変などなどきわめて多岐にわたっている（表2）．内視鏡医にとって迅速かつ的確な診断および止血処置が要求される症状であり，いつでも対処可能な状態にしておくことは重要である．内視鏡的止血には薬剤の局注やクリップ法，アルゴンプラズマ凝固法，内視鏡的粘膜下層剥離術施行時に使用する止血鉗子，静脈瘤治療には内視鏡的硬化療法（EIS）と内視鏡的静脈瘤結紮療法（EVL）などがある．これらを組み合わせて止血術を施行するが，その大前提としてまず緊急内視鏡の適応につき判断をする必要がある．

　本稿では緊急内視鏡，特に消化管出血に対する初期対応を中心に解説する．

表1　緊急内視鏡検査と内視鏡的治療の適応となる病態・疾患

病態・疾患	緊急内視鏡検査	内視鏡的治療
吐血・タール便など	上部消化管内視鏡	内視鏡的止血法
下血	大腸内視鏡	内視鏡的止血法
異物の誤飲	上部消化管内視鏡	異物除去術
胃アニサキス症	上部消化管内視鏡	虫体摘除
急性化膿性胆管炎	ERCP	胆道ドレナージ術
胆管結石嵌頓膵炎	ERCP	結石嵌頓解除 胆道ドレナージ術
胃十二指腸潰瘍穿孔	上部消化管内視鏡	腹腔鏡下手術
S状結腸軸捻転	大腸内視鏡	内視鏡的捻転解除術
急性発症の腹痛	上部消化管内視鏡	原因により判断

文献1より引用

表2　消化管出血の原因疾患

食道	食道炎，食道潰瘍，食道静脈瘤，食道腫瘍，Mallory-Weiss症候群，特発性食道破裂など
胃・十二指腸	胃・十二指腸潰瘍，急性胃粘膜病変（AGML），腫瘍性病変，静脈瘤，門脈圧亢進性胃症（PHG），胃幽門前庭部毛細血管拡張症（GAVE）など
大腸	憩室出血，腫瘍性病変，腸炎（虚血性，感染性，薬剤性など），炎症性腸疾患（潰瘍性大腸炎，Crohn病など），急性出血性直腸潰瘍など

1. 適応と禁忌，インフォームド・コンセント

症例1

40歳代男性．飲酒多量で気分不良があり，吐血を約500 mLを認め救急搬送された．
既往歴：特になし
身体所見：意識清明，眼瞼結膜貧血様，顔面は蒼白であり全身に発汗著明，BP 120/77，HR 160，SpO$_2$ 100 %．
検査所見：WBC 12,300/μL，Hb 8.8 g/dL，Ht 24.2，Plt 16.3万/μL，T-bil 1.22 mg/dL，AST 47 U/L，ALT 45 U/L，LDH 134 U/L，BUN 32.8 mg/dL，Cre 0.78 mg/dL，CRP 0.39 mg/dL

まず主訴が吐血であり消化管出血が疑われる．すぐに内視鏡検査を施行したくなるところかもしれないが，果たしてこの段階で施行してよいであろうか．

1 内視鏡検査前の初期対応

内視鏡検査前に最も重要であることは**バイタルサインの確認**である．ショック状態やイレウス，消化管穿孔などにより全身状態が著しく不良な場合は術中死の危険性もあるため初期治療としてショックの治療が最優先と判断すべきである．この患者の血圧は保たれているが著明な頻脈を認め顔色不良，発汗などからショック状態と判断でき，循環動態を安定させるのが第一と考えられ

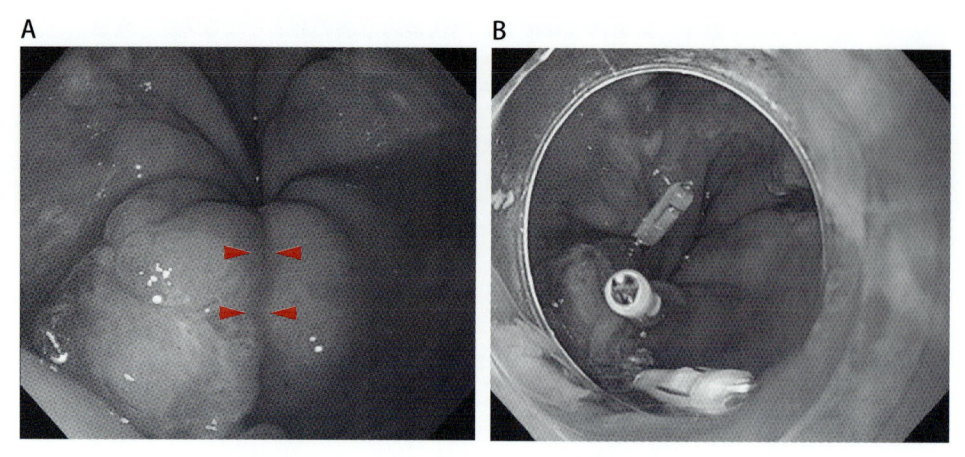

図1　Mallory-Weiss症候群
胃食道接合部に裂傷を認め，湧出性の出血を認めたため，Mallory-Weiss症候群と診断した（A）．フードを装着し裂傷部を視認し止血用クリップで縫縮止血を行った（B）
（Color Atlas⑥参照）

る．輸液は外傷症例における出血性ショックの治療に準じる．ショック状態の重症度分類にはショックインデックス（S. I.）[2, 3]やショックスコア[4]が簡便で有用である．しかしながら，動脈性出血など止血しないかぎりショックから離脱できないような場合は，輸血やモニタリングにより厳重な全身管理を行いながら緊急内視鏡に踏み切るとの考え方がある．

2 インフォームド・コンセント

　いずれにしろ内視鏡検査前には十分なインフォームド・コンセントが必要である．緊急内視鏡検査の目的と意義に関して，わかりやすく患者・家族・代理人に説明し，診療録に説明内容を記載するとともに，文書で同意を得る．内視鏡検査の必要性と目的，得られる効果と偶発症による危険性，内視鏡検査・治療の限界と代替治療法，呼吸・循環動態に急激な変化が起こる可能性があることなどを説明し，同意を得る．状態により患者本人から同意が得られないときには，家族，代理人から必ず同意を得る．

　本症例は大量補液，輸血にて循環動態が安定したため，十分なインフォームド・コンセントののち内視鏡を行った．胃食道接合部に裂傷を認めMallory-Weiss症候群と診断，縫縮止血を行った（図1）．

2. 病歴聴取

> **症例2**
> 　60歳代男性．起床時に大量の黒色便，気分不良を自覚したため救急搬送された．
> 既往歴：C型肝硬変，脊柱管狭窄症，慢性心房細動
> 身体所見：意識清明，軽度上腹部圧痛あり，眼瞼結膜貧血様，BP 98/58，HR 110，SpO₂ 98 %．

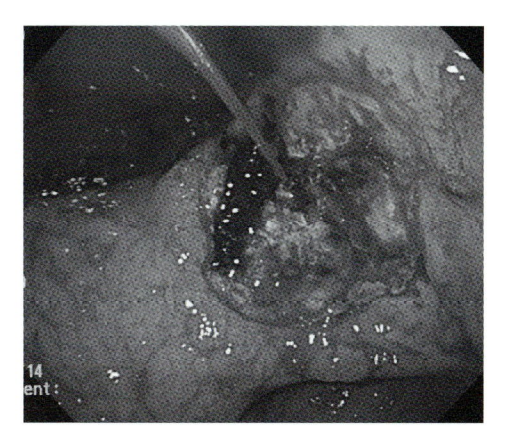

図2　出血性胃潰瘍
胃角小彎に巨大な潰瘍を認めた．潰瘍底に
露出血管を認め噴出性の出血を認めた
（Color Atlas⑦参照）

> 検査所見：WBC 13,400/μL，Hb 10.2 g/dL，Ht 30.4，Plt 8.8万/μL，T-bil 1.34 mg/dL，AST 44 U/L，ALT 40 U/L，LDH 160 U/L，BUN 34.6 mg/dL，Cre 0.88 mg/dL，CRP 0.40 mg/dL

　本症例は黒色便であることから上部消化管出血が疑われる．全身状態も比較的安定しておりいつでも内視鏡検査は可能である．しかしただやみくもにスコープを挿入してはいけない．特に緊急で行う内視鏡検査は熟練した検査技師がそばにいないこともあり，止血処置具などがすぐに準備できずにあわてることがある．そのためにも**病歴をしっかり把握**しておき，ある程度疾患を絞り込み，準備を検査開始前に万全にしておくことが肝要である．**既往歴，服薬の有無，特に非ステロイド性鎮痛薬，抗血栓薬に注意する．**吐物，便の性状も確認する．**生活習慣や飲食物の内容**も聴取する．

　本症例は上部消化管出血，肝硬変，また脊柱管狭窄症に対しNSAIDsを内服，またワーファリンも内服中であった．病歴からNSAIDs潰瘍や食道静脈瘤破裂を考え，止血鉗子，クリップ，局注剤，EVLデバイス，SBチューブなど何が起こってもいいように準備して内視鏡を行うことが望ましい．本症例は胃角小彎に巨大な潰瘍を認め，処置中に動脈性の出血を認めた（図2）．後日の2nd lookで他部位にも潰瘍が多発しており最終的にNSAIDs潰瘍と診断した．

図3 大腸憩室出血
S状結腸に憩室の多発を認めた（A）．注意深く観察するとそのうちの1つより活動性の出血を認めた（B）．クリップにて止血術を施行した（C）
（Color Atlas⑧参照）

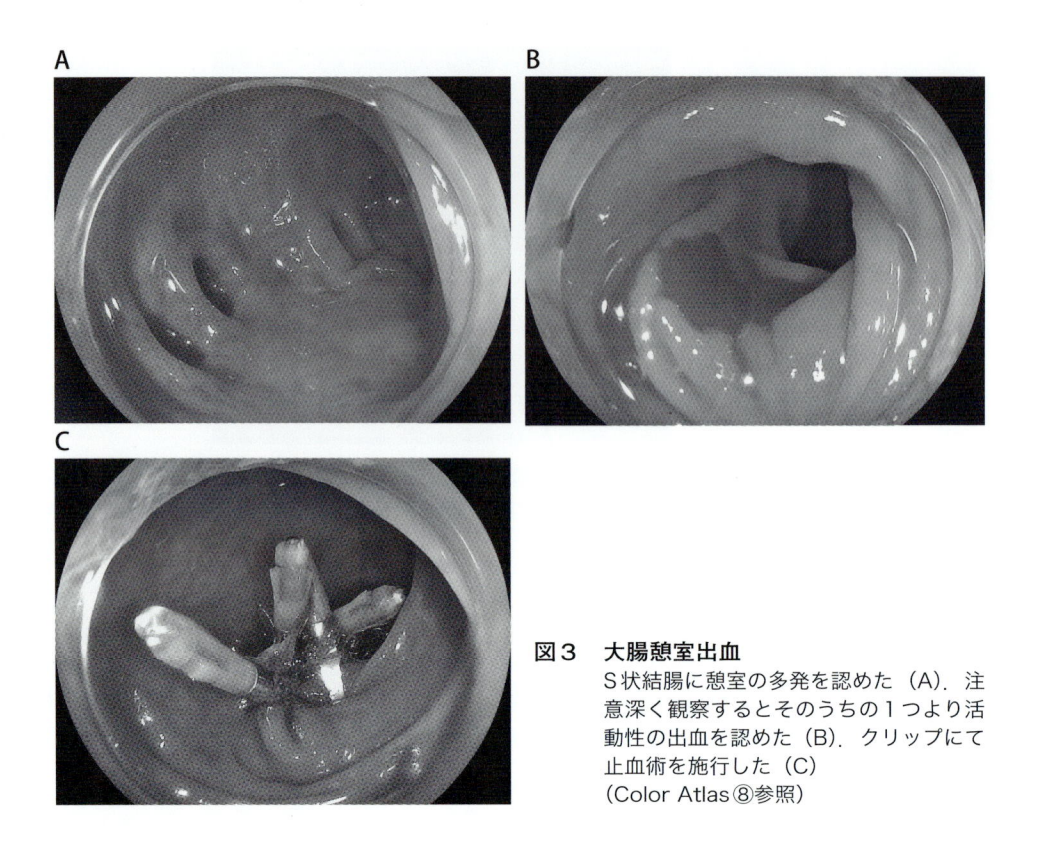

3. 内視鏡の挿入ルートの決定

> **症例3**
> 80歳代女性．起床時に片手少量の新鮮血の血便を認めたため救急外来を受診した．
> 既往歴：高血圧
> 身体所見：意識清明，軽度上腹部圧痛あり，眼瞼結膜貧血なし，BP 111/71, HR 84, SpO$_2$ 97％
> 検査所見：WBC 4,430/μL, Hb 11.2 g/dL, Ht 30.2, Plt 21.5万/μL, T-bil 0.39 mg/dL, AST 18 U/L, ALT 10 U/L, LDH 161 U/L, BUN 14.8 mg/dL, Cre 0.74 mg/dL, CRP 0.12 mg/dL

　消化管出血は吐血や下血を呈する．**吐血**であれば上部消化管出血が疑われる．**下血**の場合は**黒色便（タール便）**と**血便**とがあり，前者であれば上部消化管出血，後者では下部消化管出血と判断できる．しかし大量の上部消化管出血であれば時に血便と見間違うこともあり，どちらからの出血か判断に迷うこともある．また検査値では**BUN/Cre比**も参考になる．この比の上昇（30以上）があれば上部消化管出血が疑われる．また腹部超音波検査やCT，状態が許せば造影CT検査まで施行すれば出血源の予想ができる．特に造影CT検査にて**造影剤の消化管への漏出**（extravasation）を認めれば出血部位の同定につながる．

本症例は新鮮血の血便でありBUN/Creの解離も認めないため下部消化管出血を疑い大腸内視鏡検査を施行した（図3）．大腸憩室出血と診断，クリップにて止血術を施行した．

4. 診療体制の確認

　内視鏡診療に精通した医師とコメディカルの協力体制が，緊急内視鏡検査では必要である．また内視鏡的止血が困難である場合は，血管内治療（interventional radiology：IVR）または，緊急手術による対応が必要となるため放射線科医や外科医との連絡体制を確認する必要がある．

文献・参考文献

1) 岡崎和一，ほか：緊急内視鏡ガイドライン．「消化器内視鏡ガイドライン（第3版）」（日本消化器内視鏡学会/監修），医学書院，2006
2) Allgower, M. & Grauber, U. F.：Shock-pathogenese undihre Differential Diagnose. Der Chirurg, 38：98-102, 1967
3) 房本英之：消化管出血；病態と診断．救急医学，8：1347-1357, 1983
4) Ogawa, R. & Fujita, T.：A scoring for quantitative evaluation of shock. Jpn J Surg, 12：122-125, 1982

プロフィール

今川宏樹（Hiroki Imagawa）
JA広島厚生連尾道総合病院

第4章 これだけは知っておきたい！消化器領域の緊急検査・処置・治療手技

2. 急性胆嚢炎疑いの患者に対して，保存的な治療をするか？外科的な治療を行うか？

飯星知博，花田敬士

Point

- 急性胆嚢炎の診断には腹部エコー検査が非常に有用である
- 急性胆嚢炎と診断されたら，重症度判定を行い，治療方針を決定する

Keyword

- 急性胆嚢炎
- 診断基準
- 重症度判定

はじめに

　急性胆嚢炎は，急性腹症患者の診断において，常に念頭に置いておかなければならない疾患の1つである．急性胆嚢炎が疑われた場合，症状や身体所見，血液検査，画像検査など多くの情報をもとに診断し，手術療法を選択するか，保存的治療を行うかを決定する必要がある（表1）．

症例

患者：60歳代，女性
主訴：右季肋部痛
現病歴：某年10月右季肋部痛が出現，翌日になっても改善せず，嘔吐を伴うようになってきた．近医を受診し，炎症反応の上昇および胆嚢腫大を指摘され，急性胆嚢炎疑いにて当院紹介受診となった．
既往歴：高血圧
家族歴：特記事項なし
入院時現症：心窩部〜右季肋部にかけて圧痛著明，反跳痛（+）であった．
血液検査成績（表2）：炎症反応および肝胆道系酵素の上昇を認めた．
腹部エコー検査（ultrasonography：US，図1）：胆嚢壁は3層に肥厚しており，結石および胆泥の貯留を認めた．
腹部CT検査（computed tomography：CT，図2）：胆嚢内に結石を認め，胆嚢は著明に腫大していた．壁の造影増強効果は乏しく，強度の炎症状態が疑われた．また，肝実質への炎症波及も認めた．
腹部MRI検査（magnetic resonance imaging：MRI，図3）：内部に結石，胆泥を含有して

表1 急性胆管炎・胆嚢炎の診療ガイドラインにおける急性胆嚢炎の診断基準

A	右季肋部痛（心窩部痛），圧痛，筋性防御，Murphy sign
B	発熱，白血球数またはCRPの上昇
C	急性胆嚢炎の特徴的画像検査所見（※）

疑診	Aのいずれかならびに Bのいずれかを認めるもの
確診	上記疑診に加え，Cを確認したもの

（※）腹部超音波検査：sonographic Murphy sign, 胆嚢壁肥厚（＞4 mm），胆嚢腫大（長軸径＞8 cm, 短軸径＞4 cm），嵌頓した胆嚢結石，デブリエコー，胆嚢周囲液体貯留，胆嚢壁 sonolucent layer, 不整な多層構造を呈する低エコー帯，ドプラシグナルなど
腹部CT検査：胆嚢壁肥厚，胆嚢周囲液体貯留，胆嚢腫大，胆嚢周囲脂肪織内の線状高吸収域など
腹部MRI検査：胆嚢結石，pericholecystic high signal, 胆嚢腫大，胆嚢壁肥厚など
文献2より引用

表2 血液検査成績

WBC	29,200 /μL	TP	7.5 g/dL
RBC	492×10⁴ /μL	Alb	3.8 g/dL
Hb	15.3 g/dL	BUN	28.9 mg/dL
Ht	45.3%	Cr	0.92 mg/dL
Plt	30.8×10⁴ /μL	CRP	30.62 mg/dL
PT	47%	Na	133 mEq/L
APTT	30.2 sec	K	3.3 mEq/L
T-Bil	6.52 mg/dL	Cl	94 mEq/L
D-Bil	2.47 mg/dL	FBS	286 mg/dL
GOT	61 IU/L	P-Amy	6 IU/L
GPT	61 IU/L		
ALP	278 IU/L	HBs抗原	（−）
γ-GTP	107 IU/L	HCV抗体	（−）
LDH	324 IU/L		
ChE	278 IU/L		

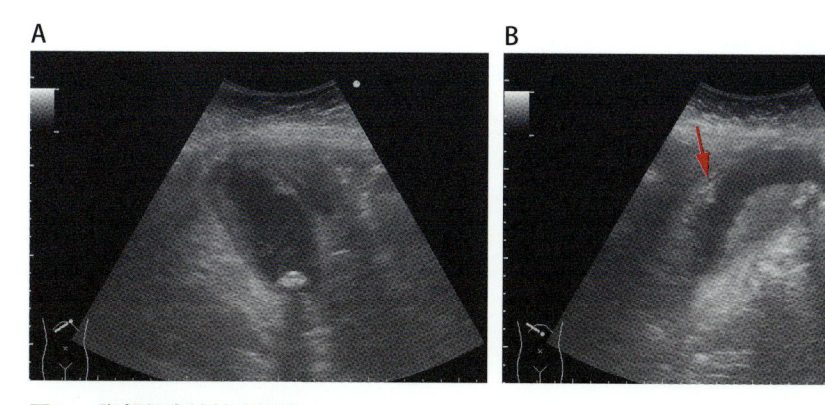

図1 腹部超音波検査画像
胆嚢は腫大し，胆嚢壁は3層（sonolucent layer：→）に肥厚している．胆嚢内部には結石および胆泥の貯留を認める

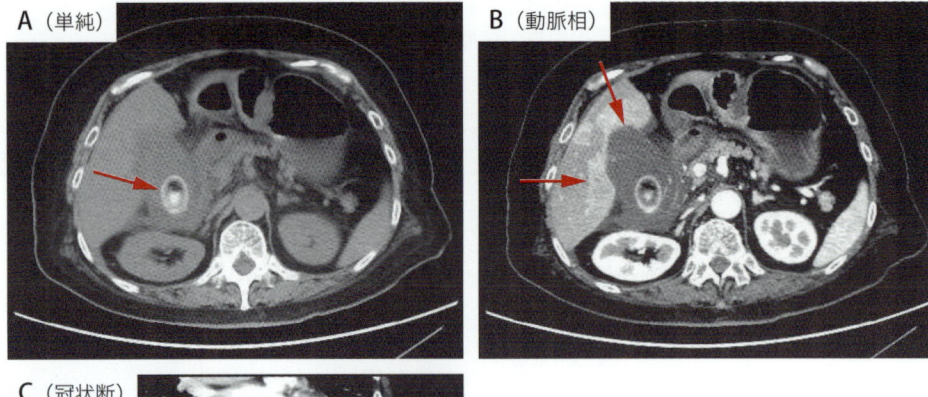

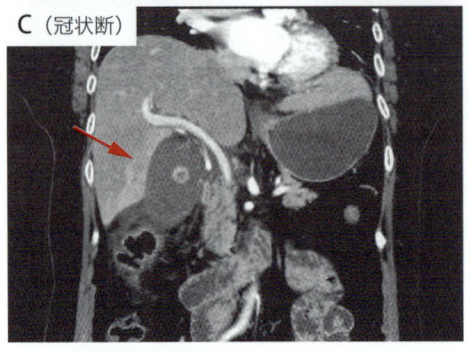

図2 腹部CT検査画像
胆嚢は著明に腫大し，内部に結石を認める（A）．動脈相でも胆嚢壁はほとんど造影効果を示さず，胆嚢壁の阻血状態が疑われる（B）．また，胆嚢周囲の肝実質への炎症波及も認める（C）

おり，壁肥厚，胆嚢腫大を認めた．また，T2強調画像にて，胆嚢周囲にhigh intensity areaが散在していた．MR胆管膵管造影法（MR cholangiopancreatography：MRCP）では，総胆管内に明らかな結石は認めなかった．

1. 急性胆嚢炎とは

1 病態

急性胆嚢炎は，90〜95％が胆嚢結石の胆嚢管への嵌頓を原因として発症する．胆嚢管の閉塞により胆嚢内胆汁の鬱滞が生じ，胆嚢粘膜の障害および胆嚢粘膜内のホスホリパーゼA_2の活性化とプロスタグランジンによる炎症が引き起こされると考えられている[1]．

2 症状

心窩部〜右季肋部痛，悪心・嘔吐，熱発があげられるが，高齢者では疼痛が明らかでないこともある．

3 身体所見

心窩部〜右季肋部の圧痛や緊満した胆嚢の触知を認める．

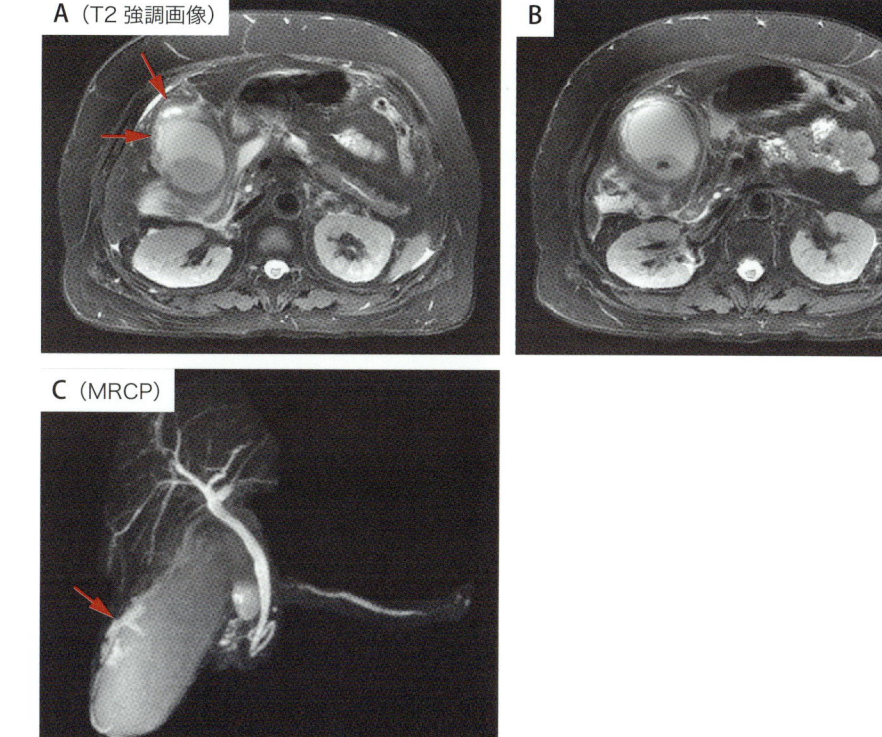

図3　腹部MRI検査画像
A，B）胆嚢の腫大，壁肥厚を認め，内部に結石，胆泥を含有している．また，T2強調画像にて胆嚢周囲にpericholecystic high signal（→）を認める．C）MRCPでも，胆嚢周囲にpericholecystic high signal（→）を認めるが，総胆管内に明らかな結石は認めない

○　Murphy sign
　右季肋部（胆嚢が腫大している部位）を圧迫すると，疼痛により深呼吸が困難な状態をさす．急性胆嚢炎に対する特異度が高い徴候とされている[2]．

4 血液検査
　白血球，**CRP**などの炎症反応以外に，総胆管結石嵌頓やMirizzi症候群を除外したり，重症度判定のために**肝胆道系酵素**を検査することが重要である．

5 画像検査
1）腹部エコー検査
　胆嚢壁の肥厚や胆嚢腫大，結石や胆泥の貯留を認める．
　①sonolucent layer：炎症が強度である場合，胆嚢壁は内側から高（粘膜），低，高（漿膜）エコーの3層構造として描出される．低エコー層（sonolucent layer）は，漿膜下の浮腫状変化を示している（図1B参照）．
　②sonographic Murphy sign：腹部超音波検査施行時に，プローブによる圧痛を認めることで，急性胆嚢炎の診断に有用である．

表3 急性胆管炎・胆嚢炎の診療ガイドラインにおける急性胆嚢炎の重症度判定基準

重症急性胆嚢炎
急性胆嚢炎のうち，以下のいずれかを伴う場合は「重症」である ①黄疸（※） ②重篤な局所合併症：胆汁性腹膜炎，胆嚢周囲膿瘍，肝膿瘍 ③胆嚢捻転症，気腫性胆嚢炎，壊疽性胆嚢炎，化膿性胆嚢炎
中等症急性胆嚢炎
急性胆嚢炎のうち，以下のいずれかを伴う場合は「中等症」である ①高度の炎症反応（白血球数＞14,000/mm^3 またはCRP＞10 mg/dL） ②胆嚢周囲液体貯留 ③胆嚢壁の高度炎症性変化：胆嚢壁不整像，高度の胆嚢壁肥厚
軽症急性胆嚢炎
急性胆嚢炎のうち，「中等症」，「重症」の基準を満たさないものを「軽症」とする

※胆嚢炎そのものによって上昇する黄疸は，特にビリルビン＞5 mg/dLでは重症化の可能性が高い（胆汁感染率が高い）
文献2より引用

2）腹部CT検査

胆嚢壁肥厚，胆嚢腫大を認める（図2参照）．コレステロール結石であれば，描出されないことが多い．急性胆嚢炎症例の胆嚢内部は，胆汁鬱滞により，正常胆嚢と比較してhigh densityであることが多い．

3）腹部MRI検査

T2強調画像におけるpericholecystic high signal（胆嚢周囲の液体貯留像や浮腫像に相当）が診断に有用である（図3参照）．

今回の症例を急性胆嚢炎の診断基準に照らし合わせると，

（A）右季肋部痛，圧痛を認める
（B）白血球数，CRPの上昇を認める
（C）腹部US，CT，MRI検査にて，胆嚢結石や胆嚢壁肥厚，胆嚢腫大，sonolucent layer，pericholecystic high signalなどの特徴的画像検査所見を認める

以上の所見から，急性胆嚢炎（確診群）と診断された．

2. 重症度判定

急性胆嚢炎と診断されたら，重症度を判定して治療方針を決定する（表3）．

1 重症急性胆嚢炎

黄疸や胆嚢壁の強度な炎症性変化（穿孔，壊死など），重篤な局所合併症（胆嚢周囲膿瘍，胆汁性腹膜炎）を伴う症例は重症と診断する．

重症	→	全身状態の管理を十分にしつつ緊急手術を行う
中等症	→	初期治療とともに手術（腹腔鏡下胆嚢摘出術が望ましい）や胆嚢ドレナージの適応を検討する
軽症	→	初期治療に反応しない例では手術（腹腔鏡下胆嚢摘出術が望ましい）や胆嚢ドレナージの適応を検討する

急性胆嚢炎では，原則として胆嚢摘出術※（腹腔鏡下の胆嚢摘出術が多く行われている）を前提とした初期治療（全身状態の改善）を行い，黄疸を認めたり，全身状態が不良な症例では一時的な胆嚢ドレナージも考慮する

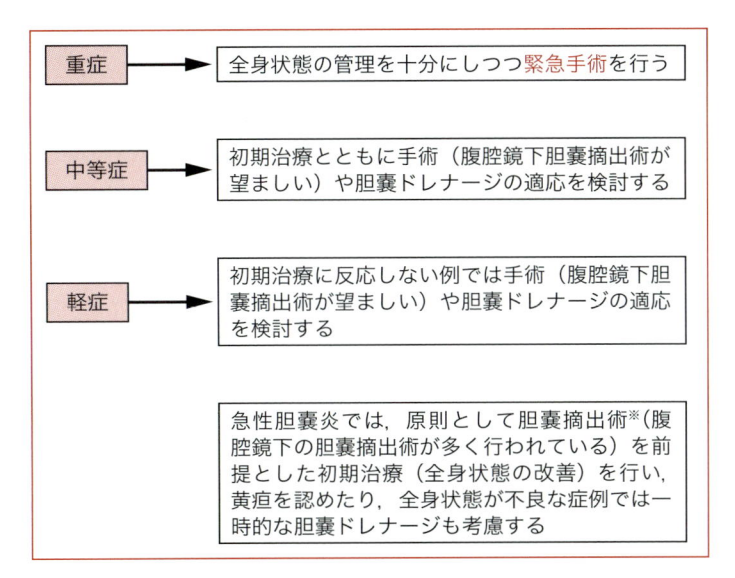

図4　急性胆管炎・胆嚢炎の診療ガイドラインにおける急性胆嚢炎の診療指針
※急性期に胆嚢摘出術を行わなかった症例でも胆嚢結石合併例では，再発防止のために炎症消退後に胆嚢摘出術を行うことが望ましい
文献2を参考に作成

2 中等症急性胆嚢炎

高度の炎症反応や胆嚢周囲の液体貯留を認めたり，胆嚢壁の不整，高度の肥厚像を認める症例は中等症と診断する．

3 軽症急性胆嚢炎

重症および中等症の基準を満たさない急性胆嚢炎症例を軽症と診断する．

今回の症例を急性胆嚢炎の重症度判定基準に照らし合わせると，
①黄疸〔総ビリルビン（T-Bil）：6.52 mg/dL〕
②壊疽性胆嚢炎（胆嚢壁の造影効果が乏しい）が疑われる

以上の所見から，重症急性胆嚢炎と診断され，緊急手術が行われた（図4）．

3. 手術所見

腹腔鏡下にて手術開始．胆嚢は緊満しており，漿膜面も壊死に陥っていた．炎症により層構造は不明瞭となっており，易出血性であったため，腹腔鏡下での操作は困難と判断し，開腹移行となった．

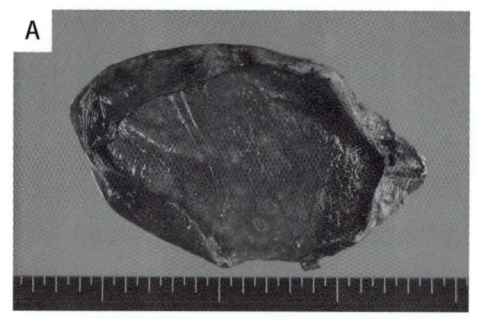

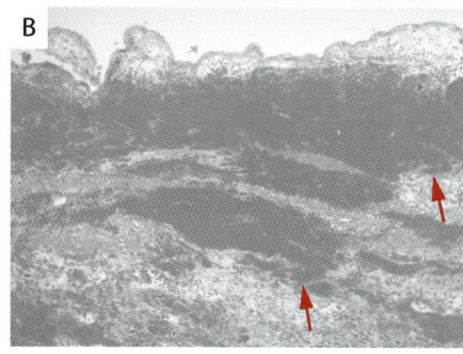

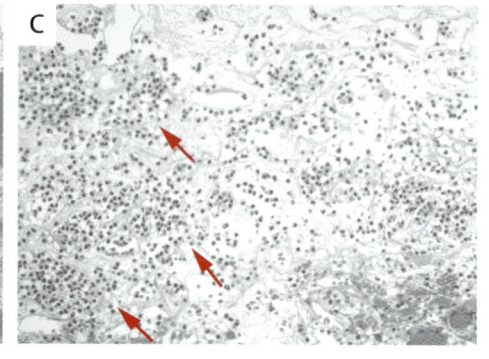

図5　切除標本
A) 肉眼像　B) 組織標本：弱拡大像　C) 組織標本：強拡大像
B) 粘膜の破壊と新鮮出血を認める（→）
C) 好中球浸潤を認める（→）
（Color Atlas ⑨参照）

4. 病理所見

　粘膜の破壊と新鮮出血および好中球浸潤を認め，acute hemorrhagic cholecystitis（急性出血性胆嚢炎）の像と診断された（図5）．

Advanced Lecture

❶ 胆嚢ドレナージの種類と特徴

　急性胆嚢炎に対する胆嚢ドレナージとして，以下の方法が行われている．

1) 経皮経肝胆嚢穿刺吸引術
　（percutaneous transhepatic gallbladder aspiration：PTGBA）

　超音波下で胆嚢を穿刺し，感染胆汁を吸引する．効果は一時的であり，手術前提で行われるべき手技であるが，壊死性胆嚢炎など胆嚢壁が脆くなっている症例では穿孔のリスクがあるため禁忌である．また，明らかな結石が描出されない症例（無石性胆嚢炎）では，腫瘍閉塞による発症の可能性を考慮する必要がある（腹膜播種のリスク）．

2) 経皮経肝胆嚢ドレナージ術（図6）
　（percutaneous transhepatic gallbladder drainage：PTGBD）

　超音波下で胆嚢を穿刺し，ドレナージチューブを留置して感染胆汁を排出する．長期にわたっ

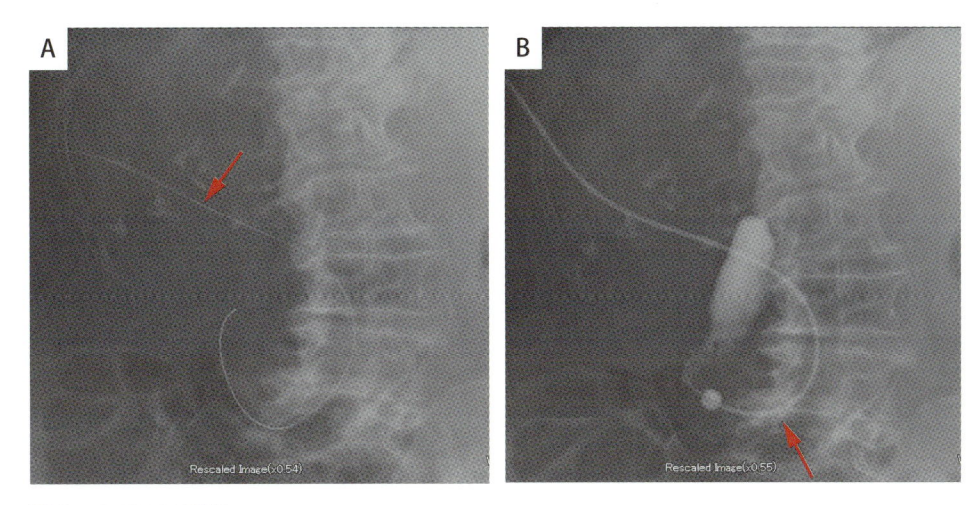

図6 PTGBD画像
A) エコー下で胆嚢を穿刺し，ガイドワイヤーを留置する
B) ガイドワイヤーを介して，ドレナージチューブを胆嚢内に留置する

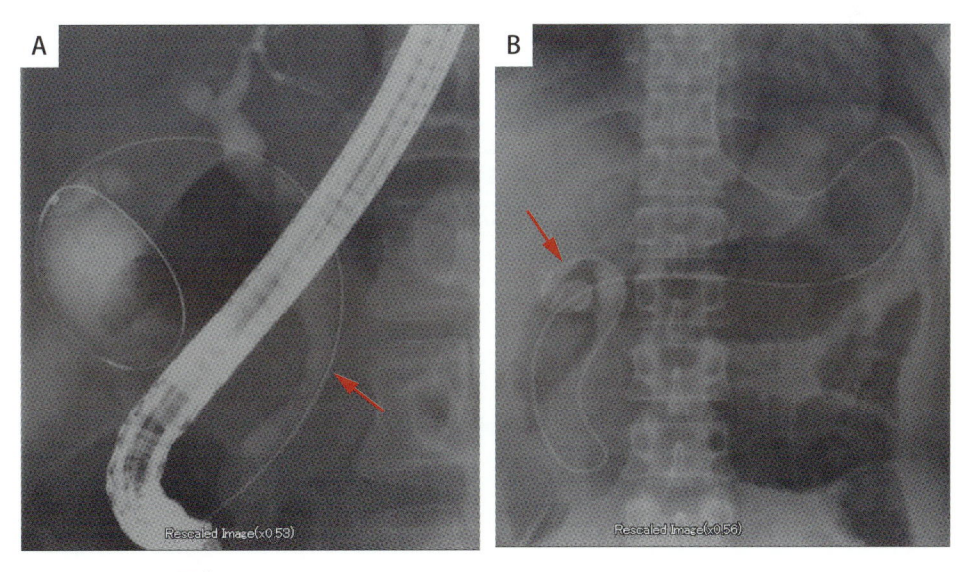

図7 ENGBD画像
A) 内視鏡（後方斜視鏡）下で，経乳頭的に胆嚢内へガイドワイヤーを留置する
B) ガイドワイヤーを介して，ドレナージチューブを胆嚢内に留置する

て留置することが可能であるが，胆嚢と周囲臓器に癒着が生じ，後日胆嚢摘出術を行う際に，腹腔鏡下では困難になることが多い．PTGBAと同様，壊死性胆嚢炎などには禁忌であり，無石性胆嚢炎に対しては留置の適応を慎重に検討する必要がある．

3）内視鏡的経鼻胆嚢ドレナージ術（図7）
（endoscopic naso-gallbladder drainage：ENGBD）

内視鏡（後方斜視鏡）下で，経乳頭的に胆嚢内にドレナージチューブを留置する．出血傾向を有していたり，腹水が貯留している症例に対しても留置可能であるが，胆嚢管の分岐角度によっ

ては留置困難であったり，急性膵炎の発症などのリスクがある．

2 胆囊摘出術の実施時期

　急性胆囊炎は，発症して48～96時間以内は胆囊壁に浮腫が生じており，胆囊管周囲および肝床部からの剥離が比較的容易であるため，発症後早期（72～96時間以内）に胆囊摘出術（可能であれば腹腔鏡下で）を行うのが望ましいとされている[3]．

おわりに

　急性胆囊炎は，診断基準および重症度判定基準に基づいて迅速に診断し，重症胆囊炎の場合は緊急手術の適応となる疾患である．しかし，中等症以下の急性胆囊炎であっても，初期治療に反応が乏しい症例や胆囊ドレナージの効果が不十分である症例に対しては，早期手術を考慮しなければならず，厳重な経過観察が必要である．

文献・参考文献

1）「胆石症診療ガイドライン」（日本消化器病学会／編），南江堂，2009
2）「科学的根拠に基づく急性胆管炎・胆囊炎の診療ガイドライン 第1版」（急性胆道炎の診療ガイドライン作成出版委員会／編），医学図書出版，2005
3）渡邉　学，他：急性胆管炎・胆囊炎に対する治療戦略．日本外科感染症学会雑誌，8：61-68，2011
4）「急性胆管炎・胆囊炎診療ガイドライン2013」（急性胆管炎・胆囊炎診療ガイドライン改訂出版委員会／編），医学図書出版，2013

プロフィール

飯星知博（Tomohiro Iiboshi）
JA広島厚生連尾道総合病院・内視鏡センター 副センター長 消化器（胆膵）内科 部長
膵癌早期診断をライフワークとしています．

花田敬士（Keiji Hanada）
第1章-3参照

第4章　これだけは知っておきたい！　消化器領域の緊急検査・処置・治療手技

3. 胆石性膵炎の診療のポイント
～上級医を呼ぶタイミングは？

小林賢惣，佐々木民人，茶山一彰

● Point ●

- 急性膵炎の診断時には，重症度判定を必ず行う
- 急性膵炎の診療は，ガイドラインに沿って診療を行う
- 胆石性膵炎が疑われたなら，必ず上級医と連絡をとり治療方針を決定することが必要

● Keyword ●

- 胆石性膵炎　・膵炎重症度判定　・内視鏡治療

はじめに

　胆石性膵炎は，胆石が十二指腸乳頭部（乳頭部胆管あるいは共通管）に嵌頓することにより，あるいは胆石によりもたらされた胆管の炎症が乳頭部に波及することにより，膵液の流出障害をきたし発症すると考えられている．胆石性膵炎では，この一連の膵液の流出障害を解除することが膵炎の治療に有効と考えられており，緊急で内視鏡的逆行性膵管胆管造影（ERCP），内視鏡的乳頭切開術（EST）が行われることがある．しかし，ERCP自体にも急性膵炎の合併症があり，不完全な処置に終わった場合には膵炎を増悪させる可能性も考えられるため，胆石性膵炎に対する緊急内視鏡治療の適応を判断するのは容易ではない．

1. 診療ガイドラインの意味

　急性膵炎は**重症化すれば8.9％の死亡率，最重症例では30％以上の死亡率**と言われ[1]，その初期対応には十分な注意を要する．しかし，実際の医療現場においては，すべての施設で専門医による初期対応が可能な状況ではなく，専門外の医師が対応を迫られる場合も多い．どのような状況下においても，効率的かつ適切な医療を医療従事者側が提供し，患者側はそれを受けることができることを期待されて，2003年に第1版の「急性膵炎の診療ガイドライン」[2]が出版された．現在は「急性膵炎診療ガイドライン2010」が出版されている．

表1　急性膵炎の診断基準

1. 上腹部に急性腹痛発作と圧痛がある
2. 血中または尿中に膵酵素の上昇がある
3. 超音波，CT，またはMRIで膵に急性膵炎を伴う異常所見がある

上記3項目中2項目以上を満たし，他の膵疾患および急性腹症を除外したものを急性膵炎と診断する．ただし，慢性膵炎の急性増悪は急性膵炎に含める．
注：膵酵素は膵特異性の高いもの（膵アミラーゼ，リパーゼなど）を測定することが望ましい
文献3より引用

2. 急性膵炎

1 急性膵炎の診断基準

　日々の外来で，腹痛を主訴とする患者は非常に多いが，その原因は必ずしも消化器疾患に限られたものではない．例えば，循環器疾患・婦人科疾患・泌尿器科疾患・整形外科疾患などでも，その部分的な症状として患者は腹痛を訴えることがある．腹痛患者の診療にあたっては，病歴や身体所見からある程度の原因臓器を特定し，それらに応じた検査体系を組んでいくことが必要である．消化器疾患を疑ったのちは，血液検査，胸腹部X線写真，腹部エコーなどである程度の診断を絞り込んでいくこととなる．

　2008年に発刊された厚生労働省による急性膵炎の臨床診断基準（表1）では，急性膵炎の診断には，**上腹部の急性腹痛発作と圧痛，膵酵素値の上昇ならびに画像所見より総合的に判断する**ことが求められている．膵酵素では膵臓に特異性の高い，膵型アミラーゼやリパーゼの測定が勧められており，腹部エコーで観察が困難な場合には，腹部CT（可能であれば造影CT）の施行が勧められている．

2 急性膵炎の重症度判定

　急性膵炎と診断されたならば，その次に行わなければならないのは急性膵炎の重症度判定である．軽症の膵炎であれば，絶食・補液のみで軽快する症例も多いが，重症例においては種々の集学的治療を行わなければ救命することができない症例も存在し，最重症例においてはこれらの処置を行っても救命することができない症例が30%にも及ぶことを忘れてはならない．急性膵炎の患者のなかで，集学的治療を必要とする重症例を早期に見極めることが膵炎の治療には必要である．

　急性膵炎の予後は，臓器不全と膵壊死により決定される．「厚生労働省急性膵炎重症度判定基準（2008）」（表2）では，**膵臓以外の臓器機能評価（予後因子）と造影CTでの膵壊死および周囲への炎症波及の程度の評価（CT grade）**により重症度を評価することが提唱されている．予後因子とCT gradeのそれぞれ単独でも，重症度が判定できるようになっているのが特徴で，点数が増えるにつれ死亡率も高くなることがわかっている．

3. 胆石性膵炎

1 胆石性膵炎の診断

　急性膵炎の診断目的に施行した画像検査で，総胆管内に結石が確認できれば胆石性膵炎を疑う

表2　厚生労働省急性膵炎重症度判定基準（2008）

A. 予後因子（予後因子は各1点とする）

1	Base Excess≦－3 mEq/L，またはショック（収縮期血圧≦80 mmHg）
2	PaO_2≦60 mmHg（room air），または呼吸不全（人工呼吸管理が必要）
3	BUN≧40 mg/dL（or Cr≧2 mg/dL），または乏尿（輸液後も1日尿量400 mL以下）
4	LDH≧基準値上限の2倍
5	血小板数≦10万/mm³
6	総Ca≦7.5 mg/dL
7	CRP≧15 mg/dL
8	SIRS*診断基準における陽性項目≧3
9	年齢≧70歳

＊SIRS診断基準項目：①体温＞38℃または＜36℃，②脈拍＞90回/分，③呼吸数＞20回/分または$PaCO_2$＜32 torr，④白血球数＞12,000/mm³か＜4,000 mm³または10％幼若球出現

B. 造影CT Grade

1　炎症の膵外進展度

前腎傍腔	0点
結腸間膜根部	1点
腎下極以遠	2点

2　膵の造影不良域

膵を便宜的に3つの区域（膵頭部，膵体部，膵尾部）に分け判定する

各区域に限局している場合，または膵の周辺のみの場合	0点
2つの区域にかかる場合	1点
2つの区域全体を占める，またはそれ以上の場合	2点

1＋2合計スコア

1点以下	Grade 1
2点	Grade 2
3点以上	Grade 3

重症の判定
①予後因子が3点以上，または②造影CT Grade 2以上の場合は重症とする
文献4より引用

ことは難しくない．しかし実際の臨床の場においては，胆石性膵炎が疑われても画像検査で結石を指摘することができない場合もある．腹部エコーでは消化管ガスの影響で総胆管全体の観察が困難な場合も多く，X線陰性結石であればCTでの胆石描出も不可能である．また，MRIにおいては緊急で検査ができる施設は限られている．そもそも直径が数mmの結石が原因で胆石性膵炎を発症している場合には，どの検査を行っても結石の描出は困難であることが予想される．

それでは，どのような所見があれば胆石性膵炎を疑えばいいのであろうか？ここで注目するべきは，**胆汁うっ滞の所見**である．胆汁うっ滞により緊満した胆嚢や胆管の拡張は，胆石性膵炎を疑う所見である．また，一般的に急性膵炎では早期より発熱を認めることはないと言われている．急性膵炎による発熱は，壊死組織への感染や仮性嚢胞へ感染をきたした際に認められるものであり，急性期に認める場合には併存する急性胆管炎の可能性を考慮するべきである．**発熱を伴った急性膵炎や胆嚢腫大，胆管拡張を伴った急性膵炎は，胆石性膵炎を疑うべき**であり，急性膵炎の重症度判定とともに，肝・胆道系酵素値異常の有無をチェックし，診断・治療方針を検討してい

く必要がある．

2 胆石性膵炎の治療

　急性膵炎診療ガイドライン2010において，胆石性膵炎は他の成因による急性膵炎とは異なった診療方針が設定されている．それは**膵炎の原因となった胆石（胆管炎）の内視鏡的治療が可能であれば，すみやかな膵炎の鎮静化が期待できる**ためである．

　では，すべての胆石性膵炎が内視鏡的治療の適応となるのであろうか？ 過去の胆石性膵炎に対する早期の内視鏡的治療の有用性を検討した報告では，急性膵炎（大部分は胆石性）に対して早期の内視鏡治療を行った群（endoscopic retrograde cholangiopancreatography with or without endoscopic sphincterotomy：ERCP/ES）と保存的治療を行った群を比較したランダム化比較試験（RCT）において，膵炎の合併症，死亡率はERCP/ES群で良好であったと報告されている[5]．また，膵炎の重症度別サブグループ解析では，軽症例において膵炎の合併症の発症率，死亡率に有意差はなく，重症例において膵炎の合併症の発症率をERCP/ES群において低下させたとしている[6]．また，胆管炎のない胆石性膵炎に対しての比較試験では，早期のERCP/ES群では合併症発症率をわずかに低下させ，死亡率をわずかに上昇させたとし，膵炎の重症度別サブグループ解析でもERCP/ES群は予後に影響しなかったとしており[7]，胆管炎合併のない胆石性膵炎は重症度によらず，早期のERCP/ESは合併症発症率，死亡率を低下させないと結論を出している．これらのことをふまえたうえで，急性膵炎診療ガイドライン2010では，胆石性膵炎に対する早期の内視鏡治療は，胆管炎合併例，胆道通過障害の遷延を疑う症例に推奨されており，それ以外の胆石性膵炎では早期の内視鏡治療は否定的と結論づけている．

3 研修医が治療方針を決定できるか

　以上，急性膵炎診療ガイドラインにそって，診療の流れを示した．では，研修医がどこまで判断して行動をしていいのだろうか？ 前述したように，急性膵炎は重症化すれば死に至る疾患であり，予後の改善には初期治療が最も重要である．「どのような状況で上級医に連絡をとるべきか」という質問に対して，画一的な答えを出すのは難しく，実際には，個々の研修医の能力と，各施設の状況をもとに総合的に判断するという答えしか出せないのが現状と思われる．個人的な見解を述べさせてもらうと，筆者が上級医の立場であれば，「予後因子・CT gradeのいずれでも0点で，腹痛も軽減もしくは消失している」という状況であれば，研修医の判断で治療方針を決定し経過をみてもよいのではないかと考えている．しかし，**予後因子・CT gradeが1点以上ある症例**では，どんな場合でも連絡をしてもらい，治療方針を一緒に考えたいと思う．また，**軽減していた腹痛が再燃する場合や，新たに別の症状が出現する場合**には必ず上級医への連絡は必要と考える．

　一方，**胆石性膵炎が疑われた場合は，膵炎の重症度にかかわらず上級医へ連絡するべき**と考える．胆石性膵炎に対する緊急の内視鏡治療の適応は，患者自身の問題に加えて，施設の状況やスタッフの問題も加味したうえで判断する必要があるからである．その時点での施設としての治療方針を研修医が決定することには問題があると考える．

　昨今の医療情勢を考えれば，死に至ることもある急性膵炎の治療方針を研修医たちが決定するということは，やはり控えるべきと思われ，夜中に患者が来院し，急性膵炎と診断したのならば，上級医が寝ている時間であろうともバイタルサインと重症度判定を遠慮なく報告し，次なる検査・治療方針を決定するべきと考える．

末梢血検査			
WBC	15,120 /μL	BUN	25.4 mg/dL
RBC	406×10⁴ /μL	Cr	1.19 mg/dL
Hb	13.3 g/dL	Na	141 mEq/L
Ht	38.7 %	K	4.3 mEq/L
Plt	15.1×10⁴/μL	Cl	103 mEq/L
		Ca	4.6 mEq/L
血清生化学検査		BS	149 mg/dL
		TP	7.2 g/dL
T-Bil	4.8 mg/dL	Alb	4.1 g/dL
AST	499 IU/L	T-cho	211 mg/dL
ALT	178 IU/L	TG	64 mg/dL
LDH	424 IU/L	CRP	6.39 mg/dL
ChE	303 IU/L	動脈血ガス	
ALP	426 IU/L	pH	7.455
LAP	202 IU/L	pO₂	82.8 mmHg
r-GTP	520 IU/L	pCO₂	37.3 mmHg
Amy	2,396 IU/L	BE	1.7 nmol/L
P-amy	2,361 IU/L	HCO₃⁻	25.2 nmol/L

図1　入院時検査所見

4. 症例提示

> 症例は80歳代の男性．
> 既往歴：60歳時に胃癌にて胃切除．（幽門側胃切除，Billroth-Ⅱ法再建）
> 現病歴：当院受診の14時間前より腹痛が出現したため，当院外来を受診した．
> 入院時現症：体温36.5℃，血圧135/82 mmHg，脈拍72/分，呼吸数15回/分，上腹部に自発痛・圧痛を認めた．
> 入院時検査所見：炎症反応の上昇と膵酵素値・肝胆道系酵素値の異常を認めた（図1）．
> 腹部US：胆嚢は軽度腫大し，径5 mm大の胆石を多数認めた．
> CT：膵の軽度の腫大と，膵尾部から左腎前傍腔に脂肪織濃度の上昇を認めた．膵の造影効果は均一で，造影不良域を認めなかった．明らかな総胆管結石は認めなかったが，胆嚢は腫大し，肝内胆管の拡張は認めなかった（図2）．

　以上より重症度判定は，予後因子では年齢より1点，CT Grade 1点と診断し，軽症急性膵炎と診断した．

1 治療方針の決定

　discussionでは以下の点を留意し，治療方針の決定を行った．

①画像所見からは胆汁うっ滞の所見を認めないが，血液検査所見では肝胆道系酵素値の異常を認め，胆石性膵炎の疑いがある．しかし，総胆管結石は画像で指摘できていない
②発熱などの感染症状は認めず，胆管炎は併発していない
③胃切除後の再建腸管であり，ERCPの難易度は高い
④急性膵炎の重症度は軽症である

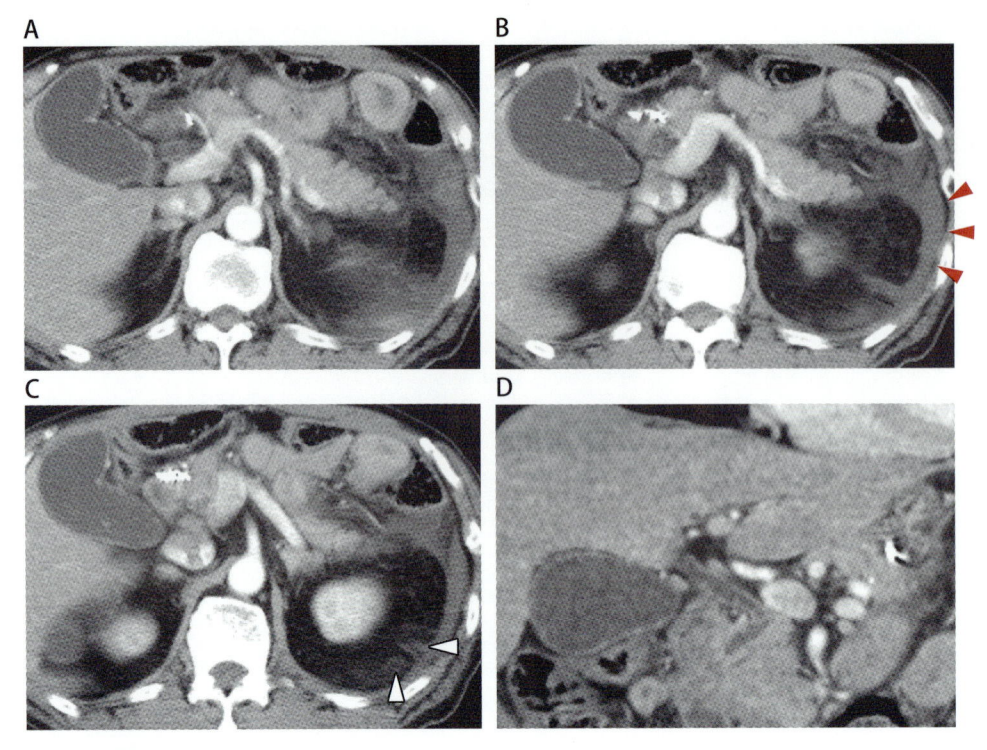

図2　入院時CT検査
A) 膵尾部は軽度の腫大を認めるが，膵実質に造影不良域は認めない
B) 左前腎傍腔に少量の滲出液を認める（▶）
C) 左腎周囲腔に脂肪織濃度の上昇を認める（▷）
D) 総胆管には明らかな結石を認めない

　臨床データからは胆石性膵炎が疑われたが，総胆管結石の確認はできておらず，もし仮に胆石性膵炎であれば，すでに乳頭を通過し自然排石されている可能性も考慮された．また，ERCPを行うことにより膵炎を増悪する可能性があり，加えて胃切除後の再建腸管であったため通常の検査よりは難易度が高いことが予想された．そして何よりも，急性膵炎の重症度が軽症であったため，さまざまなリスクをおかして検査を行うよりは経過観察を行い，膵炎の重症化を認めたときは早急に内視鏡的治療を行うこととした．

2 経過

　翌日には腹部症状の軽快傾向を認め，血液データでも肝胆道系酵素値，膵酵素値ともに改善を認めた．急性膵炎は軽快傾向にあると判断し，保存的治療を継続し，全身状態が改善した入院後8日目にERCPを施行した．
　胆管造影では総胆管内に径7 mm大の結石を3個認め，内視鏡的截石術を施行した（図3）．

おわりに

　本症例では膵炎の初期治療に保存的治療を行い，全身状態改善後に待機的内視鏡処置を選択し

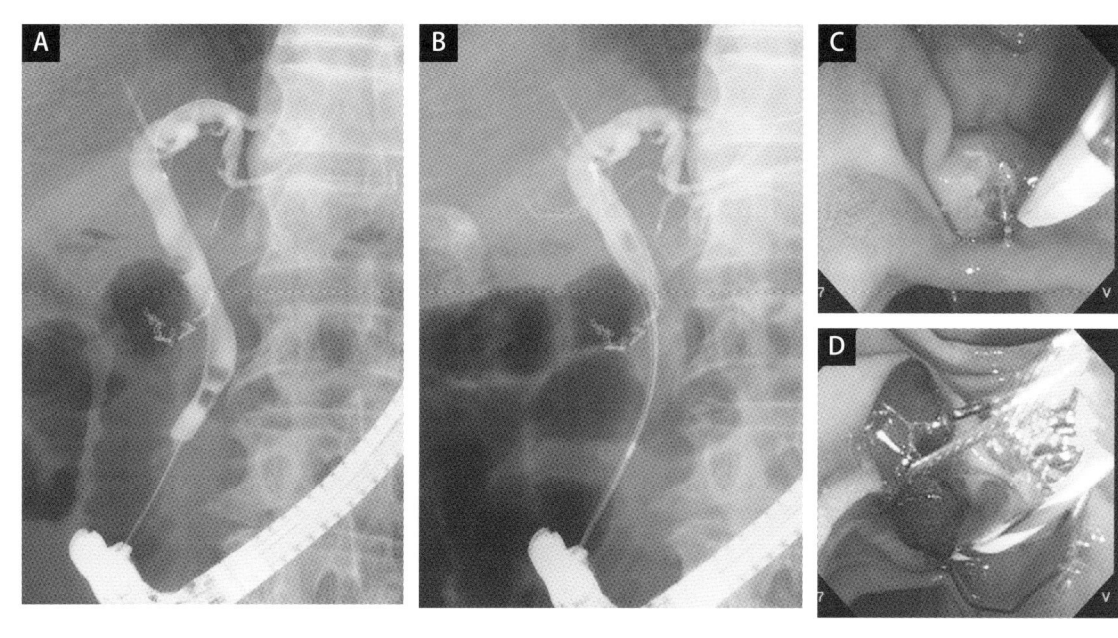

図3 総胆管結石の内視鏡的載石術
A）総胆管内に径8 mm大の結石を3個認めた．B）バスケットにて結石の排石を行った．C）針状メスにて乳頭切開を施行した．D）排石した総胆管結石を確認した
（C，DはColor Atlas⑩参照）

たが，必ずしも本症例においてこの治療方針だけが正解というわけではない．ERCPのエキスパートの医師が急性期の状態でも安全に内視鏡治療を完遂できると判断し，より早期に治療を行うことができた場合も，これもまた正しい治療方針であると言える．治療方針は原則として急性膵炎の診療ガイドラインに沿って決定していくが，施設の設備，スタッフ，また患者背景によって選択するべき治療方針が変わってくることもある．胆石性膵炎では，上級医と密な連絡をとり治療方針を決定することが必要である．

文献・参考文献

1) 大槻 眞：厚生労働科学研究費補助金難治性疾患克服研究事業難治性膵疾患に関する調査研究．平成16年度総括・分担研究報告書，56-62，2004
2) 「急性膵炎診療ガイドライン2010［第3版］」（急性膵炎診療ガイドライン2010改訂出版委員会/編），金原出版，2009
3) 武田和憲，ほか：急性膵炎の診断基準・重症度判定基準最終改訂案．厚生労働科学研究費補助金難治性疾患克服研究事業難治性膵疾患に関する調査研究，平成17年度総括・分担研究報告書：27-34，2006
4) 武田和憲，ほか：急性膵炎重症度判定基準最終改訂案の検証．厚生労働科学研究費補助金難治性疾患克服研究事業難治性膵疾患に関する調査研究，平成19年度総括・分担研究報告書：29-33，2008
5) Sharma, V. K. & Howden, C. W.：Metaanalysis of randomized controlled trials of endoscopic retrograde cholangiography and endoscopic sphincterotomy for the treatment of acute biliary pancreatitis. Am J gastroenterol，94：3211-3214，1999
6) Heinrich, S., et al.：Evidence-based treatment of acute pancreatitis: a look at established paradigms. Ann Surg，243：154-168，2006
7) Petrov, M. S., et al.：Early endoscopic retrograde cholangiopancreatography versus conservative management in acute biliary pancreatitis without cholangitis: a meta-analysis of randomized trials. Ann Surg，247：250-257，2008

プロフィール

小林賢惣（Kenso Kobayashi）
広島大学病院 消化器・代謝内科
大学病院にて，胆膵領域の疾患を専門に診療しています．近年の医療は専門性が求められるため，紹介患者も増え検査数もうなぎ昇りです．苦しいときもありますが，この苦労は必ず自分のためになると言い聞かせ，仲間たちと笑いを忘れず頑張っています．

佐々木民人（Tamito Sasaki）
広島大学病院 消化器・代謝内科
専門分野　膵臓・胆道疾患

茶山一彰（Kazuaki Chayama）
広島大学病院 消化器・代謝内科
専門分野　ウイルス性肝疾患

第4章 これだけは知っておきたい！消化器領域の緊急検査・処置・治療手技

4. 肝硬変に伴う食道静脈瘤に対する緊急治療について教えてください
～S-Bチューブ留置，内視鏡治療，IVRの内容，治療法の選択

橋本義政，天野　始

Point
- いかにして初期対応を行うか？
- 門脈血行動態をイメージする
- よりマニアになるためには

Keyword
- 食道静脈瘤　・肝硬変　・門脈圧亢進症

はじめに

　食道静脈瘤，これはさまざまな場所で遭遇する疾患であるが，あまり好かれていないのが実情と思われる．肝臓を専門としているドクターのなかでも及び腰になっている方も少なくない．これは背景にある肝硬変という病態の影響も少なからずあると思われる．胃潰瘍と違い（決して胃潰瘍を軽く見ているわけではないが…），出血を止めても肝硬変があるからどうせまた再発する，肝性脳症などになってドロドロの病態になるといった負のイメージが強く，またそのイメージも決して間違ったものでもない．その逆風（？）のなかこそチャンスであり，静脈瘤治療を再認識し十分な治療ができるようになれば，その施設，果ては近隣医療圏において不可欠な存在になることができるはずである．今回の話がその一助となれば幸いである．また，静脈瘤治療の歴史から最新の治療に至るまでの詳細については『改訂第3版 食道・胃静脈瘤』[1]に書かれておりぜひ参考にしていただきたい．

1. いかにして初期対応を行うか？

1 救急隊からコールを受けたら

　"吐血の患者です．患者は肝硬変で通院中であり…"この救急隊からのコールで食道静脈瘤からの出血を考える方がほとんどであろう〔厳密にいうと食道静脈瘤発生の背景には門脈圧亢進症（＝門脈圧が常時200 mmH$_2$O以上を示す状態，正常門脈圧は100～150 mmH$_2$O）が必要であり，

わが国の門脈圧亢進症の原因の大半が肝硬変であることがこの考え方の背景である〕．肝硬変患者の死因は**肝細胞癌，肝不全，消化管出血**であり，この3つの病態をいかに上手くコントロールできるかが，その患者の予後を決めると言っても過言ではない．そして**肝硬変患者の消化管出血はほとんどが食道を主とする静脈瘤出血である**．静脈瘤出血を起こした際に患者の生命へ危機が及ぶ原因は主には急性期の失血であるが，もう1つ重要なものとして**出血による肝血流低下によって起こる遅発性の肝不全**がある．そのため，静脈瘤破裂をきたした患者において重要なことは**"(出血点を) 早く見つけ，早く止める"** ことと **"バイタルの維持"** が挙げられる．

そのことを踏まえて，先ほどの救急隊のコールがあった際に準備をしておくべきは，内視鏡的静脈瘤結紮術 (endoscopic variceal ligation：EVL)，輸血，Sengstaken–Blakemore tube (S–B tube) であろう．これらの用意をしている間に患者が救急室に搬送され，バイタルサインのチェックを行う．"早く見つけ，早く止める" ことが重要ではあるが血圧が低下している場合も多く，まずは全身状態を安定させることが不可欠である．血圧が改善しておらず輸血の準備もしていないのに緊急内視鏡を行い，内視鏡中に患者急変…となったら，目も当てられない．

2 緊急内視鏡の実施，EVLによる止血

必要に応じて輸液，輸血を行い "バイタルの維持" が得られ，内視鏡の準備ができたらEVLをスタンバイし緊急内視鏡を行う．緊急内視鏡の際には，"静脈瘤出血だろう" という先入観をまず捨ててルーチンの観察を素早く行うことも重要である．細いけど静脈瘤があるから処置をしたが，その後も出血が続き実は十二指腸潰瘍でしたなどということは避けたいものである．素早く観察を行い（あまりにもじっくり観察を行うと患者のバイタルが変化することもあり，また吐血のときにお腹がパンパンになるのも大変辛い．また，後ろで見ている人間もイライラする），食道静脈瘤に噴出性の出血 (spurting bleeding) や静脈瘤からの出血を示唆する白色栓 (white plug) や赤色栓 (red plug) が見つかるとEVLで止血を確実に行う．

3 出血点が同定できない場合

出血があまりに激しく視野が確保できないといった場合や，静脈瘤でほぼ間違いないと思われるが出血点が同定できないといった場合にどうするか？

① 出血点は絶対に見つかるからトコトンまで頑張る
② 他の医者（上級医）に変わってもらう
③ S–B tubeを入れる

①の気持ちは大事だが実践はしてはいけない．引き際を知ることも患者の命を預かるうえで重要なことである．②の選択肢も重要であるが，その際に③の選択肢も常に頭に入れておく必要はある．また，医師が十分にいる状態だと②の選択肢は非常に有用であるが必ずしもそうでない場合もある．

また，内視鏡を挿入したはよいがバイタルがすぐに不安定になる場合もあり，その際はS–B tubeを挿入し全身状態などを十分に安定させた後に内視鏡を行うといった選択肢も持ち合わせておくべきである．S–B tubeの役割は "治療" ではなく "時間稼ぎ" であるが，その有用性は今日でも十分に通用する[2]．S–B tubeは大きく分けて食道静脈瘤用，食道・胃静脈瘤用に分けられる．出血点が確実にわかれば食道静脈瘤用でもよいかもしれないが，S–B tubeを使う状況は出血点がわ

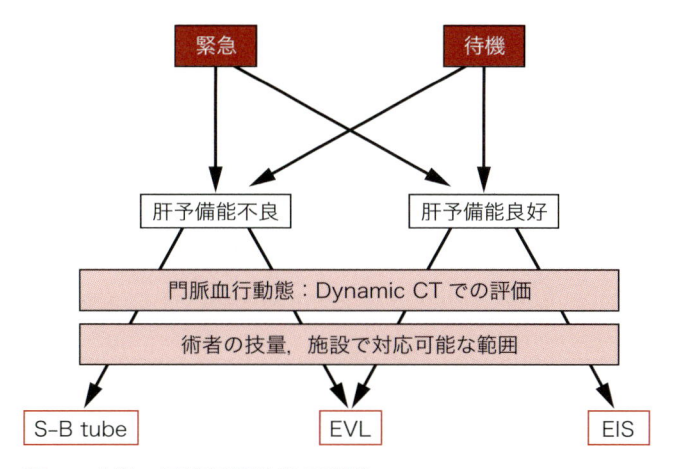

図1 食道・胃静脈瘤治療の実際
静脈瘤治療の方針は患者の肝予備能に左右される．そのうえで，施設における設備，対応可能な手技に合わせて方針を決めていくことが重要である

からない場合の方が多く食道・胃静脈瘤用を使うことに慣れておいた方が実用的と思われる（図1）．

2. 門脈血行動態をイメージする

　一次止血が得られたら次は**根治的治療**を検討する．そのためには門脈血行動態の把握が不可欠である．可能であればDynamic CTを最初に撮影しておくことが望ましい．しかしながら循環動態が不安定で腎機能にも影響が出ている場合は，まずは一次止血を優先し全身状態が安定した後にDynamic CTを撮影することも必要である．Dynamic CTを撮影することで門脈本幹を最上流とする流れがどのように分かれていき，どこで消化管の表面に顔を出すかを追っていくことが可能である．それにより一次止血の後に続く根治的治療へ結びつけることが可能である．

　静脈瘤は瘤とはいえ血液の入口である"供血路"と"排血路"が必ず存在する．そこを把握しておくことで根治的治療である**内視鏡的硬化療法**（endoscopic injection sclerotherapy：EIS）へスムーズに移行可能となる．EISの考え方の基本は血液の流れ出る排血路をバルーンで塞ぎ，供血路から排血路に至るまでの血流を止め，その後に出血源である血管に硬化剤を入れるといった処置である．食道静脈瘤の供血路の多くは左胃静脈であるが，稀に後胃静脈を供血路とし胃内腔に顔を出した後に食道静脈瘤に続く場合もある．術前のCTをイメージして治療に挑むことが重要である（図2）．

3. よりマニアになるためには

　ここまで述べたことが一般的な食道静脈瘤治療である．なかには通常のEISで治療に難渋する症例も存在する．代表的なものとして**巨木型静脈瘤**や**食道壁外シャント合併例**などがあげられる．

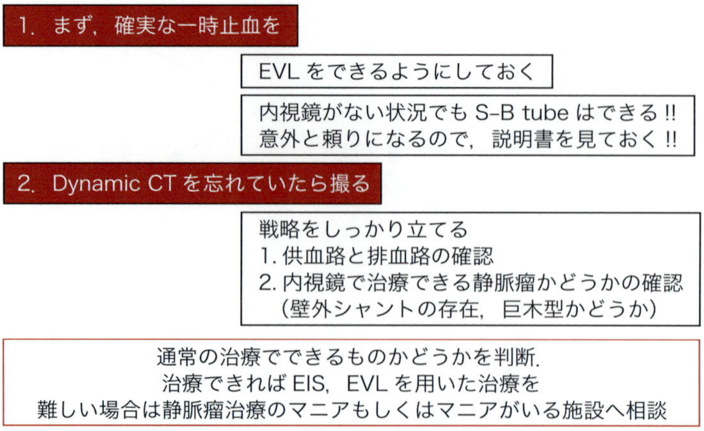

```
1. まず，確実な一時止血を
   ├─ EVL をできるようにしておく
   └─ 内視鏡がない状況でも S-B tube はできる!!
      意外と頼りになるので，説明書を見ておく!!

2. Dynamic CT を忘れていたら撮る
   └─ 戦略をしっかり立てる
      1. 供血路と排血路の確認
      2. 内視鏡で治療できる静脈瘤かどうかの確認
         （壁外シャントの存在，巨木型かどうか）

   通常の治療でできるものかどうかを判断．
   治療できれば EIS，EVL を用いた治療を
   難しい場合は静脈瘤治療のマニアもしくはマニアがいる施設へ相談
```

図2　食道・胃静脈瘤治療の実際
内視鏡的治療の習熟も必要だが，まずは S-B tube を含めた確実な一次止血ができるようにしておく．そのうえで門脈血行動態を踏まえて治療方針を決定していくことが必要である

通常の食道静脈瘤は左胃静脈からすだれ静脈を介し食道静脈瘤へ流れ込む症例がほとんどであるが，門脈圧が著明に高い症例においてはすだれ静脈での血管の細まりがないため，供血路の圧力が高いまま食道静脈瘤に流れ込む．そのため通常の EIS 用のバルーンを用いても血流の遮断ができず，硬化剤が血管内に停滞しないため治療不能となる．食道壁外シャントを有する症例においては食道下部で傍食道静脈との吻合をもつため排血路をバルーンで閉塞できても硬化剤が傍食道静脈に流れ出てしまい供血路に届かないため治療不能となる．また，これらが合併する症例も存在する．

図3は当院で経験した症例である．本症例は EIS で治療を行ったがシャントを有するために治療困難であった症例である．当院ではこういった症例に積極的に経皮経肝門脈造影を行い門脈血行動態の評価をしたうえで治療を行っている．

治療前門脈造影（脾静脈からの造影）で脾臓の血流は左胃静脈と後胃静脈を介し食道静脈瘤へ流れ込む一方で肝臓には流れておらず，門脈圧が非常に高いことがわかる（図3A）．左胃静脈と後胃静脈をそれぞれ造影してみるとすだれ静脈が太く，そのまま食道静脈瘤へ流れ込み"巨木型"静脈瘤となっており，なおかつ"食道壁外シャント"を合併している（図3B）．

この症例に対して S-B tube を挿入しシャントにつながる血管と食道内の静脈瘤を EIS バルーンで圧迫したうえで，左胃静脈と後胃静脈もそれぞれバルーンカテーテルで閉塞，つまり供血路と排血路に加えシャント血管を同時にバルーン閉塞した状態で硬化療法を行った．治療後の門脈造影において食道静脈瘤は描出されず，脾静脈の血流はすべて肝臓へ流入しており無事に治療成功に至った（図3C）．

このように門脈血行動態を理解したうえで治療を行うことでより確実性の高い治療を提供することが可能となる．

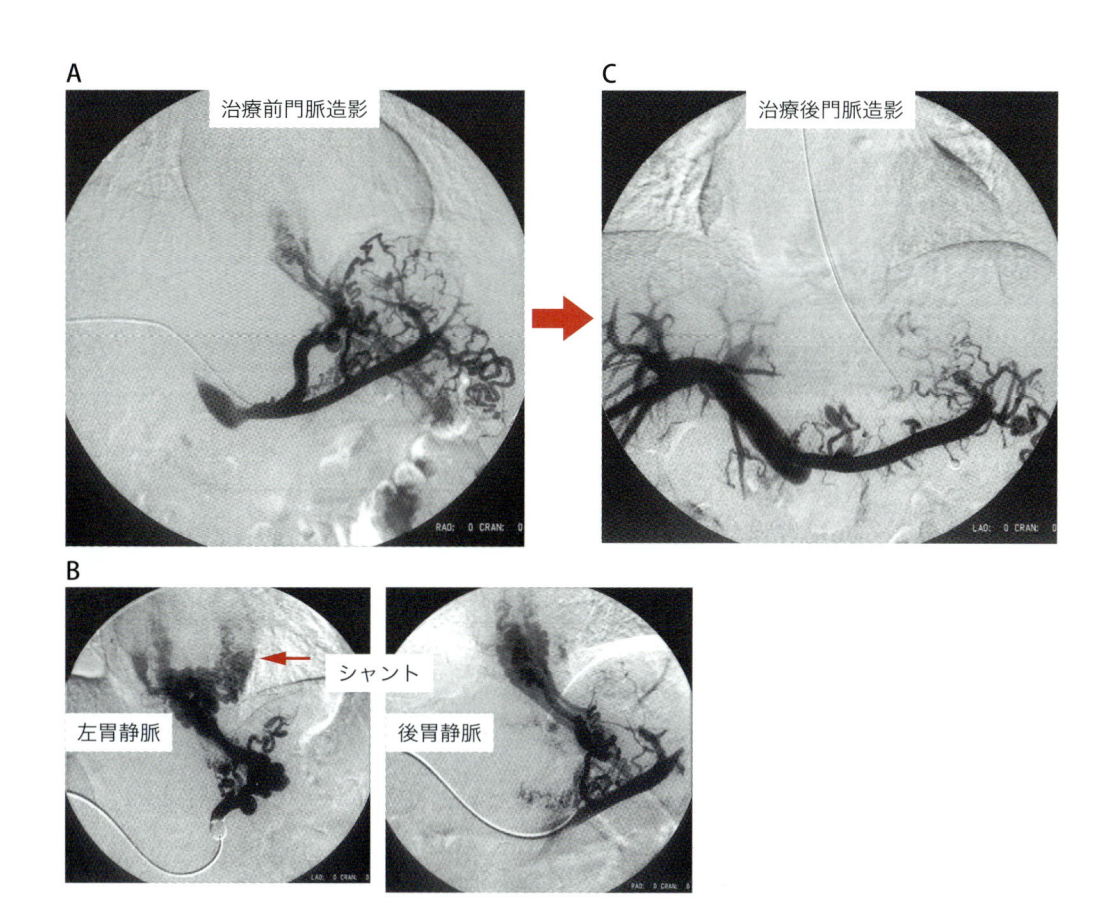

図3 巨木型静脈瘤に食道壁外シャントを合併している症例に対する硬化療法

A：治療前門脈造影
B：左胃静脈／シャント／後胃静脈
C：治療後門脈造影

Advanced Lecture

■ 胃静脈瘤の治療について

　代表的な静脈瘤は食道静脈瘤であるが，その他に胃静脈瘤もある．胃静脈瘤の頻度は少ないが一度出血すると致命的になることも多く重要な疾患である．胃静脈瘤においても考え方は同じで，まず確実な一次止血を行い，その後に根治的治療に挑む．その際にも門脈血行動態を把握したうえでの治療が重要である．胃静脈瘤の治療は本邦で開発されたバルーン閉塞下逆行性経静脈塞栓術（balloon-occluded retrograde transvenous obliteration：B-RTO）が非常に有効である[3]．また，その他にもさまざまな方法が開発されている．文字数の関係もあり割愛するが詳細は『改訂第3版　食道・胃静脈瘤』[1]を参考にしていただきたい．

おわりに

　静脈瘤治療は静脈瘤という消化管の内腔の現象と，門脈血行動態という消化管の外の現象を一

連の物として考える思考が必要である．マニアックな世界であるが，この現象をイメージしながら治療を行っていくことで楽しさ？が深まっていく．また，今回書いたことは複雑な門脈血行動態のごくごく一部である．実際の診療においては予想もしない血行動態に遭遇することも少なくない．そのような場合に喜びを感じるマニアが1人でも多く産まれることを願う．

文献・参考文献

1) 「改訂第3版　食道・胃静脈瘤」（小原勝敏，鈴木博昭/監），日本メディカルセンター，2012
2) Avgrinos, A., et al.：A prospective randomized trial comparing somatostatin, balloon tamponade and the combination of both methods in the management of acute variceal haemorrhage. J Hepatol, 13：78-83, 1991
3) 金川博史，他：バルーン下逆行性経静脈的塞栓術（B-RTO）による胃静脈瘤の1治験例．日消誌，88：1459-1462, 1991

プロフィール

橋本義政（Yoshimasa Hashimoto）
JA広島厚生連尾道総合病院消化器内科部長
2011年より尾道総合病院に勤務し，上司である天野始医師に出会い門亢の魅力にとりつかれました．天野先生の豊富な知識のごく一部ですが，このような機会にお話することができてとても嬉しいです．また，われわれのマニアックな知識が皆様のお役に少しでも立つことを願っております．

天野　始（Hajime Amano）
JA広島厚生連尾道総合病院消化器内科

第4章 これだけは知っておきたい！消化器領域の緊急検査・処置・治療手技

5. 腹痛のX線でイレウスが疑われた．次なる検査は必要？ 初期治療は？ 外科医コールはどうする？

中原雅浩

Point

- 病歴聴取，身体所見を決しておろそかにしない
- 絞扼性イレウスの診断にCT検査は非常に有用
- イレウスの原因を診断し，保存的治療でいけるか，早急な外科治療が必要かの判断が重要．外科治療が必要な場合は，もちろん外科医コール
- 診察時に保存的治療で経過観察が行えた症例も，最終的に外科的治療が必要となる症例もあるため，外科医へのコンサルトはした方がよい

Keyword

- 絞扼性イレウス
- 腹膜刺激症状
- 腹水貯留

はじめに

　イレウスの発生原因により**表**のように分類される[1]．そのなかでも**絞扼性イレウス**は注意を要する疾患である．なぜなら絞扼性イレウスの場合，早急に手術を行い，その原因を除去しなければ患者が不幸な転帰に至る場合があるからである．また絞扼初期に手術に臨めば絞扼腸管が壊死に至っていない場合も多く，いたずらな腸切除も防ぎ得る．そのためイレウス患者を診察する場合は，その発生原因が循環障害を伴う絞扼性イレウスか否かを常に念頭に置く必要がある．絞扼性イレウスの頻度は全国アンケート調査集計[2]（363施設，21,899例）から10.6％と高くないが，上記のように臨床的に非常に重要な疾患と考えられるため，この稿では絞扼性イレウスの診断を中心について述べる．

1. 診察

1 病歴聴取

1）ペンタゾシンの効かない腹痛は要注意

　イレウスの主症状に腹部膨満，腹痛，嘔気，嘔吐，排ガス，排便の停止などがあげられる．絞

表　イレウスの発生原因による分類

1. 機械的イレウス
1）単純性（閉塞性）イレウス 　　1）先天性イレウス 　　2）異物によるイレウス 　　3）炎症性疾患によるイレウス 　　4）腫瘍イレウス 　　5）癒着性イレウス 2）複雑性（絞扼性）イレウス 　　1）絞扼性（狭義）イレウス 　　2）腸捻転，腸軸転症 　　3）ヘルニア嵌頓 　　4）腸重積症 　　5）腸結節形成
2. 機能的イレウス
1）麻痺性イレウス 2）痙攣性イレウス

文献1より引用

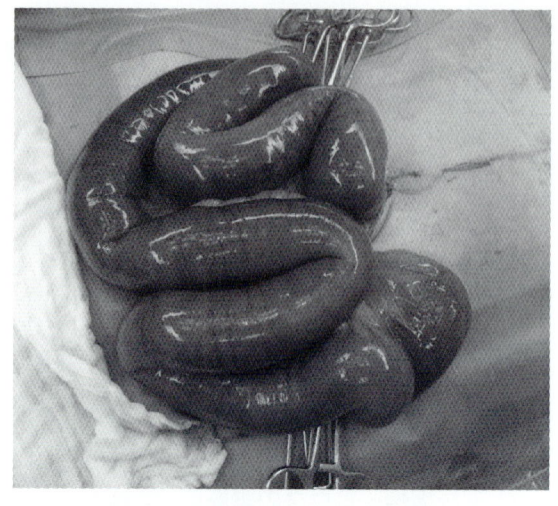

図1　索状物による絞扼性イレウス症例
癒着による索状物で小腸が広範囲に壊死に陥っていた
（Color Atlas⑪参照）

扼性イレウスでは一般的に激しい腹痛の場合が多く，ペンタゾシン（ソセゴン®）15 mgの筋注を行っても，効果が少ないことが多い．実際の臨床で，種々の検査結果でもイレウスの原因診断に苦慮した症例に対し，腹痛に対するペンタゾシン（ソセゴン®）15 mgの筋注の効果が少なかったため，絞扼性イレウスを疑い開腹手術に臨み，絞扼性イレウスと確定診断したケースも多々認められる．

2）開腹術の既往の聴取を忘れるな

既往歴，特に開腹術の既往を聴取することは大切である．なぜなら開腹術後は腹腔内に腸管同士あるいは腸管と腹壁に線維性癒着が必ず起こる．開腹術後のイレウスには癒着性イレウスが多いが，時として癒着部がバンドとなり（adhesive band），腸管を絞扼する場合があるため注意が必要である（図1）．

3）痛みの少ない絞扼性イレウスもある

病歴聴取では発症からの経過時間の把握も重要である．なぜなら絞扼性イレウスが完成し壊死に陥った状態になると腹痛が軽快することがあるからである．

2 身体所見

1）腹膜刺激症状を見落とすな

絞扼性イレウスでは，高度の炎症所見の存在のため腹部所見で筋性防御や反跳痛などの腹膜刺激症状を呈することが多いため，丁寧かつ念入りに腹部を診察しなければならない．

2）必ず鼠径部を診察すること

左右の鼠径部を観察することは重要である．激しい腹痛による体位変換の困難さから鼠径部の診察が疎かになりやすいが，衣服をしっかり下げて左右の鼠径部を観察しなくてはいけない．もし，鼠径部の膨隆所見が認められると鼠径部ヘルニア嵌頓によるイレウスと容易に診断できる．鼠径部ヘルニア嵌頓の場合，周囲の靭帯，骨により脱出腸管が絞扼されることが多い．特に痩せ

た高齢女性の鼠径部膨隆を伴ったイレウスを診察した場合，大腿ヘルニアの嵌頓による絞扼性イレウスをすぐに考えなければならない．

3）SIRSを呈する場合はASAP（as soon as possible）で緊急手術

発熱，頻脈，頻呼吸，低血圧などSIRS（systemic inflammatory response syndrome：全身性炎症反応症候群）を呈する場合は，緊急手術を躊躇してはいけない．なぜなら粘膜が壊死に陥るとbacterial translocation（本来腸管内に常在する細菌が何らかの原因で腸管壁を通過して腸管以外の臓器に移行する現象）は容易に惹起され，敗血症，SIRS，MOF（multiple organ failure：多臓器不全）へと急速に進展するからである．さらに時間が経過し腸管穿孔をきたせば汎発性腹膜炎となりきわめて重篤な状態となる．

2. 血液生化学検査

1 血液生化学検査を過信してはいけない

絞扼性イレウスでは一般的に，白血球数，CRP，LDH，CPKの上昇がみられる．しかし，血流障害による高度の炎症がある場合は，逆に白血球数の減少が認められる．また，CPK，LDHは必ずしも高値になるとは限らない．一方，血流障害を伴わない癒着性イレウスであっても，軽度の炎症反応の上昇や，脱水による検査値の異常がみられる場合もあるため，検査結果は病態把握の参考程度とするのが無難である．

2 代謝性アシドーシスの存在は腸管虚血を示唆する

腸管の血流障害が高度になると動脈血ガス分析で代謝性アシドーシスが高度に認められるようになるため，絞扼性イレウスの病態把握の一助になる．

3. 画像検査

画像検査はイレウスの診断と病態把握の一手段に過ぎないが，得られる情報量が多いことも確かである．特に近年はマルチスライスCTの普及により腹部CT検査から得られる所見は，絞扼性イレウスの診断に非常に有用である[3]．そのためイレウス患者の診察においては，今後の治療方針決定のためにも，なるだけ腹部CT検査を施行するべきである．

1 腹部CT検査

1）腸管壁の所見，腸間膜の所見，腹水の有無の所見が重要

絞扼性イレウスの診断には，もちろん造影CTは必須である．
絞扼性イレウスを疑った場合，①腸管壁の所見，②腸間膜の所見，③腹水の有無に注意する．詳細な所見については成書を参考にしていただきたいが，簡単に述べると腸管壁の造影効果の低下，腸管壁の肥厚，腸間膜血管の拡張，渦巻き状あるいは扇状の腸間膜血管，多量の腹水の存在である．これらの所見が得られたら絞扼性イレウスを第一に考えなければならない．また腸管が虚血により壊死すると，腸管壁内や門脈内ガス像（図2 A，B），穿孔すると腹腔内 free airの所見が認められる．一方でFragerはclosed loop obstructionとして4つの所見を示し，これらが

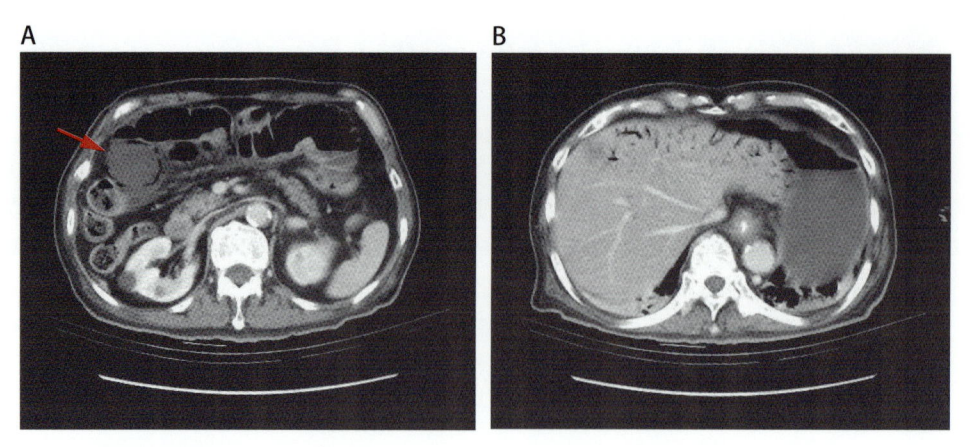

図2　小腸の絞扼性イレウス症例
A）絞扼腸管は造影効果が減弱し，腸管壁内に異常ガスが認められた（→）
B）同一症例の門脈内にもガスがみられた

絞扼性イレウスの早期診断に重要であると述べている[4]．いずれにしてもCT検査により絞扼性イレウスの確定診断ができれば，次の外科治療に迅速に移行できる．

2）閉塞部位が診断されることもある．ヘルニア嵌頓は外科医コール

　CT検査では閉塞部位が同定できる場合がある．例えば，鼠径部ヘルニアの嵌頓では，ヘルニア門からの脱出腸管の同定と，口側腸管の拡張が認められることから，ヘルニアの部位診断（外鼠径？　大腿？　図3）とヘルニア嚢内の液体の貯留の程度で嵌頓からの経過時間の推測が可能となる．

　閉鎖孔ヘルニア嵌頓の診断にもCT検査は有用である．閉鎖孔ヘルニアは痩せた高齢女性に好発し容易に嵌頓する疾患で，イレウスを呈した状態で来院することが多い．身体所見で鼠径部ヘルニアと異なり膨隆を触知することはできない．もちろん腹部X線写真では確定診断はできない．しかしCT検査で，恥骨近傍に脱出した腸管を認めれば容易に診断できる（図4）．特徴的な所見であるため頭に留めておいてほしい．閉鎖孔ヘルニアの嵌頓症例ももちろん緊急手術の対象であるから，この所見が認められれば，外科医コール．

2 腹部超音波検査

○ 大量の腹水の有無だけはチェックする

　腹部超音波検査はX線被曝もなくCTに比べ手軽に行える検査であるため，本来はCT検査所見より前に述べるべきであったかもしれない．腹部超音波検査では，腸管内の液体貯留，腹水貯留，腸管蠕動などの観察に適している．もし，1次救急病院の夜間当直中に，搬送された患者が，激しい腹痛を訴えるとともに，エコー所見で大量の腹水が認められたら，絞扼性イレウスを強く疑い，緊急手術の対応ができる病院への搬送を考慮しなくてはいけない．また身体所見で鼠径部の膨隆が認められれば，その質的診断も行える．しかし，ガスが多く貯留しているときには腹部超音波検査は不適当である．このように腹部超音波検査から得られる所見から絞扼性イレウスの推測は可能であるが，直接な診断は困難である場合が多い．

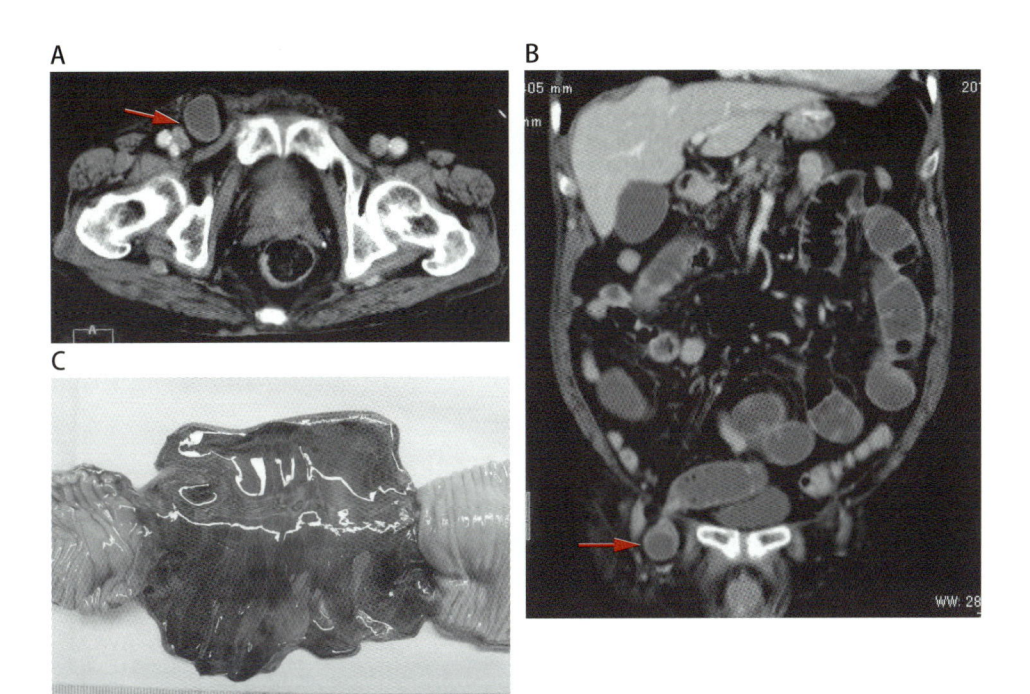

図3　右大腿ヘルニア嵌頓症例
　　A，B）右大腿輪から小腸の脱出が認められ（→），脱出腸管より口側の腸管は拡張していた．
　　C）手術時に嵌頓腸管は壊死に陥っていたため切除した
　　（Color Atlas⑫参照）

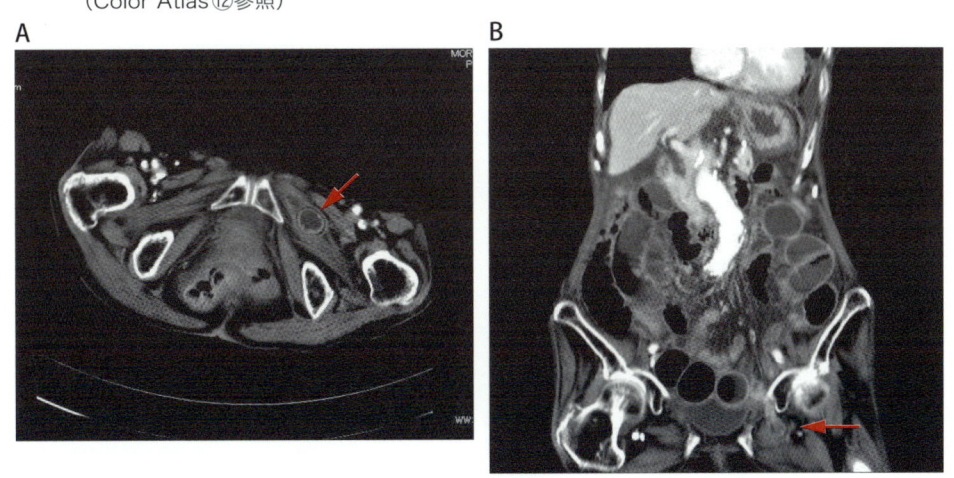

図4　左閉鎖孔ヘルニア嵌頓症例
　　左閉鎖孔に脱出した腸管（→）と，拡張した腸管を認めた

4. 腹腔穿刺

1 診断に難渋したら腹腔穿刺を躊躇しない

　CT検査，あるいは腹部超音波検査で腹水が認められた場合，腹腔穿刺が絞扼性イレウスの診断の一助となることもある．単純性イレウスの場合の腹水の性状は通常の腹水と同様に黄色透明であるが，絞扼性イレウスでは血性であることが多い．

Advanced Lecture

■ 癒着性イレウスと絞扼性イレウスの鑑別

癒着性イレウスであっても油断禁物．厳重な経過観察を行い，一度は外科医にコンサルトを

単純性イレウスの大部分は癒着性イレウスで占められ，その治療方針は腸管内減圧と輸液投与の保存的治療が一般的である．そのため迅速な外科治療の必要のある絞扼性イレウスとの鑑別は非常に重要となる．前述したように絞扼性イレウスではCT検査，腹部超音波検査に特徴的な所見が認められる．これらは特異度あるいは感度に優れた所見として複数の論文でも評価されているため，これらの所見が認められれば絞扼性イレウスを強く疑わなければならない．さらに，山岸らは[5]**腹膜刺激症状，腹水，PO_2の低下**の3因子が独立した絞扼性イレウスの判別因子であるとしている．絞扼性イレウスの判別式を作成し，感度，特異度ともに良好な結果を報告しており，実臨床において有用と思われる．一方で癒着性イレウスと診断したとしても油断してはいけない．なぜなら保存療法で経過観察中に絞扼性イレウスを発症することもあるからである．そのため自覚症状，身体所見はもちろん血液生化学検査所見の推移を注視する必要がある．もし絞扼性イレウスの発症が疑われた場合はCT検査の再検も躊躇してはいけない．また癒着性イレウスは保存的治療で軽快せず手術に至るケースが，10〜26％で認められるため[6]，癒着性イレウスと診断し保存的治療で経過観察している場合も外科医へのコンサルトを一度は行うべきである．

おわりに

イレウスは，自分の診断でその患者の未来が変わる可能性のある疾患であることを肝に銘じ，しっかり知識武装をして，患者の発信しているSOSを見落とさないで診療してほしい．また，臨床の場では患者が医師を育てていくことも忘れずに，診療の手間を惜しまないこと．

文献・参考文献

1) 山田岳史，ほか：特集　最新のイレウスの診断と治療　イレウスの原因，分類，疫学，病態生理．消化器外科，33：1527-1533，2010
2) 恩田昌彦，ほか：イレウス全国集計21899例の概要．日腹部救急医会誌，20：629-636，2000
3) 川崎誠康，ほか：小腸イレウスの診断と手術適応基準の検討．日臨外会誌，68：1369-1376，2007
4) Frager, D.：Intestinal obstruction role of CT. Gastroenterol Clin North Am, 31：777-799，2002
5) 山岸　茂，ほか：絞扼性イレウスの早期診断法．日消外会誌，36：11-17，2003
6) 神藤英二，ほか：特集　最新のイレウスの診断と治療　イレウスの手術適応と手術のタイミング．消化器外科，33：1565-1572，2010

プロフィール

中原雅浩（Masahiro Nakahara）
JA広島厚生連尾道総合病院 消化器外科・内視鏡外科 主任部長
「升田幸三の角」のように自陣深くから相手の玉頭に狙いを定めるように，地方に居ても常に世界を意識して日々の診療にあたっています．40歳を越えても不惑ではなく，今なお発展途上外科医です．常に"志"を高く持って下さい．

第5章 とっさの時に役立つ！ 消化器領域の身体所見・画像診断の理解

1. 腹痛を訴える患者に腹部単純X線を撮影しました．見逃してはいけない所見は何ですか？
〜腹部単純X線写真で救急処置を要する疾患を診断する

西野徳之，濱田晃市

Point
- 腹部単純X線の読影は透視力を駆使すること
- ガスの多寡と偏移に注意する
- gasless abdomenを見逃すな

Keyword
- 腹部単純X線　・診断　・gasless abdomen

本稿では症例呈示を通して，腹部単純X線写真で見逃してはならない"所見"を提示し，その病態を解説する．

はじめに

腹部単純X線写真は消化器疾患診断においてルーチン検査と位置付けるべきだ．

Q1．どのような患者に腹部単純X線を撮影するか？
A1．腹痛を訴えるすべての患者．
Q2．何を読影する？
A2．ガス（黒い部分）と実質臓器（白い部分）を正常な分布なのか，異常なのかを評価する．そのためには普段から多くの症例を診ておく必要がある．
Q3．どのように読影する？
A3．正常な解剖を思い描いて，X線に映っているものと比較する．

読影とは二次元の"絵"を診ることではない．二次元に映し出されている元の姿＝体の状態（病態）を想像し，診断することだ．

腹部単純X線写真を"所見"を探して読影するのではなく，所見の意味を考えながら，臨床推論を駆使して読影する方法の要点を紹介する．

1. S状結腸軸捻転，緊急手術施行例

> **症例**
> 70歳代男性．Parkinson病で神経内科通院中の方で便秘がちであった．腹痛のため救急外来受診．
> 腹部所見：腹部膨満．ガス貯留著明．打診にて鼓音あり．下腹部に圧痛あり．

表1　来院時採血結果

WBC	(/mm^3)	6,170	BUN	(mg/dL)	72.4
RBC	(/mm^3)	479×10^4	Cr	(mg/dL)	2.32
Hb	(g/dL)	15.1	AST	(U/L)	46
Hct	(%)	44.9	ALT	(U/L)	19
Plt	(/mm^3)	20.7×10^4	LDH	(U/L)	268
CRP	(mg/dL)	24.62	CPK	(U/L)	1,883

1 腹部単純X線写真

腸管全体にガスが停滞し，拡張している．特に中央，S状結腸が拡張している．よく見るとS字を呈さず，ループを形成していることがわかる（図1，2）．すなわちS状結腸で捻転していて，口側の腸管の拡張（イレウス）を呈していることが理解できるはずだ．

2 病態イメージ

S状結腸が捻れて閉塞しているために，口側の腸管が拡張している．

1）Coffee bean sign

S状結腸が拡張し，捻じれている．診断時には血流障害のために腸管壊死に至っていることが多く，緊急手術の適応と考えるべき症例である．

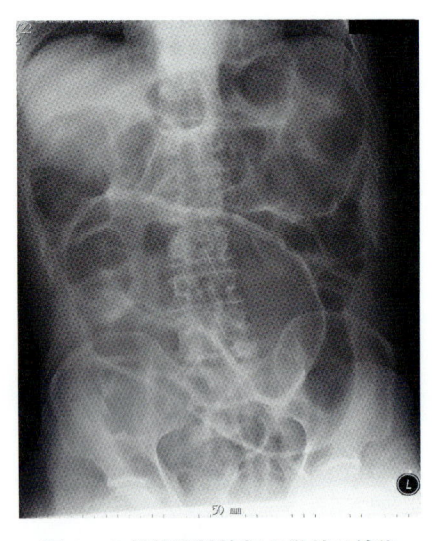

図1　S状結腸軸捻転の単純X線像

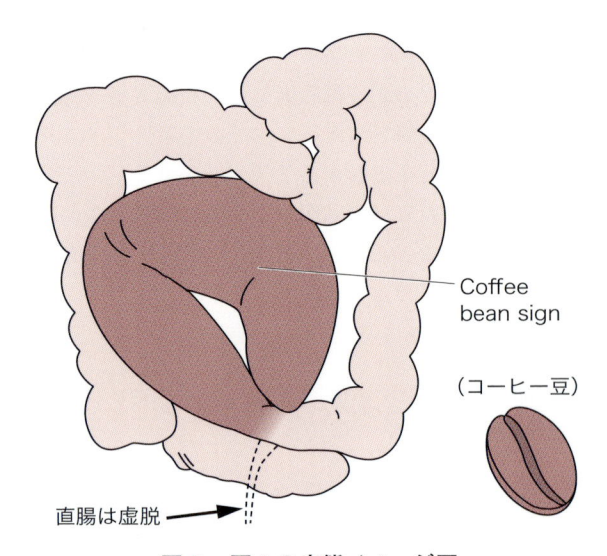

図2　図1の病態イメージ図

2）腸管壊死

捻転を放置するともちろん，腸管壊死に陥る．その際腸管から門脈にガスが入る門脈ガス血症を呈することがある．

3）腹部コンパートメント症候群

また，腹部の膨満感により，呼吸換気障害や門脈，下大静脈の血流障害を引き起こす可能性もある．

3 治療経過

本症例は絞扼の解除および脱気のために内視鏡で腸管の減圧を行った．残念ながらすでに，粘膜壊死に陥っており，緊急手術が施行された．

2. 絞扼性イレウス，緊急手術施行例

症例

50歳代女性．腹痛で救急外来受診．救急医はS状結腸のガスの停滞と判断し，浣腸を施行の後，下剤を出して帰宅させた．腹痛は改善せず，翌々日救急外来を再度受診，立派なイレウスとなっていた．

表2　初診時・再診時採血結果

初診時		
WBC	(/mm³)	11,540 ↑
RBC	(/mm³)	496 × 10⁴
Hb	(g/dL)	15.6 ↑
Hct	(%)	46.4 ↑
Plt	(/mm³)	29.0 × 10⁴
CRP	(mg/dL)	0.00

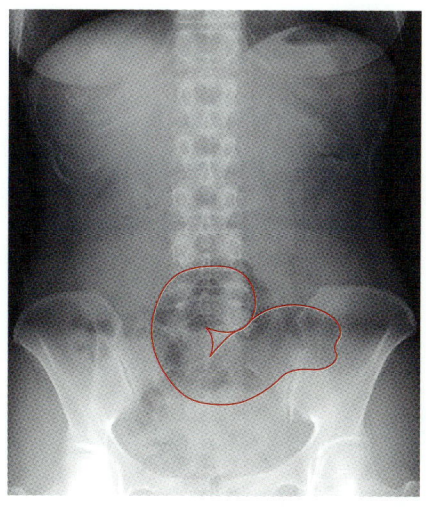

図3　絞扼性イレウスの単純X線像（受診当日）

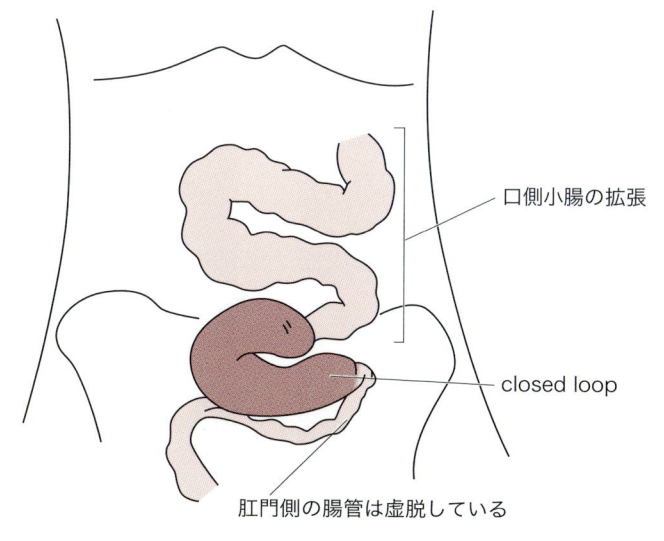

図4　図3の病態イメージ図

1 腹部単純X線写真

下腹部正中にガスで"拡張した"腸管のループが見える（図3, 4）.

ここはS状結腸？ 回腸？ なぜ, ここにしかガスはないのだろうか？ 口側や肛門側にガスが流れないのだろうか？ と考えるとここがclosed loopを形成していることを理解できる. とすればイレウス！ 閉塞部位の確認や腸管の血流障害の程度を確認するために腹部造影CTを撮影する必要がある.

2 病態イメージ

1）Closed loop

口側も肛門側も両方とも閉塞していること. キャンディの両端絞りをイメージすればわかりやすいだろう. 腸管の一部が拡張して, 口側にも肛門側にもガスが"逃げない"ことが理解できるはずだ.

2）Fluid filled ileus（p.169参照）

Gasless abdomenを呈しているときは, 腸管内に腸液の貯留によるイレウスをきたしている可能性があり, 特に全体が白っぽくX線の透過度が低下しているときはCTで確認する必要がある.

3 腹部造影CT/冠状断像

骨盤回腸がclosed loopをつくっている（図5赤線）. 口側の小腸内には空気が見えないが, 腸液が停滞している. このループの口側はfluid filled ileusを呈している.

4 腹部単純X線（2日後）

立位では小腸はガスで拡張し, air fluid levelを形成し, 段差の付くstep ladderを呈している（図6A）. 臥位では骨盤上方に拡張した腸管を認める（図6B）. この腸管は責任病巣よりも口側

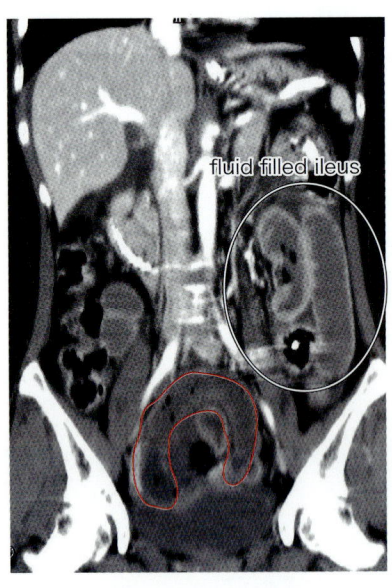

図5 絞扼性イレウスの造影CT/冠状断像

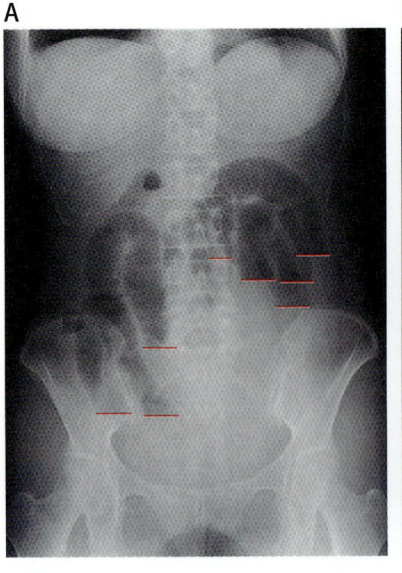

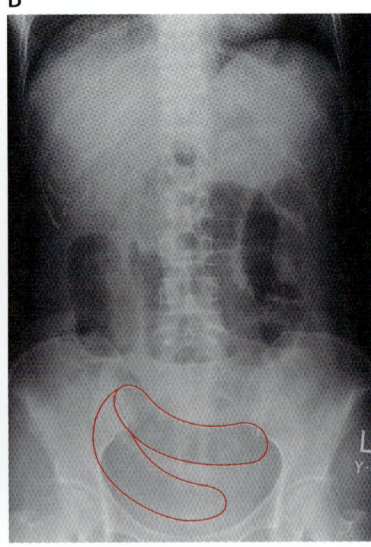

図6 絞扼性イレウスの単純X線像（受診2日後）
air fluid levelは階段状でstep ladderを呈している
A）立位, B）臥位

の腸管である．骨盤腔に薄い拡張腸管のガス像を認める．これは腸管がすべてガスではなく，腸液を含んでいるために透過度が下がっている．ここが責任病巣と思われる．

5 治療経過

絞扼性イレウスと診断し，緊急手術を施行した．ループを形成していた腸管はすでに壊死を呈していた．既往として子宮内膜症の手術を受けており，その癒着の索状物に回腸が嵌頓していた．

3. 腸重積（盲腸の腫瘍が先進部）

症例
80歳代女性．腹痛と下血を訴え受診．
腹部所見：右側でやや膨隆，圧痛あり．

表3　来院時採血結果

WBC	(/mm^3)	3,950
RBC	(/mm^3)	202×10^4 ↓
Hb	(g/dL)	6.9 ↓
Hct	(%)	20.4 ↓
Plt	(/mm^3)	17.4×10^4

1 腹部単純X線写真

ガスが偏移している．骨盤腔に見えるのは拡張した回腸だ．右上側腹部はgaslessを呈している（図7）．

2 病態イメージ

腫瘍は盲腸にあり，これが先進部となり上行結腸は肝湾曲まで内翻している（図8）．回腸も引き込まれ通過障害を呈し，骨盤でガスの停滞≒イレウスを呈している．

3 腹部単純CT/軸位断像

肝臓の前面に占拠性病変を認める（図9A）．腫瘍は層状を呈していて，中心部は充実性に見える．腸管はtarget signを呈している（図9B）．中心のlow densityは脂肪を表している．

1）Target sign
腸管と漿膜側の脂肪組織によりコントラストをつくり，これが"標的"の形を形成している．

4 治療

待機的に手術治療が行われた．盲腸に認められた腫瘍は直径30 mm大の1'型の大腸癌であった．

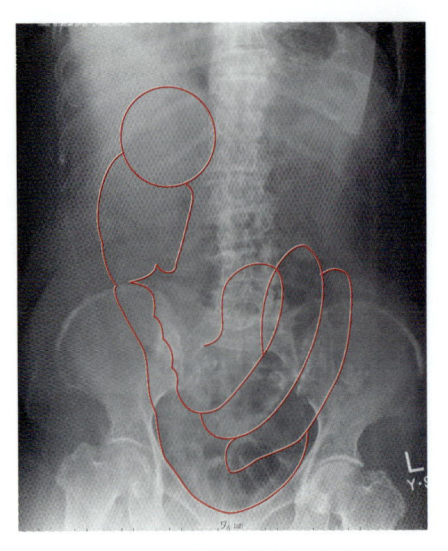

図7 腸重積の単純X線像

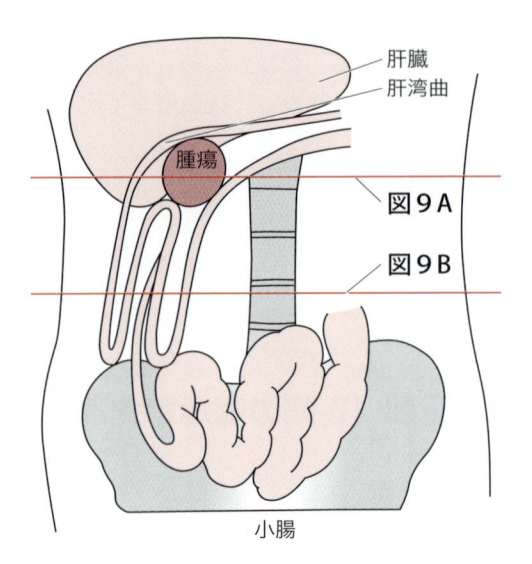

図8 図7の病態イメージ図

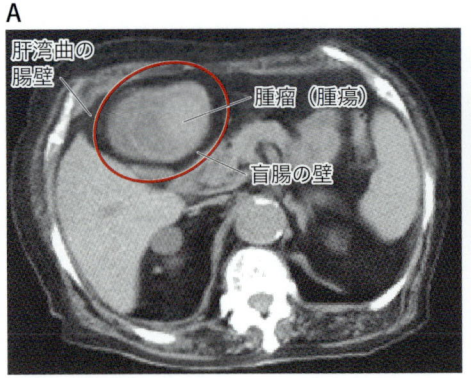

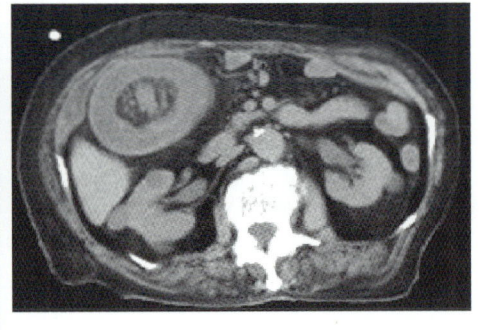

図9 腸重積の単純CT/軸位断像
A) 腫瘤のまわりに二重に腸管の壁が存在している．B) ターゲットサインを呈している

4. イレウス

> **症例**
> 60歳代女性．腹痛で受診．急性虫垂炎で手術歴あり．
> 身体所見：体温 35.7℃，血圧 139/79 mmHg（脈拍 47）
> 腹部所見：平坦，軟．臍周囲に圧痛あり．反跳痛なし．

1 腹部単純X線写真

一見するとgasless abdomenだ（図10）．左下腹部直径10 mm大のガス像が数珠のように見える．

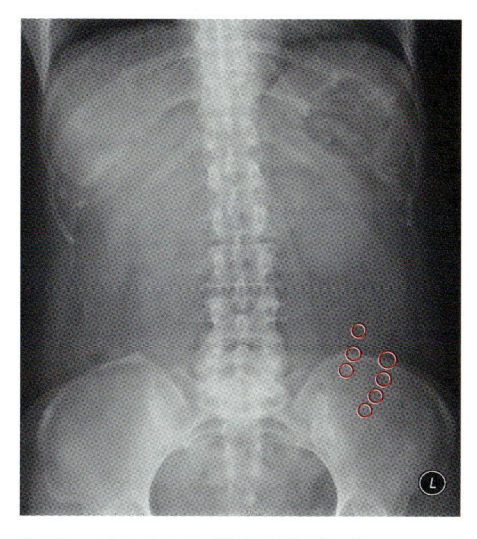

図10　イレウスの単純X線像（string of beads sign）

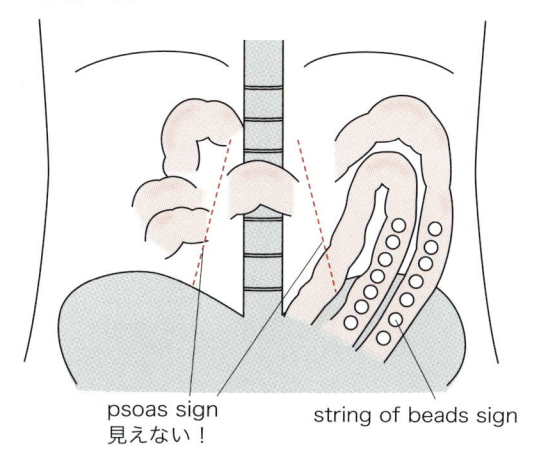

図11　図10の病態イメージ図

2 病態イメージ（図11）

1）Gasless abdomen
Gasless abdomenは異常を呈していることが多く，特にX線全体に透過度が低下しているときはfluid filled ileusを呈していると判断すべきだ．回腸で小腸は閉塞し，イレウスを呈している．小腸は拡張し，腸液で満たされている．

2）String of beads sign
回腸にわずかに数珠状のガスが見える．これをstring of beads signと呼ぶ．拡張したKerckring襞に泡が溜まった状態だ．

3）Psoas sign
充実性占拠性病変により，腸腰筋（psoas）が被覆されコントラストがつかなくなること．小腸に腸液が貯留するとX線の透過性が下がり，psoasが見えにくくなる．急性虫垂炎の際のpsoas signとは区別しておこう．

3 腹部造影CT/冠状断像
小腸は拡張し，Kerckring襞は進展し，間隔が伸びている．そこに少量の空気があると襞が隔壁となりガスが分離され，小粒状になり数珠状に見える（図12, 13）．

4 治療
治療は手術により，癒着剥離術が行われた．**癒着性イレウス**であった．

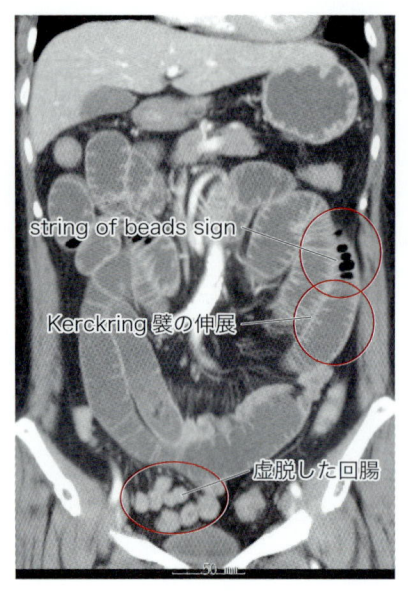

図12　イレウスの造影CT冠状断像 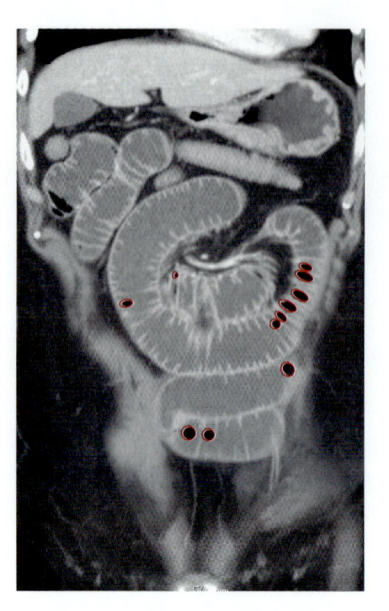　　図13　string of beads sign

5. 進行結腸癌（肝湾曲），緊急手術施行例

> **症例**
> 　50歳代男性．便通障害と腹痛で救急外来受診．もともと毎日便は出るが，2日間便が出ないと受診．
> 身体所見：身長168 cm，体重66 kg，体温36.8℃，血圧157/97 mmHg（脈拍80）
>
> 表4　来院時採血結果
>
> | WBC | (/mm³) | 9,380 ↑ |
> | RBC | (/mm³) | 432×10⁴ |
> | Hb | (g/dL) | 17.4 |

1 腹部単純X線写真

　Gasless abdomenである（図14）．

　Psoas sign 陽性で，右腹部に大きな占拠性病変があると想定できる．そこにあるのは上行結腸であり，そこに溜まるものは便である．上行結腸には泥状便が通過するので，そこに停滞があれば肛門側に閉塞性病変がある（結腸癌？）と考えるべき．速やかに腹部CT撮影が必要だ．

2 病態イメージ

　結腸肝湾曲に進行結腸癌が存在し，完全閉塞となり，上行結腸に便が停滞している．便に含気はなく，著明な拡張を呈している（図15）．

3 腹部造影CT/軸位断像

　胆嚢の前面に腫瘍がある（図16A）．上行結腸は含気のない便で満たされ，回腸は拡張して，イ

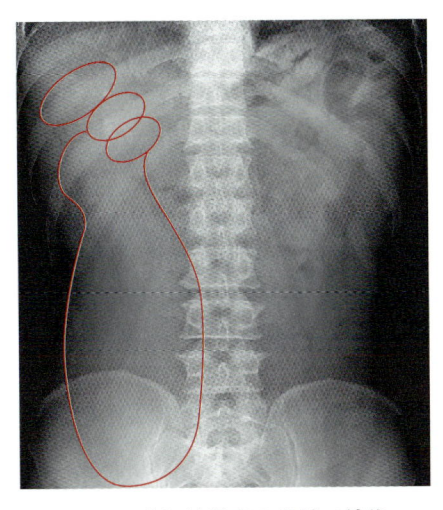

図14　進行結腸癌の単純X線像

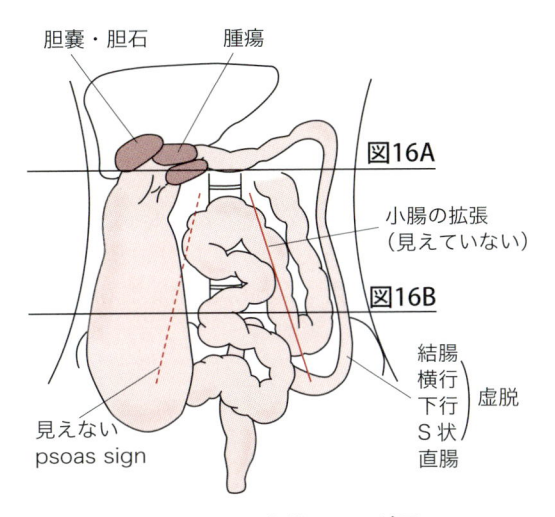

図15　図14の病態イメージ図

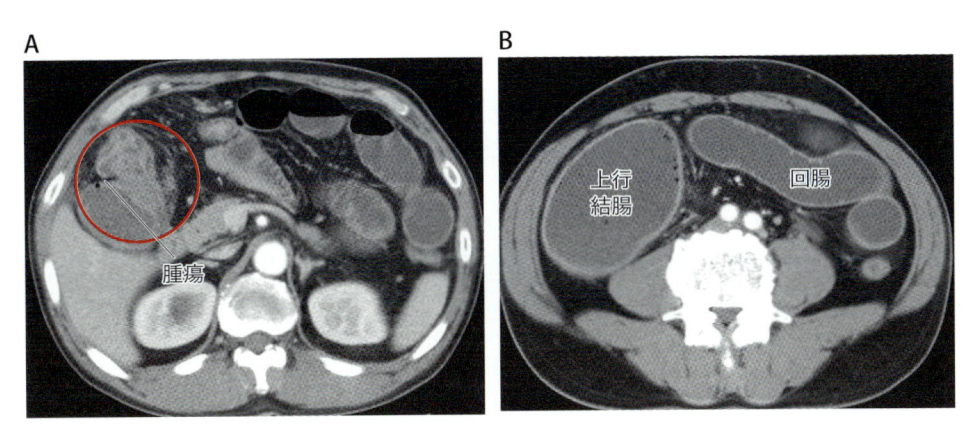

図16　進行結腸癌の造影CT軸位断像

レウスを呈している（図16B）．このような状態をFluid filled ileusと呼ぶ．

1）Fluid filled ileus
　CTで確認すると，小腸は腸液で満たされており，腸管は拡張し，Kerckring襞も伸展され，内圧上昇も想定される．

2）Psoas sign 陽性
　上行結腸が便の停滞で拡張し，X線の透過性を低下させている（白く見える）．これにより，右の腸腰筋が左と比較すると見えにくくなっている（psoas sign 陽性，図14，15参照）．

6. 肝脾腫

> **症例**
> 20歳代男性．発熱で救急外来受診．
> 身体所見：身長 174 cm，体重 62.0 kg，体温 39.8℃，血圧 88/51 mmHg（脈拍118）
> 腹部所見：腹部は心窩部で膨隆，圧痛あり．
> 既往歴：胃潰瘍

1 腹部単純X線写真

上腹部が白くなっている．上腹部に占拠性病変を疑う所見だ（図17）．X線でガス像がほとんどなく，X線不透過なときは占拠性病変を考えて腹部CTを撮影すべきだ．

2 病態イメージ

1）Gasless abdomen

ガスがないだけでなく全体が白いのは，右上腹部は腫大した肝臓で左上腹部が腫大した脾臓によりX線が不透過になっているからだ．その間に胃のガスが細長く見えている（図18）．

3 腹部単純CT/軸位断像

腫大した肝臓と脾臓に挟まれて胃の内腔が狭小化しているのがわかる（図19）．

他の検査の結果ともあわせて，本症例は血液内科へ紹介し，Bリンパ腫関連血球貪食症候群〔Lymphoma（virus）associated hemophagocytic syndrome：B-L（V）AHS〕と診断された．

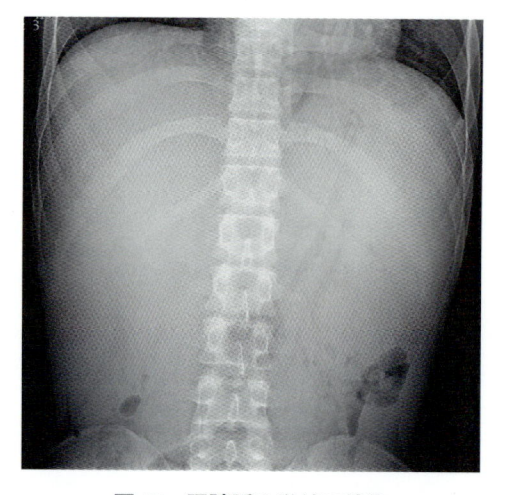

図17 肝脾腫の単純X線像

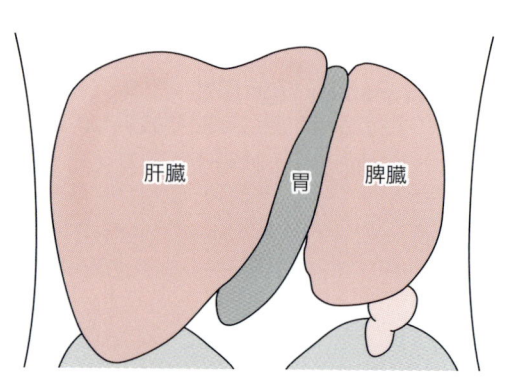

図18 図17の病態イメージ図

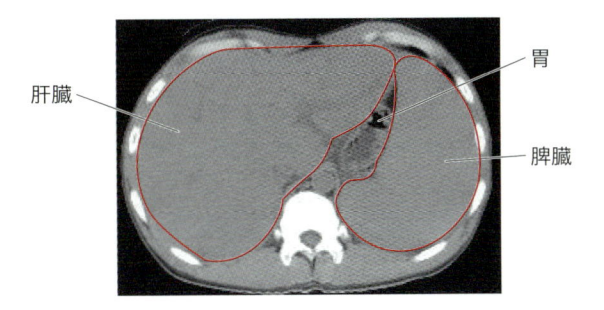

図19　肝脾腫の単純CT像
肝臓は著明に腫大している．
腫大した胃は肝臓と脾臓にはさまれて虚脱している．脾臓は著明に腫大している

おわりに

　救急疾患として，腹部単純X線写真だけでも診断できる代表的な症例を供覧した．
　もちろん腹部単純X線写真だけで診断するわけではないが，一緒に供覧したCTなどの他の画像情報と見比べることにより，その病態を理解しやすくなったものと思う．
　腹部単純X線写真は多くの情報を有しているので，その情報をいかに引き出すのかが臨床医の腕の見せ所だ．

文献・参考文献

1）西野徳之：腹部X線写真の読み方（第1回）見えないものを読み解く（その1）臓器のイメージを重ね合わせる．日経メディカル，2008年4月号：145-146，日経BP社，2008
2）西野徳之：腹部X線写真の読み方（第2回）見えないものを読み解く（その2）臥位でもイレウスは診断できる．日経メディカル，2008年5月号：123-126，日経BP社，2008
3）西野徳之：腹部X線写真の読み方（第3回）見えるものを読み解く　正常像と比べながら考える．日経メディカル，2008年6月号：115-121，日経BP社，2008
4）西野徳之：腹部X線写真の読み方（最終回）腹部写真で分かる疾患　腹痛から緊急度を判断する．日経メディカル，2008年7月号：109-111，日経BP社，2008
5）実践腹部X線・CT・MRIの読み方入門．消化器胆肝膵ケア：149-164，日総研出版，2009
6）西野徳之：画像検査の実際画像検査の際の禁忌・リスク．見逃し，誤りを防ぐ！消化管癌画像診断アトラス（武藤　学/編）：36-43，羊土社，2010
7）Felson, B.：Gasless abdomen;letters from the editor. Semin Roentgenol. 3：215-216, 1968

プロフィール

西野徳之（Noriyuki Nishino）
総合南東北病院消化器センター センター長
当院には多くの患者さんが受診され，多くの検査を行っています．
消化器内科を研修中の医師で，腕を磨きたいという方はぜひ当院にいらしてください．
2011年の実績は上部内視鏡12,392件（緊急内視鏡115件，緊急止血治療92件，ESD127件，polypectomy16件）．大腸内視鏡3,461件（Polypectomy465件，緊急止血8件，ESD4件）．ERCP318件（ENBD207件，ERBD34件，EST108件，EPBD50件，砕石治療82件）．
僕のLife Workは，すべての医師が腹部単純X線診断をより確実に理解しやすく診断できるように解説してゆくことです．これに加えて，苦痛のない内視鏡をOriented Endoscopyとしてご紹介しています（http://www.youtube.com/watch?v=eYg8qkB-H2I）．多くの医師に共有してもらって，患者さんが安心して内視鏡を受けられるようにしたいと思っています．そして，もう1つ，

ERCPが安全で確実に施行できることをVisible Tracing Cannulationとして紹介しています．これも，多くの方に共有いただいて医学の発展に寄与したいと思っています．

濱田晃市（Koichi Hamada）
総合南東北病院消化器センター
消化器内科後期研修医（医師5年目）．消化器を専門として診療して3年目です．
（西野）たぶん医師五年目としては，世界で一番内視鏡を施行していて，腕の立つ医師だと思います．彼のCarrierはすでに上部内視鏡約6,000件，下部内視鏡約2,000件，ERCP約200件．緊急内視鏡，吐血の治療は100件以上，ESDは主治療として100件以上，大腸polypectomyは300件以上，ENBD/ERBD挿入も100件以上．世界広しといえどもこれだけの症例を経験している医師は彼をおいていないでしょう．僕が，10年目でこれだけの件数を経験していません．

なぜ，それが可能なのか？
それは年間の新規のがん患者さんが紹介も含めて1,800人以上受診するがん拠点病院だから．われわれの病院は医師数は少ないですが，多くの患者さんであふれています．それに従い，必要な検査件数も増え，多くの検査を経験できるのです．消化器内科の医師は症例を経験するだけでなく，多くの検査を自身で実践していかなければ，成長はできません．
今のcarrierに満足できない後期研修医の諸君，一度当院を見学に来てみませんか？
第二の濱田君をめざしてみませんか？

第5章 とっさの時に役立つ！ 消化器領域の身体所見・画像診断の理解

2. 腹部エコー上達への道

畠　二郎

● Point ●

- まずは自らプローブを持ってみること！ 初心者のうちは量が質を生む段階である
- とにかくいいモノを見ること．なんちゃってエコーを真似してはダメ！
- 自分で見た症例は最後まで追跡し，フィードバックすること
- 病院で学ぶことすべてがエコー上達の道につながる

● Keyword ●

- 腹部エコー　・臨床能力　・実践

はじめに

　医師のエコー離れが顕性化している．CTはオーダーするだけで客観的画像が得られるが，エコーは自分で走査しないといけないし見落としも怖い，さらにメタボな患者ではもはやお手上げ…，ということで何かとお手軽簡単が流行る昨今，それでなくても多忙な医師がエコー検査をしなくなったというのも当然の流れである．CTですべての診断が可能，つまりエコーでわかることはすべてCTでわかるのであれば（被曝の問題はさておき）問題はない．しかしながらエコーでしかわからない病態は数多く存在し，それを日々の臨床で実感していないのは残念ながら勤務している施設のエコー診断のレベルがさほど高くないからである．エコー診断の領域では検査技師の進出が著しいが，「エコーの力は臨床の力」であり，疾患の幅広い知識や病態生理を知る医師自らが検査を行う意義は大きい．ということで本稿では腹部エコーに習熟するためには何が必要かについて概説する．

1. 腹部エコー上達への道

Step1　〜量は質を生む〜

　「エコーは走査がややこしくて…」というのは研修医がよく発する感想であるが，その研修医が嬉々として内視鏡のモデルを使って練習している．内視鏡でわかりやすいのは臓器のオリエンテー

ションだけであり（当然口から入れば食道に達するという意味で），実際に高度な診断をすることは容易ではない．エコーも同じである．仮にも医師免許を有するからにはある程度の解剖は理解しているはずである．最初から難しいことを考えず，**まずはプローブを手にして気になるところに当ててみることである**．当てれば何かは見える．最初は見落としや誤診もあるので上級者のチェックは必要であるが，それをくり返すことで走査そのものには慣れてくる．ということでわれわれの施設では医師にはまずできるだけ多くの検査を行うことを勧めている．何事もやって，何かわかってくれば面白くなってくるものである．やらなければ何も始まらない．1回の経験でもそれはゼロに比べれば無限大である．

Step2 〜いいものを見る〜

本稿を読まれているのは主としてレジデントなどの若い医師と思われるが，最初に悪い癖をつけると生涯損をする（当然患者も被害を受ける）．医師としての長いキャリアを考えたとき，短期間でもきちんとエコーをしている施設に見学に出向き，本来エコーとはどのように使えばどこまで診断できるのかを実感するとよい．ただしstep1を経てある程度エコーというものを知ってからの方が効果は高い．日本のサッカーもJリーグが発足し海外からの優秀な選手のプレイを間近に見ることでレベルが著しく向上したように，ある程度できると思っている時点でいいものに触れることは技量向上に大きく役立つ．つまり「**目を肥やす**」ことである．

Step3 〜個々の症例を大切にする〜

エコーに限らず，臨床医の鉄則であろう．エコーを行った患者がすべて自分の受け持ちになるとは限らないが，他の検査結果や治療経過も含めて最後まで追跡し，エコーで見たものは何だったのかを還元する習慣がなければ上達はない．なお，正診か誤診かで一喜一憂する必要はない．博打を打って当たることもあれば，緻密な分析が（多くは稀な病態であるために）外れることもある．反省すべきは**エコーで診断する際にきちんとした根拠をもとに判断したか**，**分析に値する画像が撮れていたか**，であり，根拠のない当たりに価値はない．

Step4 〜限界を設定しない〜

私事で恐縮だが，筆者は自治医大を卒業し僻地診療所勤務を経験した．医師は自分ひとりで当然CTはない．といってすべての腹痛患者を車で40分かかる中核病院に紹介するわけにもいかない．ついに「エコーですべてを診断してやる！」と決意した．つまり必要に迫られたわけである．その頃は「エコーで消化管なんか見えるわけがない」というのが常識であったが，急性腹症は消化管疾患に起因することが多く，「見えるはず」と信じてとにかくエコーを行い，実際に数多くの症例を診断し救命した．確固たる根拠のない限界を設定せず，まずはプローブを当てて見えているものは何かを考えることでこれまで自分が見えなかったものが必ず見えてくるはずであり，飛躍的に技量を向上させることにつながる．ヒトは意識しないものは視野に入っていても決して認識しない．

Step5 〜臨床能力を磨く〜

診断とは患者がある疾患である確率を高める作業とも言える．主訴や病歴など当初の情報から想定される疾患を確率の高い順に列挙し，走査しながら個々の疾患を肯定あるいは否定していくというプロセスが実はエコーの醍醐味である．そのためには幅広い疾患の知識や個々の疾患の病

態に関する理解が必須であり，最終的に技師（稀に医師顔負けの知識を有する者もいるが）と医師の差が生ずるのはまさにこの点である．**「何でもかんでもエコーをしてみる」**一方で，**「エコー以外のことも何でもかんでも興味をもつ」**ことも懐の深いエコーには必要である．

おわりに

番外編　～検査技師とコラボする～

以上のstepをたどれば，エコーはCTをはるかに凌駕する診断ツールとして手放せないものになり，かつ自分自身の院内での存在感も増すであろう．それと同時に検査技師がエコーの主翼を担っている現在，常に技師との知識の交流を図ることはお互いのレベルアップ，そして施設の診断能の向上，ひいては超音波医学の発展につながる．技師のテクニックを学ぶとともに，技師の診断を臨床的に吟味し，お互いの短所を補い，長所を伸ばすようにすることが患者も含めた全員の幸福につながると信じる．エコーは決して「なんちゃって」的な画像診断法ではない．ただ使いこなされていないだけである．

プロフィール

畠　二郎（Jiro Hata）
川崎医科大学 検査診断学
自分自身は「エコーが上手くなりたい！」なんて思ったことはありません．疾患が見えるか見えないかは，プローブさばきの上手さよりは医学知識の豊富さによるところ大です．つまり，すべての道はエコーに通ず．エコーに特化した意識をもつのではなく，日々使ってみることが大事です．

第5章 とっさの時に役立つ！ 消化器領域の身体所見・画像診断の理解

3. 腹痛を訴える患者の緊急造影CTで，見逃してはいけない所見は何ですか？

森　浩希

Point
- 活動性出血を見逃すな
- 腹腔内遊離ガスは存在を疑ったうえで探せ
- 普段の読影から血管走行に目を配れ

Keyword
- 活動性出血
- 腹腔内遊離ガス
- 血管走行

はじめに

　現代の医療は画像診断の助けがなければ，一歩も進めないと言っても過言ではないくらいに高度化，精緻化している．もちろん初期診療は病歴聴取や触診，視診といった古典的手法を基本とすべきであることは間違いないが，CTを撮らなければ診断できない症例も多くあることは事実である．ここでは見逃してはいけない初歩的なポイントに絞って画像診断の極意に触れてみる．

1. 見逃してはいけない所見とは？

　得られたCT画像からすべての有意所見を拾い上げるのが理想であるが，ここではレジデント向けに3つのポイントだけを取り上げる．いずれも見逃してしまうと重篤な状態に陥る可能性のある所見である[1,2]．

① 活動性の出血
② 腹腔内遊離ガス
③ 動脈血栓症

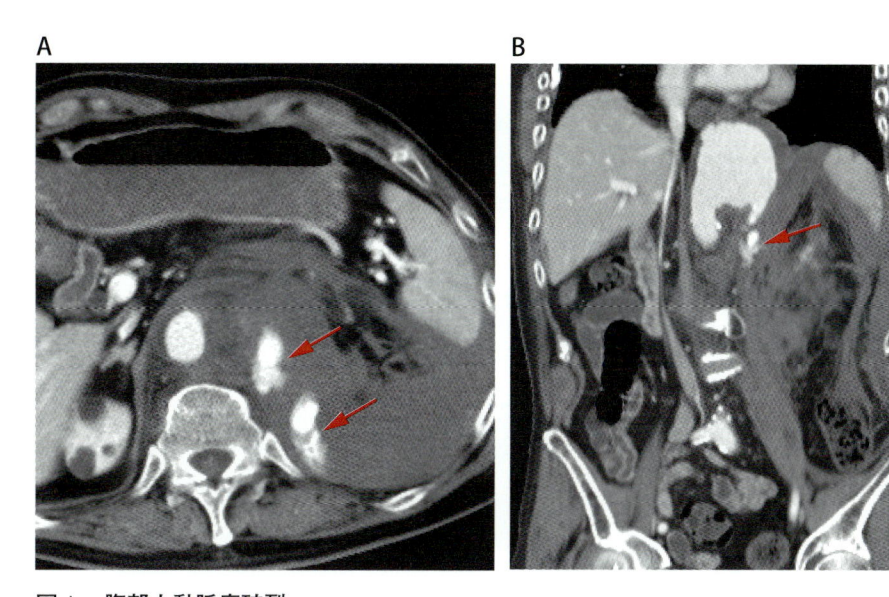

図1 腹部大動脈瘤破裂
A：造影CT，B：造影CT冠状断像
大動脈周囲〜左後腎傍腔に血腫を形成．血腫内に造影剤の血管外漏出が認められる（→）

2. 活動性の出血

　図1はショック状態で搬送された腹部大動脈瘤破裂の症例で，左後腎傍腔に大きな血腫を形成している．血腫内には**造影剤の血管外漏出（extravasation）**が認められ，活動性の出血が続いていることが示唆される．CT撮影前の初診の段階で重篤な状態であることが予見できる症例で，得られたCT所見の解釈に迷うことはないと思われる．

　では図2の症例ではどうであろうか．下血の症例で，過去にS状結腸の憩室出血の既往がある．S状結腸の内腔には動脈優位相で造影剤の漏出所見が認められ，遅延相で造影剤が広がっている．憩室からの持続性出血の存在が疑われるが，**遅延相のみの撮影ならば出血所見に気づかない可能性がある**．臨床情報と適切なCT撮影（単純，動脈優位相，遅延相）が揃って初めて適切な診断が下せる症例である[3]．

　活動性の出血は当初はわずかな量であっても，時間が経てば致死的な状態に陥る可能性があることを肝に命じてCT所見を読影する必要がある．

3. 腹腔内遊離ガス

　腹腔内遊離ガスは通常，腸管穿孔の存在を示唆する重大な所見である．この所見を拾い上げるコツは，とにかくその存在を疑って探すことに尽きる．図3は胃穿孔の症例である．遊離ガスが多量に存在する場合，通常の観察条件では肺野の空気や腸管内の正常ガスと紛れてしまうことがある．そこで，モニタ診断できる環境下では，観察条件を変えて（ウインドウ幅を広げて，レベル値を下げる）読影する必要がある．目に見える像を追うだけでなく，予見される所見を積極的

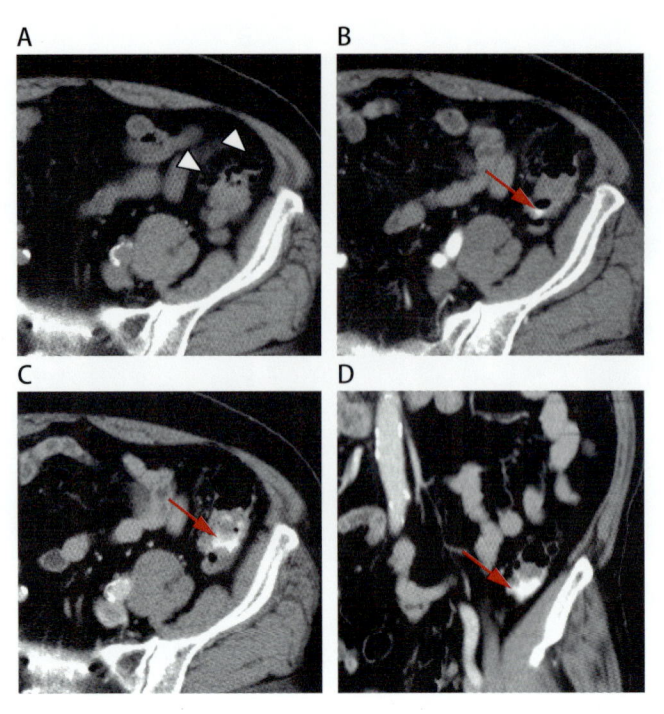

図2 S状結腸憩室出血
A:単純CT,B:造影CT動脈優位相,C:造影CT遅延相,
D:造影CT遅延相冠状断像
S状結腸に憩室(▷)が多発している.腸管内に造影剤の漏出(→)が認められ,遅延相にかけて広がっている

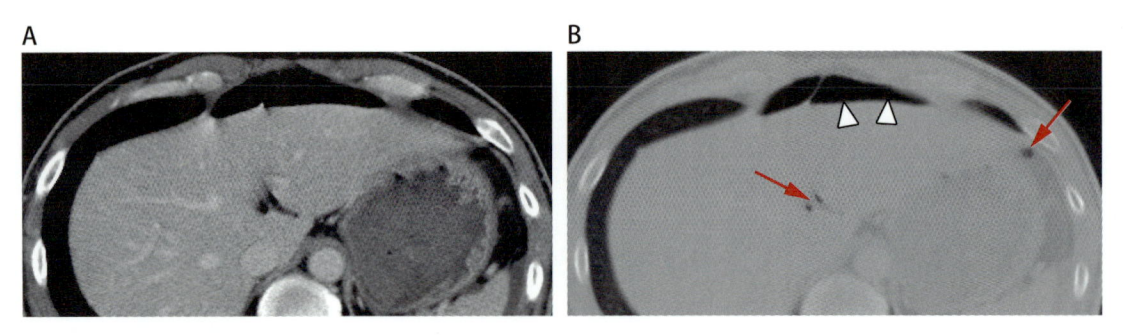

図3 胃穿孔の造影CT
Aは通常条件での表示,Bはウインドウ幅を広げて,レベル値を下げた条件での表示
Bでは肝前方(▷)や腹腔内(→)の遊離ガスが明瞭に認識できるが,Aでは肺野や腹腔内脂肪織に紛れて,その同定は難しい

に探す姿勢が重要である[4]).
　また遊離ガスが少量の場合こそ,その存在を疑って探索する努力を怠ってはならない.図4は穿孔を生じた大腸憩室炎の症例である.局所の炎症所見は明瞭であるが,そこから離れた遊離ガスの存在は気づきにくい.腹部全体を適切な条件下で丹念に観察する必要がある.

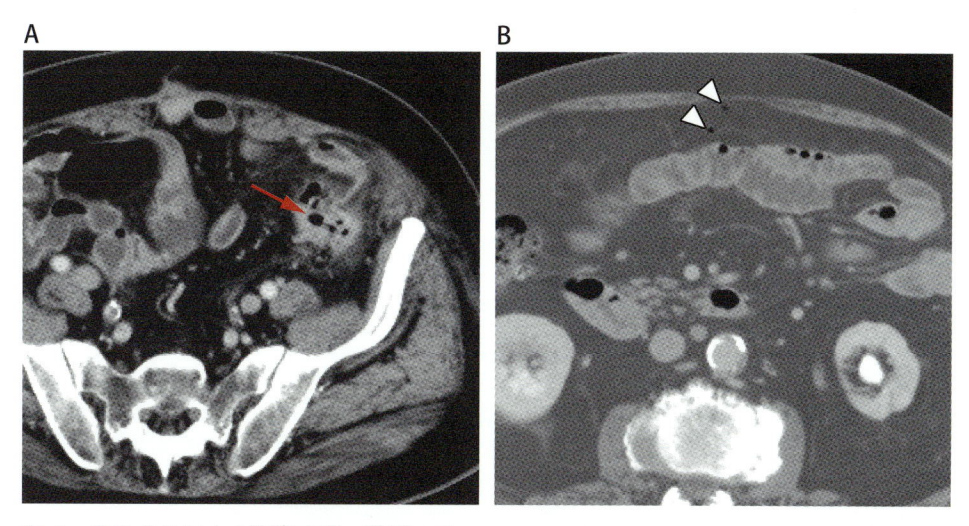

図4 穿孔を生じた大腸憩室炎（造影CT）
AではS状結腸の憩室と壁肥厚が認められ，周囲脂肪織に炎症が波及している（→）．Bでは主病変とは離れた位置に小さな遊離ガスが認められる（▷）

4. 動脈血栓症

　本来あるべきではない位置に腫瘤や炎症などの異常所見があれば，CTでその存在を指摘するのは難しいことではない．しかし**通常の構造物の中に軽微な変化が生じた場合は意外と気づきにくい**．その意味で血管内に生じる病変は盲点となりやすい．図5は上腸間膜動脈血栓症のCT像である．血栓の存在を念頭に置いて作成した3D画像であれば上腸間膜動脈の途絶を指摘することは容易であろう．しかし元の横断像では同血管の走行に着目して追っていかなければ，血栓で閉塞していることを指摘するのは難しい[3]．

　モニタ診断であれば横断像を連続して観察できるはずなので，視線を固定すれば血管走行を容易に追うことができる．**日常の読影作業のなかで主要血管の走行を大まかに確認する習慣をつけるようにすれば**，いざというときに役に立つ．

おわりに

　筆者が放射線科医となった当時は，CTは厳選された症例にのみ施行する特別な検査という位置付けであった．今と比べて機器の性能は低く，コンピュータの処理速度も遅いため，時間がかかる割に詳細な診断ができる画質とはいえなかった．さらに手押し注入の造影剤では申し訳程度の造影効果しか得られず，血管走行を確認するなど考えられない，といった状況であった．そのため救急患者にまずCT撮影という概念はなかったように記憶している．

　今はマルチスライスCTが広く普及しており，高画質のCT画像を簡便に得ることができる．要するに，目の前の患者を診察して想像した病態が，画像で即座に確認できるという恵まれた状況といえる．読影力を高めるということは，日々の診療の質を向上させることにも直結しているということを覚えておきたい．

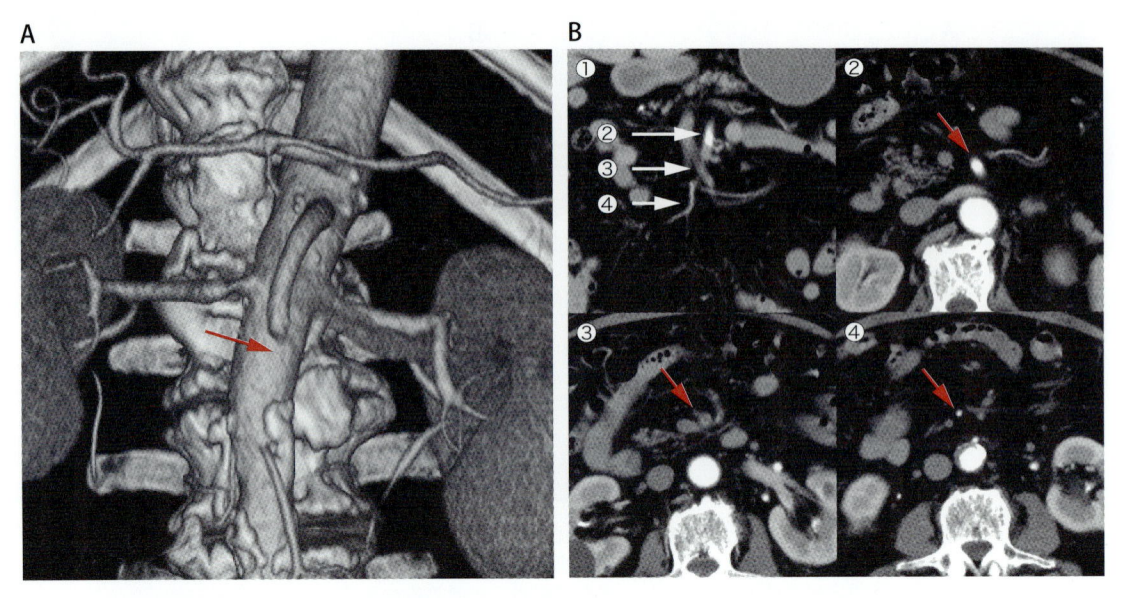

図5　上腸間膜動脈血栓症（A：3D血管像，B：造影CT）
3D血管像では途絶した上腸間膜動脈が描出されている（→）．Bの①は冠状断像で，図内の②～④と⇨は
それぞれの横断像のスライスレベルを示す．上腸間膜動脈（→）は起始部寄りのスライス②では造影される
が，それより末梢側の③では血栓のため造影されない．さらに末梢側の④では側副血行により造影効果がみ
られる

文献・参考文献

1) 安谷正, ほか：研修医が知らなくてはならない最低限の画像診断知識, CT-腹部. 臨床画像, Vol.23. No.4：124-154, 2007
2) 岡島由佳, ほか：若手放射線科医が知っておきたい腹部救急の画像診断, CT・MRIの適応と役割. 臨床画像Vol.24. No.4：45-58, 2008
3) 石山光富, ほか：研修医が知らなくてはならない救急疾患のCT・MRI, V.腹部 消化管②・腹膜. 臨床画像, Vol.27. No.10：165-181, 2011
4) 高司亮, ほか：研修医が知らなくてはならない救急疾患のCT・MRI, V.腹部 消化管①. 臨床画像, Vol.27. No.10：152-164, 2011

↑以上はすべて雑誌「臨床画像」（メジカルビュー社）の特集増刊号から取り上げた．研修医向けの特集は定期的にくり返されているので，いずれか1冊は手元に置いておきたい．

プロフィール

森　浩希（Hiroki Mori）
JA広島厚生連尾道総合病院　放射線科
1991年広島大学医学部卒業
画像診断の進歩はテクノロジーの発展に負うところが大きいですが，その右肩上がりの最中に画像診断医として参加できたことは望外の幸せです．その進歩や発展がまだまだ続いていくのかどうかは未来の画像診断医の力にかかっています．

第5章　とっさの時に役立つ！消化器領域の身体所見・画像診断の理解

4. 腹痛の診察で，正確に身体所見をとるコツを教えてください．特に「腹膜刺激症状」がよくわかりません

有坂好史，杉本真樹，東　健

Point

- 9領域を，視診→聴診→打診→触診の順に診察する
- 腹痛の部位と腹膜刺激症状の有無から鑑別疾患を絞り込む
- 腹膜刺激症状の評価には咳嗽試験や踵落し衝撃試験も有用である

Keyword

- 腹部診察　・腹膜刺激症状　・腹膜炎

はじめに

　腹痛の診察では，的確な腹部所見をとることによってある程度の鑑別診断と急性腹症のトリアージが可能である．本稿では，腹痛がある場合の腹部所見の取り方のコツについて述べる．

1. 腹部診察における考え方の基本

　まず，腹部診察の前に，臨床経過，全身状態，腹痛（自発痛）の部位と程度，発熱，黄疸，嘔吐，下痢などの随伴症状を俯瞰的に把握しておくことが大切である．**突然の発症で循環動態が不安定な場合（心血管系疾患），腹痛が強く重篤感がある場合（急性腹症）**は迅速な対応が必要となる．

　腹部診察における考え方の基本は腹痛の部位の把握と腹痛の程度の評価である．急性虫垂炎でも心窩部に腹痛を訴える患者があるように，患者が訴える腹痛の部位は必ずしも病変の部位と一致するとは限らず，的確な診察により圧痛点を把握し罹患臓器を同定せねばならない．一方，腹痛の程度の診断には，**腹膜刺激症状の評価**が最も重要であり，急性腹症のトリアージにも不可欠である．

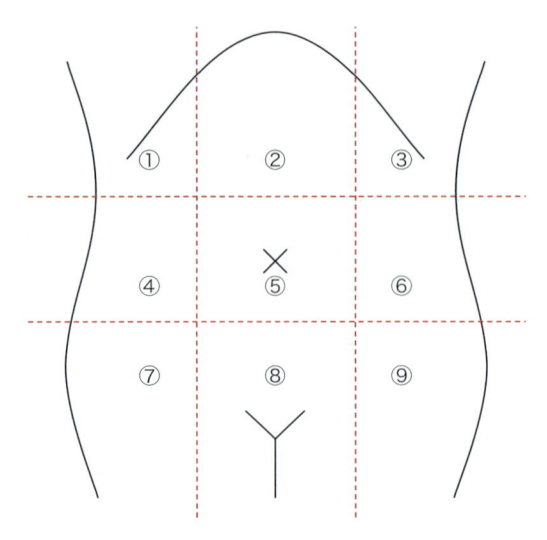

図1 腹部の9領域
①右上腹部，②心窩部，③左上腹部，④右側腹部，⑤臍部，⑥左側腹部，⑦右下腹部，⑧下腹部正中，⑨左下腹部

表 腹痛の部位と鑑別疾患および注意すべき徴候

腹痛の部位	鑑別疾患	注意すべき徴候
右上腹部	急性胆囊炎，急性胆管炎，肝膿瘍，十二指腸潰瘍	Murphy徴候 Charcot 3徴，Reynolds 5徴
心窩部	胃潰瘍，心筋梗塞	
心窩部～左上腹部	急性膵炎	Grey Turner徴候 Cullen徴候
右側腹部，左側腹部	大腸憩室炎，腎盂腎炎，尿管結石	
臍部（～心窩部）	腹部大動脈瘤破裂	
右下腹部	急性虫垂炎，大腸憩室炎，鼠径ヘルニア	McBurney圧痛点 Rovsing徴候
下腹部正中（～左右下腹部）	骨盤腹膜炎，卵巣茎捻転，子宮外妊娠，尿路感染症	
左下腹部（～下腹部正中）	S状結腸捻転，大腸憩室炎	

- 急性胆囊炎：Murphy徴候
- 急性胆管炎：Charcot 3徴（右上腹部痛，発熱，黄疸），Reynolds 5徴（Charcot 3徴と意識障害，ショック）
- 急性膵炎の皮膚着色斑：Grey Turner徴候（側腹壁），Cullen徴候（臍周囲）
- 急性虫垂炎：McBurney圧痛点，Rovsing徴候

2. 腹痛の部位による鑑別診断（図1，表）

1 腹部の9領域と鑑別疾患

　腹部を9領域に分ける（図1）と，腹痛の部位から罹患臓器・鑑別疾患をある程度推定可能である．鑑別疾患によっては表に示すような臨床徴候も有用である（表）．腹膜刺激症状を伴うものは手術やドレナージなど迅速な対応が必要となることが多い．

2 腹部全体の腹痛の鑑別疾患

腹痛が腹部全体の場合，腹膜刺激症状を認めれば汎発性腹膜炎などの重篤な病態が考えられる．腹膜刺激症状がない場合は比較的軽症のものが多い．患者が痛みの部位を腹部全体と表現しても，腹部診察では圧痛点が曖昧で再現性に乏しい場合や経時的に痛みの部位が移動する場合は，急性胃腸炎やイレウスなどによる蠕動痛や鼓腸が原因のことが多い．ただし，**上腸間膜動脈塞栓症**は，自発痛が強く重篤であるにもかかわらず，腹膜刺激症状がないことがあり注意が必要である．

3. 腹部診察の実際

腹部診察の基本手技の詳細は，社団法人医療系大学間共用試験実施評価機構の共用試験医学系OSCE「診療参加型臨床実習に参加する学生に必要とされる技能と態度に関する学習・評価項目」[1]のⅦ腹部診察の項を参照されたい．ここでは腹痛がある場合に限っての腹部診察の取り方について述べる．

腹部診察は**視診→聴診→打診→触診**の順に行う（打診，触診を行うと腸雑音に影響するため，聴診を先に行う）．自発痛の部位から罹患臓器を絞り込めることは事実であるが，先入観に捕われ過ぎて大事な所見を見落とさないよう注意する．

1 視診

腹水やイレウス，腫瘍による腹部膨隆，手術瘢痕，静脈怒張，着色斑などを確認する．急性膵炎の際に貯留した滲出液が腹壁皮下に浸透すると皮膚に黄褐色〜暗赤色の着色斑が出現する．側腹部のものは**Grey Turner徴候**，臍周囲のものは**Cullen徴候**と呼ばれる．

2 聴診

1）腸蠕動音の聴取
聴診器を腹壁に軽く当て30秒以上かけて聴取する．
- 機械的イレウスでは亢進（金属性有響音）
- 麻痺性イレウスでは低下〜消失

2）血管音の聴取（図2）
大動脈，左右腎動脈，左右総腸骨動脈で血管雑音の有無を聴取する．

3）振水音の聴取
聴診器を上腹部に押し当てたまま腹部全体を揺する．イレウスではチャプチャプと音がする．

3 打診

9領域を打診し鼓音か濁音かを評価．
鼓音：腸管内ガス（鼓腸）
濁音：実質臓器，糞便塊，腫瘍
　　　　液体貯留（イレウス，膀胱）

4 触診

9領域を順に，第2〜5指をそろえて指を立てず浅く圧迫し圧痛を探る．自発痛の部位は最後

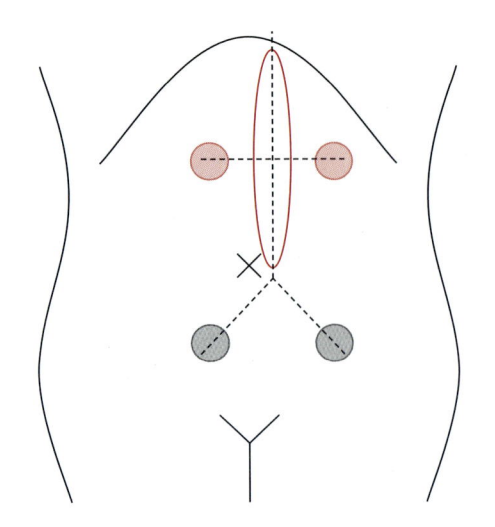

図2　血管音の聴取部位
　◯：大動脈 – 剣状突起と臍を結ぶ正中線のやや左のライン
　●：左右腎動脈 – 上記ラインの2等分点の両側
　●：左右総腸骨動脈 – 臍のすぐ足側両側

に行う．部位によっては以下の徴候を念頭に置き診察を行う．

1）右上腹部の徴候
- **Murphy徴候**：急性胆嚢炎の徴候．右上腹部を圧迫したまま患者に深呼吸を促すと，吸気時に下降してきた胆嚢が圧迫部にさしかかると圧痛のため吸気を止めてしまう．
- **Charcot 3徴**：右上腹部痛，発熱，黄疸の3徴のこと．これに意識障害とショックを加えたものを Reynolds 5徴と呼び，いずれも急性胆管炎にみられる徴候である．

2）右下腹部の徴候
- **McBurney圧痛点**：急性虫垂炎の際の圧痛点．臍と右上前腸骨棘を結ぶ線を3等分し，右上前腸骨棘から1/3の点．
- **Rovsing徴候**：急性虫垂炎の徴候．左下腹部から下行結腸内容を逆流させるようにこすりあげたときに右下腹部痛を認める．

5 腹膜炎と腹膜刺激症状（図3，4）

　壁側腹膜に炎症が及んだ状態を腹膜炎と呼び，腹膜刺激症状が認められる．虫垂炎，胆嚢炎，膵炎，子宮付属器炎などの炎症，胃十二指腸や胆嚢の穿孔，絞扼性イレウスや腸間膜血栓症，卵巣・S状結腸の茎捻転などの血行障害，その他急性腹症として取り扱われる多くの疾患が原因となる．

　病変の範囲により，**限局性腹膜炎**と**汎発性腹膜炎**に分けられ，限局性腹膜炎では，急性虫垂炎，急性胆嚢炎，急性膵炎などの病変付近の腹壁にのみ腹膜刺激症状がみられるが，汎発性腹膜炎では腹部全体が硬化し板状となる．腹膜炎による腹膜刺激症状は，腹壁の裏側（内側）が熱傷を起こしている状態（じんじんする，触れると痛い）を想起すると理解しやすい．

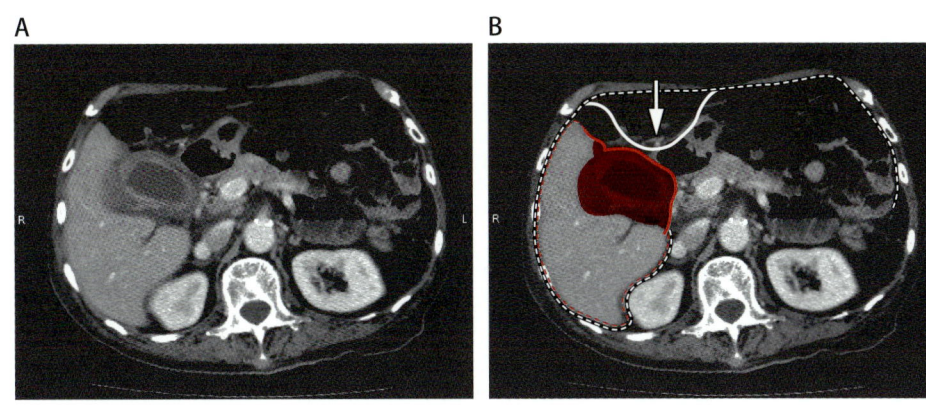

図3　急性胆嚢炎の痛みの理解①圧痛「腹膜炎を起こしていない症例」
赤色破線：臓側腹膜，赤色実線：臓側腹膜に炎症がある範囲，白色破線：壁側腹膜，⇨：圧痛
急性胆嚢炎のため胆嚢壁の肥厚と胆嚢周囲の脂肪輝度の上昇を認める．
臓側腹膜（胆嚢の漿膜）に炎症があるが，壁側腹膜には炎症は及んでいない．
胆嚢漿膜に触れるほど腹壁を強く圧迫すると圧痛（矢印と白色実線）を認めるが，壁側腹膜には炎症がないため腹膜刺激症状は認めない．

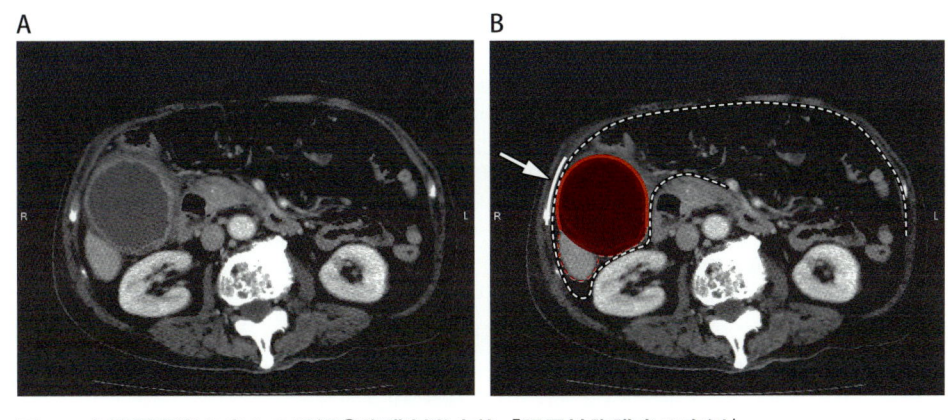

図4　急性胆嚢炎の痛みの理解②腹膜刺激症状「限局性腹膜炎の症例」
赤色破線：臓側腹膜，赤色実線：臓側腹膜に炎症がある範囲，白色破線：壁側腹膜，白色実線：壁側腹膜に炎症がある範囲－限局性腹膜炎
急性胆嚢炎のため胆嚢の腫大と胆嚢周囲の脂肪輝度の上昇を認める．
臓側腹膜（胆嚢の漿膜）の炎症が壁側腹膜に及び限局性腹膜炎を起こしている．
白色実線の部分の腹壁には軽い刺激で激しい痛みがあり，腹膜刺激症状を認める．

6 腹膜刺激症状の評価

1）筋性防御
腹部の触診時に腹筋が緊張し腹壁が硬く触れることで，板状硬とも表現される．患者が痛みのあまり自分で腹壁を緊張させている場合も腹壁が硬くなるが，ゆっくり呼吸をくり返させると弛緩してくることで鑑別できる．

2）反跳痛（Blumberg徴候）
数本の指で腹壁をゆっくり圧迫し（2〜3秒くらい），急に放すと圧迫時より痛みが増強する．

第5章　とっさの時に役立つ！消化器領域の身体所見・画像診断の理解

3）咳嗽試験
患者に咳をしてもらうと腹痛が増強する．

4）踵落し衝撃試験
患者につま先立ちをしてもらい，急に踵を降ろすと痛みが響き増強する．

おわりに

腹痛患者に対する腹部診察では，第一に急性腹症を鑑別することである．腹膜刺激症状の評価と腹痛の部位から特定の疾患に特徴的な徴候を把握することが有用である．

文献・参考文献
1) 医学系OSCE実施小委員会・事後評価解析小委員会：共用試験OSCE，医学系OSCE「診療参加型臨床実習に参加する学生に必要とされる技能と態度に関する学習・評価項目」（第2.5版），28-33，社団法人医療系大学間共用試験実施評価機構，2011（http://www.cato.umin.jp/）

プロフィール

有坂好史（Yoshifumi Arisaka）
神戸大学大学院医学研究科 内科学講座消化器内科学分野
胆膵疾患の診断，内視鏡治療を専門にしています．神戸大学の消化器内科には消化器内科学にとどまらず，広く生命医学にかかわる産学官連携による多数のユニークなプロジェクトがあります．興味のある方はぜひ一度見学に来てください．

杉本真樹（Maki Sugimoto）
神戸大学大学院医学研究科 内科学講座消化器内科学分野

東　健（Takeshi Azuma）
神戸大学大学院医学研究科 内科学講座消化器内科学分野 教授

第5章 とっさの時に役立つ！消化器領域の身体所見・画像診断の理解

5. 上部消化管透視検査を見る機会が減っています．研修医が知っておくべき読影のポイントは？

平賀裕子

Point

- バリウムは粘度のある比重の重い液体なので，粘膜に付着するとともに，陥凹（周囲より凹んだところ）にたまり，隆起（周囲より隆起したところ）ははじく
- 証拠（パーツ）を拾い集めて頭の中で3D化しながら，実際の病変の形態を名探偵のように推理していく
- 美しい透視像は内視鏡よりも病変の真実を捉えていることがある

Keyword

- ヒダの性状　・アレア　・蚕食像

はじめに

病変の微細構造を忠実に反映した，美しい透視写真を撮ることはそれを読むことよりはるかに難しい．手軽に内視鏡検査ができるようになった現在，透視屋と呼ばれる芸術的X線像を撮ることができるプロは絶滅危惧種に近いかもしれない．でも忘れてはいけないのは，検診車での胃癌検診でも一般的に撮影されている胃のX線二重造影法（図1）は日本人（白壁彦夫先生，市川平三郎先生，熊倉賢二先生）による発明であり，日本人の誇りにおいて撮れなくても読める医師にはなりたいものである．今回は胃透視にしぼって述べる．

1. 検診異常用語

胃癌集団検診やドックなどで「要精査」つまりは癌の疑いありとして引っかけられる所見を紹介する．知り合いに聞かれても余裕で答えられるように覚えておこう．

1 胃変形

一般的な胃の形を定形（図2A）とすると，それと異なる異形のなかにも病的ではない正常異形と呼ばれるものがあり，牛角胃や瀑状胃がそれである．**牛角胃**（図2B）は牛の角のような形

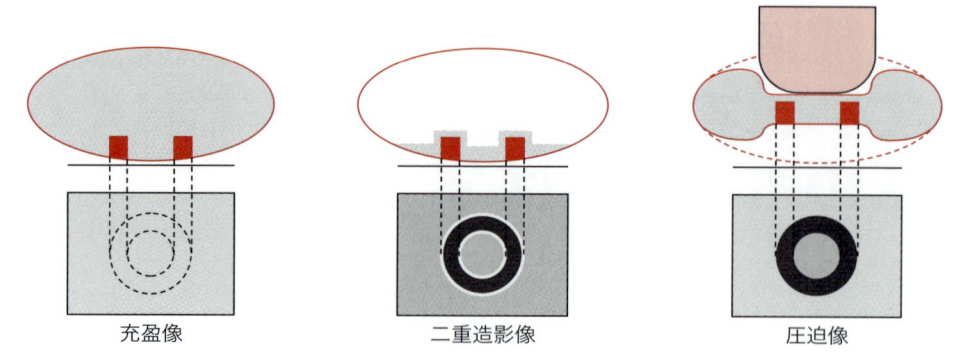

図1　充盈像と二重造影像，圧迫像の違い
ドーナツ状の隆起性病変があっても，バリウムで充たされた状態（充盈法）ではX線像では映らないが，バリウムの量を減らしてバリウム層を薄くし，代わりに空気で置換する（二重造影法）とバリウム層から飛び出している隆起はその形のままに白の中の黒として描出される．また，バリウムを減らさなくても圧迫で胃壁を適度に押しつぶす（圧迫法）と隆起部のバリウムが排除され二重造影像と同様に隆起の形が描出される

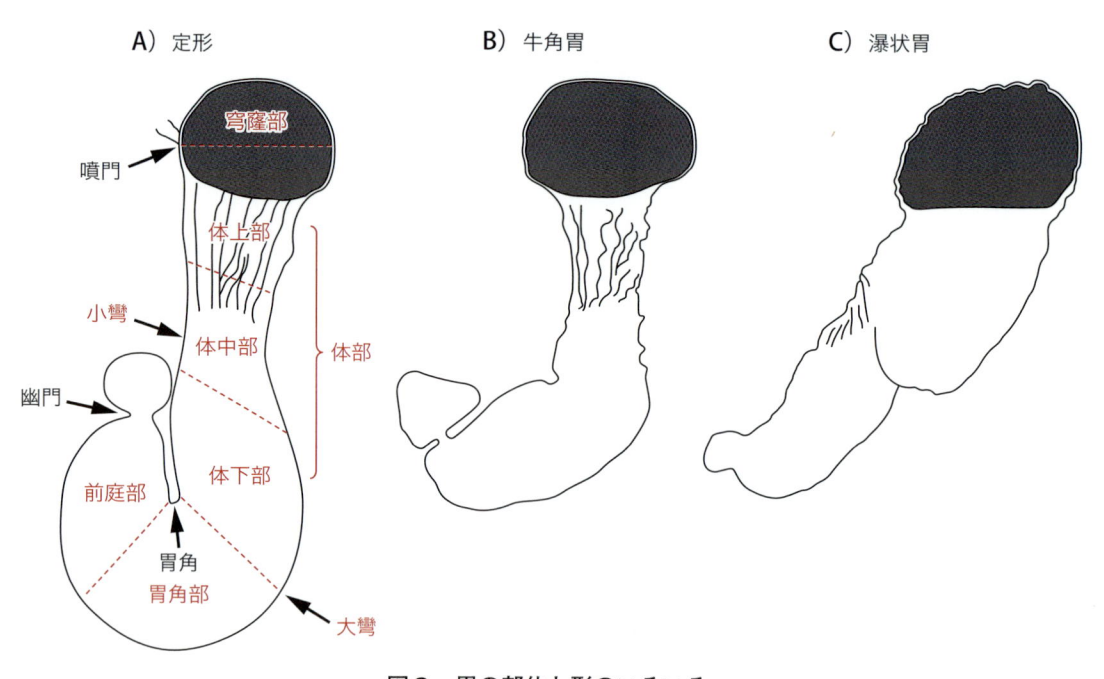

図2　胃の部位と形のいろいろ

の胃のことで太った体型の男性に多い．高緊張が原因で生じる形で，胃全体が持ち上がり管腔がやや狭く小彎・大彎も短く見えるが，スキルス胃癌のような伸展不良や小彎短縮ではない．**瀑状胃（図2C）**は胃が椎体の上でブリッジしているように，穹窿部が後方に倒れ，体部が前方に偏位し，胃が水平に近い状態に回転偏位した状態．飲んだバリウムが穹窿部にいっぱいになるまで溜まり，その後，瀑布（滝）のように流れ落ちるため，こう呼ばれている．ただ瀑状胃の場合，胃透視での所見が取りにくく内視鏡を勧められることも多い．

A）辺縁硬化　　B）陰影欠損　　C）ニッシェ（niche）　　D）タッシェ（tache）

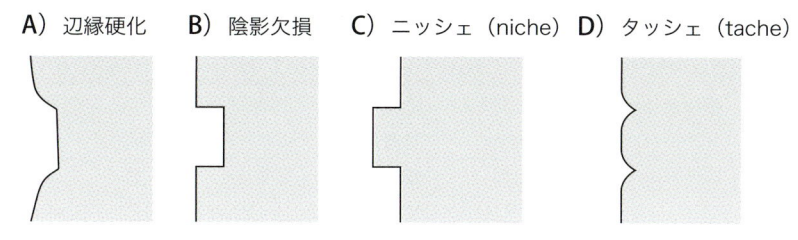

図3　充盈像の辺縁異常所見

2 小彎短縮
小彎が陥凹性病変による収縮により短くなる所見であるが，大彎とのバランスを考慮して短いかどうかを判定する．

3 胃角哆開（しかい）
胃角の切れ込み幅が広がって見える状態で，胃角部の陥凹性病変の存在を疑う所見．

4 辺縁硬化
線維化などにより硬くなった病変が彎側にかかって存在することにより生じる所見で，病変部は伸びが悪いため直線的となり，周辺正常部の自然な丸みを帯びた曲線より相対的に内側に凹んで見える（図3A）．

5 陰影欠損（defect）
胃内腔に突出する隆起により充盈像の辺縁が欠けた状態（図3B）をさすが，類似して見えるものに蠕動，たるみ，胃外圧迫，陥凹性病変の引きつりや硬化などがある．

6 ニッシェ（niche）
辺縁が外側に突出する像（図3C）のことで，潰瘍などの陥凹へのバリウムのたまりを側面からみたもの．

7 タッシェ（tache）
両端のひきつれによる切れ込みのために外側に突出して見える像（図3D）のことで，十二指腸球部潰瘍瘢痕などの多発潰瘍瘢痕の間の粘膜にたまったバリウムがこのように見える．

8 アレアの乱れ
アレア（area，胃小区）とは胃粘膜表面に密に存在する1〜3 mm程度の類円形隆起で，バリウムの付着により網目様の模様に見える．このアレアの大きさ・形・配置の不整は胃炎でもみられるが，ⅡcやⅡb，Ⅱaなどの早期癌の所見であることもある．アレアが放射状に配列してみられる〔アレアの集中（micro-convergence）〕ときは陥凹性病変の所見である．

9 バリウム斑，フレッケ
浅くまだらなバリウムたまりのことで，潰瘍やびらん，Ⅱcなどの陥凹性病変が疑われる．

表1　巨大皺襞の鑑別

	分布	走行・間隔	表面・辺縁	陥凹	伸展性
肥厚性胃炎	大彎に対称性	蛇行状・広	平滑	なし	軟
スキルス癌	非対称性	直線状・狭	粗造	単発	硬
悪性リンパ腫	非対称性	直線状・狭	平滑	多発	軟

文献2をもとに作成

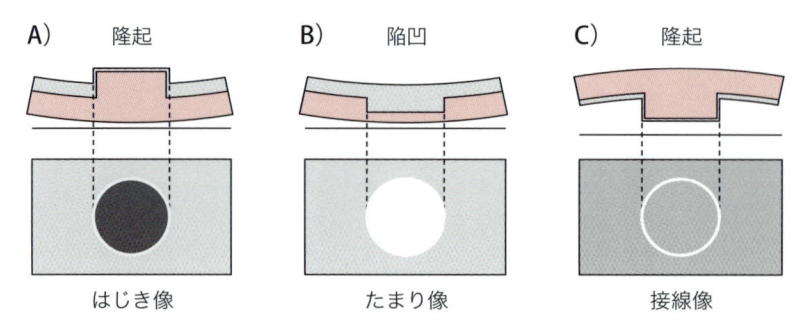

図4　二重造影像を構成する基本3成分
A) 隆起　はじき像
B) 陥凹　たまり像
C) 隆起　接線像

10 レリーフ集中

次項で出てくる皺襞集中と同義で，消化性潰瘍のみならず，Ⅱc早期癌では合併した消化性潰瘍もしくは癌の線維化によるひきつれによりこの所見を伴うことが多い．

11 粗大レリーフ，巨大皺襞（giant fold）

皺襞（fold）とは胃粘膜にある幅5mm程度，高さ2〜3mmのしわのようなヒダで，穹窿部に多く前庭部に少なく，また大彎に多く小彎に少なく，前後壁に対称性にみられる．この皺襞が蛇行し腫大していると肥厚性胃炎とスキルス癌や悪性リンパ腫との鑑別が必要となる（表1）．

2. 読影時に拾い集めるべきパーツ

1 はじき像，たまり像，接線像

二重造影法に映っている画像はこの3種の基本成分の組み合わせから成っており，このパーツを拾い集めて立体的なイメージを組立てていく．

1）はじき像

隆起がある場合，周りにたまっているバリウム層より上に飛び出していれば，その部分はバリウムの抜けとして認識される（図4A）．周囲の白に比べて黒っぽい領域は周囲のバリウム層の厚みよりも高い隆起であることを示している．このはじき像と周囲との境界は隆起の立ち上がりが急峻か，なだらかかで違いが生じ，急峻なほど境界が明瞭となる．

2）たまり像

陥凹がある場合，陥凹の深さの分，バリウムがたまるので，周囲に比べて白っぽい領域として映し出される（図4B）．陥凹の深さにより白っぽさの程度が異なり，陥凹面の凹凸に応じ濃淡が

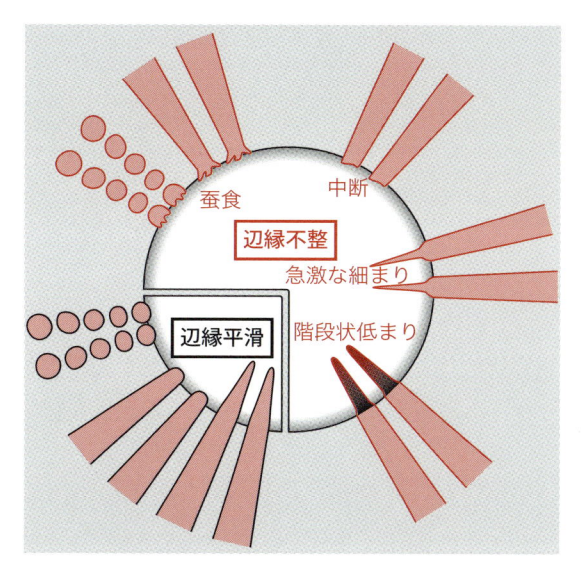

図5　陥凹辺縁の性状
陥凹辺縁のヒダ先端や接しているアレアの辺縁に不整がないかを判断することが癌かどうかの診断に重要である．ヒダのなだらかな細まりは胃炎などの良性疾患でもみられるので不整とはとらない

生じる．

3）接線像
　背臥位で撮影していくと胃の前壁は天井側になってしまい，バリウムがたまらないのではじき像もたまり像も生じにくい．映るのは粘膜表面に張り付いた薄いバリウム付着層のみで，隆起であっても周囲との変化は認められないが，隆起辺縁の立ち上がりの部分を上から見ると厚いバリウム層と同程度のバリウム量になるため，辺縁の輪郭ラインが細い白っぽい線として映し出される（図4C）．

2 辺縁不整（図5）
　辺縁性状を読むことは隆起性病変においても陥凹性病変においても病変の良悪性の診断に非常に重要である．陥凹辺縁の不整像は悪性＝癌を示す直接所見である．陥凹に集中するヒダの先端や接しているアレアの辺縁のラインが波状にギザギザしていることを**蚕食像**と言い，癌と断定できる所見である．また，ヒダが陥凹辺縁で急に中断したり，ペン先状に急激に細まったり，階段状に低くなるなどの所見があれば辺縁不整と読む．

3 皺襞集中（converging fold）のヒダの性状
1）どこに向かって集中しているか？（1点集中型か，多集中型か，線状集中型か）
　ヒダが1つの中心に向かって放射状に集中している**1点集中型**は早期癌Ⅱcで多くみられ，悪性リンパ腫などでは**多集中型**が多い（表2）．

2）ヒダの先端がどうなっているか？（ヒダの太まり，癒合，周堤はあるか）（図6）
　個々のヒダの陥凹近傍の性状を読むことが癌の深達度診断に役立つ．ヒダ先端の**太まり**は粘膜

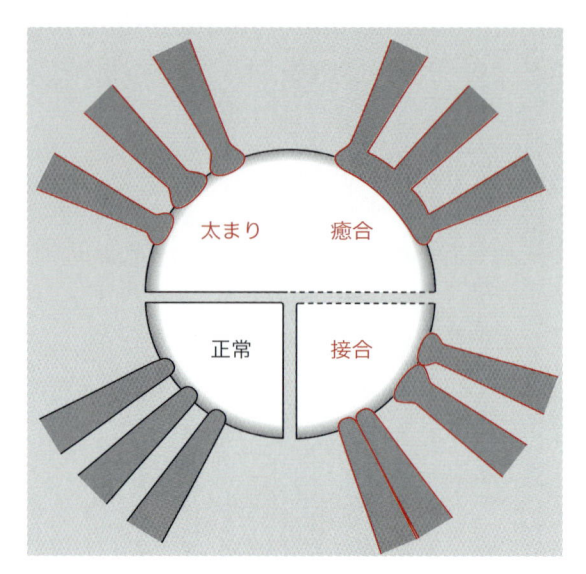

図6 ヒダ先端の性状

下層(SM)への浸潤を示す所見であり,陥凹辺縁近くで2本以上のヒダの先端がくっついている**癒合**は筋層(MP)への浸潤を,さらにそれが環状に**周堤**を形成するものは筋層以深への浸潤を疑う.たまたまヒダが接しているだけの**接合**は隣接ヒダの間に陥凹辺縁まで溝があるかどうかで判断し,癒合とは区別して考える.

4 内面性状および表面性状

陥凹の内面性状および隆起の表面性状を読むことは良悪性の診断や癌の深達度診断において重要であり,まず**アレア構造があるかないか**(無構造は粘膜の破壊を意味するため癌であれば深達度が深い),あれば**不整があるかないか**を判断し,表面陥凹の有無を評価する.

5 bridging fold

隆起の上に乗り上げるヒダのことで粘膜下腫瘍の特徴.

3. 読影の手順

さあ,パーツを集めて立体的に組立て,実際はどんな画像なのか推理をはじめよう.

1) 病変の存在部位(図2)
2) 陥凹性病変か隆起性病変か

陥凹性病変は消化性潰瘍を伴っていることが多く,その潰瘍による収縮・変形(ひきつれ,狭窄,小彎短縮,壁硬化など)があれば陥凹性病変と診断できるが,消化性潰瘍を伴わない陥凹性病変も存在し,また隆起性病変でもかなり進行した癌であればある程度の硬化は生じる.

3)

| 陥凹性病変であれば | 隆起性病変であれば |

①形
②大きさ
③深さ
④辺縁の性状
⑤内面の性状
⑥周辺の性状
⑦硬さ

①形
②大きさ
③高さ
④立ち上がり
⑤辺縁の性状
⑥表面の性状
⑦硬さ

表2　陥凹性病変の鑑別

潰瘍を有する浅い陥凹性病変	辺縁不整	内面不整	皺襞集中
領域性潰瘍瘢痕	−	−	一点集中型
多発潰瘍瘢痕	−	−	多集中型
線状潰瘍瘢痕	−	−	線状集中型
Ⅱc早期癌	＋	＋	一点集中型
Ⅱc類似進行癌	＋	無構造	一点集中型
悪性リンパ腫（表層型）	±	±	多集中型

深い陥凹性病変	形	辺縁不整	周辺隆起	周辺陥凹
潰瘍	円形	−	−	−
Ⅲ＋Ⅱc早期癌	円形	−	−	＋
Type 2，Type 3進行癌	不整形	＋	＋	＋
悪性リンパ腫	不整形	−	＋	＋

文献2をもとに作成

表4　組織型の推定

組織型	ヒダ	陥凹辺縁	陥凹面
分化型	なだらかな太まりや細まり	鋸歯状微細・不明瞭	比較的平滑微細顆粒状
未分化型	辺縁で中断	境界明瞭	大小不同の顆粒が目立つ

表5　陥凹型癌の浸潤所見

陥凹型癌の浸潤所見		深達度	
内面不整	顆粒不揃い	SM	
	無構造		MP〜
	深い不整形陥凹		MP〜
	粘膜下腫瘍様隆起	SM〜	
ヒダ	太まり	SM	
	癒合		MP
	周堤		MP〜

表3　隆起性病変の鑑別

隆起性病変	辺縁不整	表面不整	表面陥凹
ポリープ	−	±	−
腺腫	＋	＋	−
早期癌	＋	＋＋	−/＋
進行癌	＋	無構造	＋

文献2をもとに作成

＊隆起型
ほとんどは分化型

表6　隆起型癌の浸潤所見

隆起型癌の浸潤所見		深達度	
肉眼型	有茎性	〜SM	
	無茎・亜有茎性＞5 cm		MP〜
表面性状	平滑	SM〜	
	中央部の陥凹	SM〜	
側面変形像	無変形	〜SM 微小	
	角状変形	SM 中等度	
	弧状変形		SM 深部
	台形状変形		MP〜

SM：粘膜下層，MP：固有筋層

おわりに

　研究会や症例検討会でしかお目にかかれなくなった芸術的透視画像．その画像をクールに読み解いて行くシャーロック・ホームズのごとき読影の達人．できるだけそういう会に参加して多くの美しい透視画像を見て，読影のしかたを真似するしか学ぶチャンスはなくなっている．恥ずかしながら，かく言う私も未だに読影が苦手である….

文献・参考文献
1)「胃X線診断の考え方と進め方」（市川平三郎，吉田裕司/著），医学書院，1986
2)「胃X線読影の基本と実際」（吉田裕司，市川平三郎/著），医学書院，1989
3) 中尾恭輔，後藤裕夫 ほか：消化管癌のX線診断における側面像の意義—二重造影像による深達度診断．胃と腸，21：27-41，1986

プロフィール

平賀裕子（Yuko Hiraga）
県立広島病院 内視鏡内科
新しもの好き．旅行好き．この両者を同時に叶えるべく，国際学会参加を目論み，日々，演題ネタを模索中．趣味と実益を兼ね，楽しく仕事してます．

第5章 とっさの時に役立つ！ 消化器領域の身体所見・画像診断の理解

6. 上下部消化管内視鏡検査で出血源がはっきりしないとき，小腸内視鏡・カプセル内視鏡の使い分けを教えてください

福本 晃

● Point

・出血のパターンを認識する
・検査法の特徴を理解する
・効率よく診断・治療することを心がける

● Keyword

・OGIB　・カプセル内視鏡　・バルーン内視鏡

はじめに

2000年に入り，それまで暗黒の臓器であった小腸を全域にわたって観察できる内視鏡検査法（カプセル内視鏡，バルーン内視鏡）が相次いで実用化された．その後，数多くの研究の結果が報告されるようになった．それらの結果をふまえ両検査法を中心に原因不明消化管出血に対するアプローチについて論ずる．

> **症例**
> 70歳代，女性．心房細動に対して抗凝固療法中であった．
> 1カ月前より黒色便が出現し，貧血（Hgb 6.9 g/dL）を指摘され近医に緊急入院した．赤血球輸血の後，上下部消化管内視鏡検査，腹部造影CT検査を施行されたが出血源は認められず，黒色便が持続するため当科に転院した．来院時，血圧127/68 mmHg，脈拍80回/分不整，Hgbは10.5 g/dLであった．

1. 原因不明消化管出血とは

本稿のテーマである上部および下部消化管内視鏡検査を行っても原因不明の消化管出血のことをまさに指し示す言葉として「原因不明消化管出血（obscure gastrointestinal bleeding：OGIB）」という用語がある．本邦では第5回カプセル内視鏡の臨床応用に関する研究会および日本カプセ

```
┌─────────────────────────────────────────────────┐
│ 顕在性(Overt)                                    │
│   再発または持続する下血や血便などの可視的出血        │
│     ①出血が持続(ongoing)                         │
│     ②過去に出血あり(previous)                    │
│                                                 │
│ 潜在性(Occult)                                   │
│   再発または持続する鉄欠乏性貧血および/または便潜血検査陽性 │
└─────────────────────────────────────────────────┘
```

図1　原因不明消化管出血(obscure gastrointestinal bleeding：OGIB)

ル内視鏡研究会(JACE)用語小委員会において定義された[1]．また，OGIBは，その出血のパターンにより，肉眼的に出血が認識できる**顕在性**(overt)と，肉眼的には認識できないが再発または持続する鉄欠乏性貧血・便潜血検査陽性の**潜在性**(occult)に分けられている．また，overt bleedingはさらに**ongoing**(出血が持続中)と**previous**(過去に出血)に分けられる(**図1**)．

2. 小腸の内視鏡検査法には何があるか

OGIB症例に遭遇した場合は当然のことながら小腸を精査することとなる．深部小腸を内視鏡的に観察する方法として**カプセル内視鏡**と**バルーン内視鏡**が普及している．その使い分けを考えるうえでそれぞれの検査の特徴を理解しておくことが重要である(**表1**)．

1 カプセル内視鏡

イスラエルのGiven imaging社にてはじめて実用化された[2]．腸管の蠕動運動を利用して進行し，その間に腸管内腔を撮影する．苦痛や侵襲のほとんどない安全な検査法ではあるが，唯一と言ってよい合併症として「滞留(retention)」がある．滞留という用語にも定義があり，「カプセルが消化管の狭窄部の口側に少なくとも2週間以上とどまること」とされる[1]．基本的には撮影が終了してから画像解析することとなる．生検や止血術などの処置はできない．病変の視認性を向上させるシステムも進歩している[3]．

2 バルーン内視鏡

小腸内視鏡検査法自体は以前から種々の方法があったが，挿入効率の悪さから一般的なものではなかった．自治医科大学の山本らによりダブルバルーン内視鏡が開発[4]されて以降は，続いて開発されたシングルバルーン内視鏡[5]とあわせてバルーン内視鏡(balloon assisted endoscopy：BAE)が普及するようになった．BAEは比較的容易に深部小腸にアプローチでき，さらには生検，止血術，拡張術などの処置が可能である．小腸にアプローチする方法として経肛門的挿入と経口的挿入がある．内視鏡挿入に伴う苦痛があるので鎮静を要し，急性膵炎・誤嚥性肺炎などの偶発症の危険がある．

表1　カプセル内視鏡とバルーン内視鏡の特徴の比較

	カプセル内視鏡	バルーン内視鏡
鎮静	不要	要
X線透視	不要	必要なことが多い
偶発症	滞留のみ	急性膵炎，誤嚥性肺炎，出血，穿孔など
施行医の負担	読影に時間を要す	検査に時間・人員を要す
全小腸検査	容易	経口・経肛門の2検査を要することが多い
内視鏡的処置	不可	可能

表2　原因不明消化管出血におけるカプセル内視鏡とバルーン内視鏡の診断能の比較（本邦からの報告）

著者	年	雑誌	症例数	診断能		結果
				カプセル内視鏡	バルーン内視鏡	
Nakamura[6]	2006	Endoscopy	32	59.4%	42.9%	有意差なし
Ohmiya[7]	2007	Gastrointest Endosc	74	50%	53%	有意差なし
Kameda[8]	2008	J Gastroenterol	32	71.9%	65.6%	有意差なし
Arakawa[9]	2009	Gastrointest Endosc	74	54%	64%	有意差なし
Shishido[10]	2012	Hepatogastroenterology	118	44.9%	53.4%	kappa = 0.76

3. OGIBのときの検査法の選択

　本稿の本題である，「どちらの検査を選択するか？」は，それぞれの検査法の特徴のみならず，出血のパターンから判断する必要がある．なお，出血源の診断能としては種々の報告から，ほぼ同等と考えてよい（表2）[6〜10]．

1 「急ぐ出血」の場合

　早期に内視鏡的止血術が必要な活動性の出血が持続（overt ongoing）している場合は，**前処置が不要である経口的挿入のBAEを止血術目的にて先行させることが多い**．なぜ，経口的かというと，経肛門的挿入の場合は下剤など前処置を要し緊急的な対応は困難なためである．

　また，小腸出血では，微小な血管性病変が出血源となっていることもあり，経肛門的挿入では小腸に到達できたとしても血液が内視鏡の送気などによって口側へ逆流し，出血点の想定が困難となる可能性もある．一方，経口的挿入の場合，絶食の状態であれば検査可能で，挿入中に血液が出現しはじめた部位の近くに出血源があると想定でき，付近を念入りに探索することによって病変検出が可能である．

2 「待てる出血」の場合

　緊急止血を要さない「待てる」出血は，主にovert previous bleedingやoccult bleedingの症例が該当する．効率よく診断をするためには，**出血源の部位，性状がある程度わかったうえで精査・治療計画を立てるのがよい**．そのためには非侵襲的なカプセル内視鏡が有用である．

　また，例えばカプセル内視鏡にてNSAIDs腸病変と診断できれば，BAEまで施行することなく次の治療（原因薬剤の中止・変更）に移行できることもある．BAEを要する場合でも病変の位置

がある程度判定でき，挿入経路を選択することができる[11]．

なお，平成24年の医科診療報酬点数表によれば，カプセル内視鏡を行った後，診断の確定または治療を目的にBAEを施行した場合は両方の検査の報酬を請求できるが，それ以外は主たるものしか算定できない．したがって，私見ではあるが，overt ongoing bleedingの症例でも状態によっては「待てる出血」と考えカプセル内視鏡の先行を考慮する．

ただし，カプセル内視鏡は送気・送水ができないので，粘膜下腫瘍や憩室などを検出できないこともある[12, 13]．したがって，**小腸病変の指摘がなくても臨床的に小腸からの出血が強く疑われる場合は，躊躇せず，BAEによる精査を追加するべきである．**

4. OGIBイコール小腸出血ではない

OGIBはあくまでも「原因不明」の消化管出血であり，小腸精査の動機付けにはなるがイコール小腸出血とはならない．なぜならばOGIB症例で小腸精査を行っても出血源の診断率は40～70％程度[6～10]であり，必ずしも病変が見つかる訳ではない．また，10％程度は出血源が（上下部消化管内視鏡で調べたはずの）小腸外と診断されるという報告がある[13]．したがって，**上下部消化管内視鏡でしっかり病変の除外をしておくことが効率よく，診断・治療を進めるうえの大前提である．**

症例に対する実際の対応

overt ongoing bleedingと診断したが，全身状態から「待てる出血」と考え，まずカプセル内視鏡を施行した．空腸（図2A）に凝血塊を認め，出血点の指摘には至らなかったが付近が出血源と診断した．経口的挿入のダブルバルーン内視鏡検査を選択し空腸にて拍動性出血をきたす血管性病変（矢野・山本分類[14] type 2a）を認め（図2C），アルゴンプラズマ凝固法にて止血（図2D）した．

おわりに

原因不明消化管出血を理解したうえで，出血のパターンおよび検査法の特徴を考慮して小腸精査を進める必要がある．ただし，その前に精度の高い上下部消化管内視鏡検査を施行しておくことが大前提であることは言うまでもない．

文献・参考文献

1) 日本カプセル内視鏡研究会用語小委員会：第I部 カプセル内視鏡の基本～総論．③カプセル内視鏡関連用語．「カプセル内視鏡スタンダードテキスト」（日本カプセル内視鏡研究会/編集，寺野彰/監修），11-14，南江堂，2010
2) Iddan, G., et al.：Wireless capsule endoscopy. Nature, 405：417, 2000
3) Imagawa, H., et al.：Improved visibility of lesions of the small intestine via capsule endoscopy with computed virtual chromoendoscopy. Gastrointest Endosc, 73：299-306, 2011
4) Yamamoto, H., et al.：Total enteroscopy with a nonsurgical steerable double-balloon method. Gastrointest Endosc, 53：216-220, 2001
5) Tsujikawa, T., et al.：Novel single-balloon enteroscopy for diagnosis and treatment of the small intestine: preliminary experiences. Endoscopy, 40：11-15, 2008

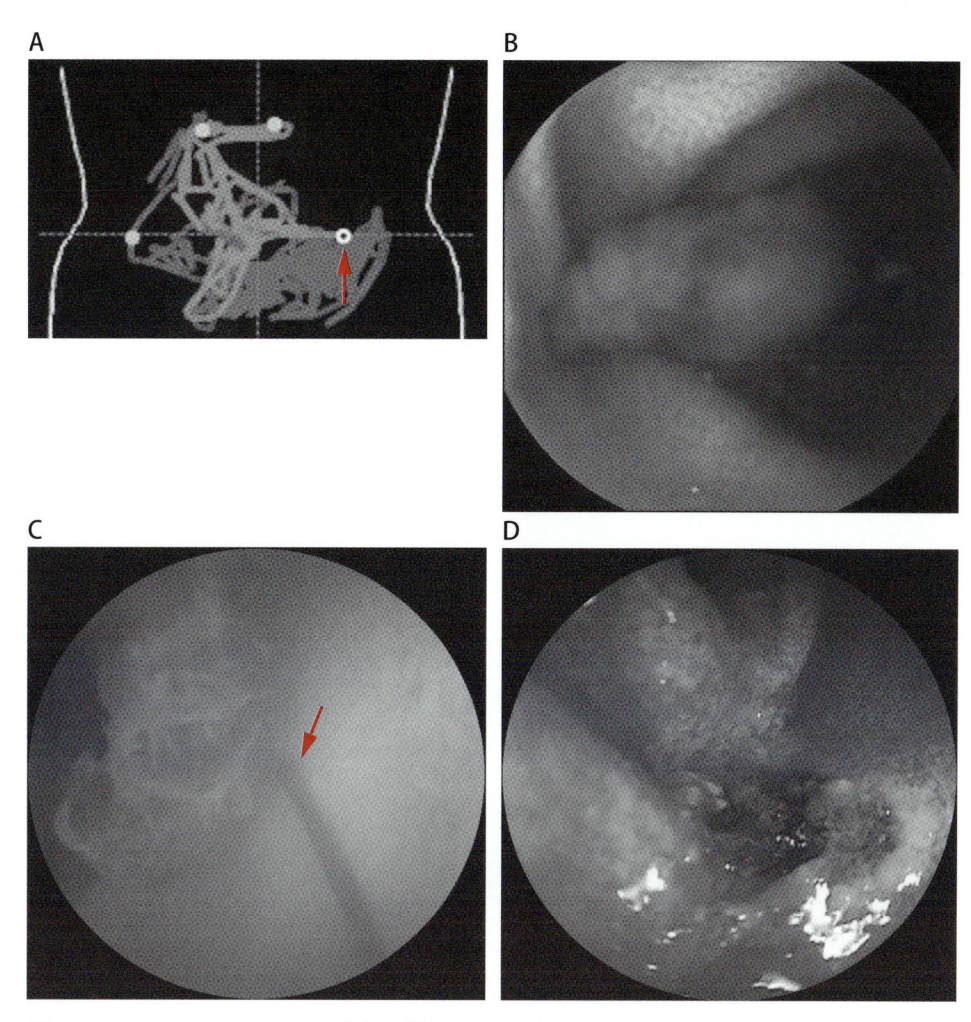

図2 overt ongoing bleeding 症例,「待てる出血」と判断した場合の対応
　　A) トラック（カプセル軌跡）/ローカライゼーション表示にて深部空腸と診断
　　B) カプセル内視鏡にて空腸に凝血塊を認める
　　C) バルーン内視鏡による水浸下観察にて拍動性出血を認める（矢野・山本分類type 2a）
　　D) アルゴンプラズマ凝固法にて止血
　　（Color Atlas ⑬参照）

6) Nakamura, M., et al.：Preliminary comparison of capsule endoscopy and double-balloon enteroscopy in patients with suspected small-bowel bleeding. Endoscopy, 38：59-66, 2006
7) Ohmiya, N., et al.：Diagnosis and treatment of obscure GI bleeding at double balloon endoscopy. Gastrointest Endosc, 66（3 Suppl）：S72-S77, 2007
8) Kameda, N., et al.：A prospective, single-blind trial comparing wireless capsule endoscopy and double-balloon enteroscopy in patients with obscure gastrointestinal bleeding. J Gastroenterol, 43：434-440, 2008
9) Arakawa, D., et al.：Outcome after enteroscopy for patients with obscure GI bleeding: diagnostic comparison between double-balloon endoscopy and videocapsule endoscopy. Gastrointest Endosc, 69：866-874, 2009
10) Shishido, T., et al.：Diagnostic yield of capsule endoscopy vs. double-balloon endoscopy for patients who have undergone total enteroscopy with obscure gastrointestinal bleeding. Hepatogastroenterology, 59：955-959, 2012
11) Nakamura, M., et al.：Route selection for double-balloon endoscopy, based on capsule transit time, in obscure gastrointestinal bleeding. J Gastroenterol, 45：592-599, 2010
12) Fukumoto, A., et al.：Comparison of detectability of small-bowel lesions between capsule endoscopy and double-balloon endoscopy for patients with suspected small-bowel disease. Gastrointest Endosc, 69：857-

865, 2009
13) 中村正直：原因不明の消化管出血例におけるカプセル内視鏡の診断的意義. Gastroenterol Endosc, 51：2866-2876, 2009
14) Yano, T., et al.：Endoscopic classification of vascular lesions of the small intestine (with videos). Gastrointest Endosc, 67：169-172, 2008

プロフィール
福本　晃（Akira Fukumoto）
JA広島厚生連尾道総合病院 消化器内科

第6章　なるほど！消化器疾患に対する薬物治療のコツ

1. 消化器疾患で抗生物質を使用するとき，投与経路は内服にすべきか？ 点滴にすべきか？
～薬剤の種類，患者の原因疾患・重症度により方針があれば教えてください

八隅秀二郎，吉野琢哉

● Point ●
- どの臓器の感染症か？ 病態も考える
- エンピリック治療になるので，臓器ごとの病原菌と投与経路を考える
- ドレナージや開腹手術の適応は？ 上級医に確認！

● Keyword ●
- 感染性腸炎　・腹膜炎　・胆道感染症

はじめに

　消化器感染症はさまざまな原因で発生する．適切な治療を行わなければ致死的になる病態も多く，エンピリック治療，つまり病原体が確定される前から抗生物質投与を行う場面にしばしば直面する．抗生物質を有効に使うためには，どの臓器にどのような病態で感染が発生するのか，臓器ごとに頻度の高い病原菌は何か，を知っておく必要がある．菌の同定のためにサンプリングを忘れずに，外科的アプローチの適応を考慮し，的確な治療を行うことが肝要である．

　まず，消化器疾患で抗生物質を必要とする主な感染症にはどのようなものがあるか病態別に考えてみよう．比較的頻度が高く，救急外来などでよく遭遇する疾患として，感染性腸炎，腹膜炎，肝胆道感染症（表1）などが考えられる．外科的切除やドレナージが第一選択の場合もあるので，外科的介入のタイミングを逃さないためにも病態を理解することが重要であり，「見逃したらいけない病態」を中心に解説する．

1. 感染性腸炎

1 病態

　ほとんどの感染性腸炎は抗生物質の投与を必要とせず，十分な補液と食事制限で改善する

表1　抗生物質投与を考慮すべき疾患

1. 感染性腸炎 　1. 急性下痢症（細菌性，抗生物質関連性，ウイルス性） 　2. 慢性下痢症（原虫，寄生虫） 2. 腹膜炎 　1. 原発性細菌性腹膜炎 　2. 二次性腹膜炎（急性虫垂炎，大腸憩室炎，消化管穿孔など） 3. 肝胆道感染症 4. 骨盤内炎症性疾患 5. 除菌（ヘリコバクターピロリの除菌，重症急性膵炎の選択的腸管除菌）

表2　感染性腸炎の大原則

1. 基本は食事制限と十分な補液で，原則抗生物質と止痢剤は投与しない！ 2. 抗生物質を投与しなければならない病原菌は赤痢菌，O1型・O139型コレラ菌，チフス菌，パラチフス菌，と赤痢アメーバ，ランブル鞭毛虫などの寄生虫 3. サルモネラ属，カンピロバクター属，腸管病原性大腸菌，エルシニア属，クロストリジウム・ディフィシル，MRSAなどは重症の下痢[※1]，免疫力低下患者では中等症[※2]で抗生物質を投与する

※1 重症：38℃以上の高熱，10行/日以上の下痢，血便，腹膜炎，強い腹痛など
※2 中等症：37℃台の発熱，6〜9行/日の下痢

（**表2**）．では，「見逃してはいけない感染性腸炎」は何かというと，抗生物質を投与しなければならない感染性腸炎である．なーんだ？ と思う読者も多いとは思うが，この観点から理解するのが簡単である．

　感染性腸炎は大きく**急性下痢症（14日以内），持続性下痢症（14日以上），と慢性下痢症（30日以上）**に分けられる．急性下痢症は病因別に，細菌性，抗生物質関連性とウイルス性に分けられる（**表1**）．当然，ノロウイルス，ロタウイルスなどのウイルス性下痢に抗生物質を投与する読者はいないと思うが，抗生物質を絶対に投与しなければならないのは，**急性下痢症の赤痢菌，O1型およびO139型コレラ菌，チフス菌，パラチフス菌，と慢性下痢症の赤痢アメーバ，ランブル鞭毛虫などの原虫，寄生虫**である．筆者は20年以上消化器内科医を専門としているが，診療したことがあるのは赤痢アメーバだけである．となると，上記の病原菌以外の場合であるが，健常者でも重症の下痢症と免疫力低下患者での中等症の下痢症には抗生物質投与が必要である（**表2**）．

2 診断

　まずは，年齢，既往歴（胃切除の有無），併存疾患，内服薬（PPIなど）などから**免疫力が低下している患者かどうか**の判断を行う．次に季節，海外渡航歴，摂取物（鶏肉，牛肉の生食，卵製品，乳製品，魚介類の生食など），生活環境（キャンプ，介護施設，動物との接触など），家族内発生の有無，抗生物質の内服歴などから**可能性のある病原菌を推測する**．カンピロバクターは特殊培地が必要なので，鶏肉摂取の情報があれば，検査部にカンピロバクターの可能性を伝える必要がある．

　下痢の罹患日数，下痢の回数，下血の有無，発熱の有無，腹痛，腹膜炎の有無から**中等症か重症の下痢かを判断する**．中等症から重症の下痢症は必ず直腸診を行い，便の性状を確認し，便潜血反応，便培養，可能ならメチレンブルー染色を用いた便の直接検鏡を行う．便スメア上の多核

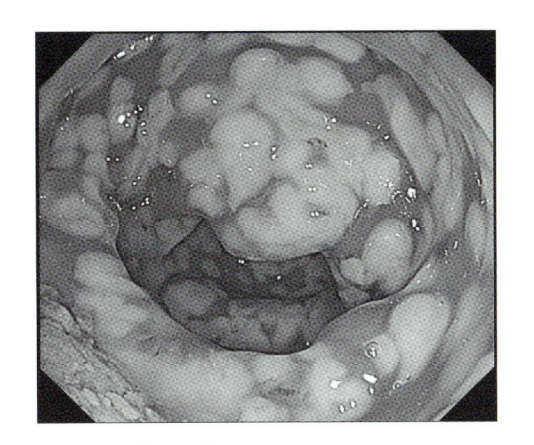

図1 偽膜性腸炎
(Color Atlas⑭参照)

白血球(polymorphonuclear leukocytes：PMNs)は急性細菌性腸炎を強く示唆するが，アメーバ腸炎や偽膜性腸炎でも認められる．高熱が出ていれば血液培養も行う．

クロストリジウム・ディフィシル関連下痢症(*Clostridium difficile* associated diarrhea：CDAD)を疑うときにはToxin AとToxin Bが測定できる酵素免疫測定キットがあるが，感度が70〜90％と低めなので，臨床的に矛盾するようなら前処置なしで大腸内視鏡検査を行い偽膜を認めれば重症である(図1)．

3 治療

十分な細胞外液の補充と**摂取制限**が基本で，**止痢剤投与は禁忌**である．止痢剤は細菌の排出を遅延させ，罹病期間の長期化と菌血症の可能性を高める．なお，抗生物質投与を行う場合はエンピリック治療となるので，サルモネラ属，腸管出血性大腸菌，赤痢菌などを考慮してニューキノロンもしくはホスホマイシンが経口投与されるが，海外ではサルモネラ属と腸管出血性大腸菌には抗菌薬を使うべきでないとの意見が強い(表2)．

1) 軽症(発熱なし，4〜5行/日以下の下痢)

食事制限，十分な水分補給．ただし，冷たい水分・食べ物はダメで，常温もしくは温かいスポーツドリンクなどを摂取させる．原則抗生物質は不要で整腸剤を投与とする．

●処方
ビフィズス菌整腸剤(ビオフェルミン®)1回2錠　1日3回　経口　3日間
もしくは
酪酸(宮入)菌整腸剤(ミヤBM®)1回2錠　1日3回　経口　3日間

なお，旅行者下痢症などで，どうしても抗生物質が必要な場合は，抗生物質＋整腸剤の経口投与とする．

> ● シプロフロキサシン（シプロキサン®）1回250 mg　1日2回　経口　3日間
> 　もしくは
> 　レボフロキサシン（クラビット®）1回500 mg　1日1回　経口　3日間
> ● 耐性乳酸菌整腸剤（ビオフェルミンR®）1回2錠　1日3回　経口　3日間
> 　もしくは
> 　酪酸（宮入）菌整腸剤（ミヤBM®）1回2錠　1日3回　経口　3日間

2）中等症（37℃台の発熱，6～9行/日以下の下痢）

　健常人であれば，軽症と同じで，食事制限のうえ十分な水分補給を行い上記の抗生物質と整腸剤を経口投与とする．

　幼児および高齢者，基礎疾患（糖尿病，肝硬変，腎不全，免疫不全，胃切除後，炎症性腸疾患など）を伴う患者は入院のうえ，絶食，経静脈的に十分な補液および電解質の補正を行い，上記の抗生物質と整腸剤を経口投与する．ただし嘔気・嘔吐などで経口摂取ができない場合には経静脈的投与を行う．

> セフトリアキソンナトリウム水和物（ロセフィン®）1回0.5～1 g　静注　1日2回　3日間

　慎重に経過観察を行い，各種培養の結果に応じて適切な抗生物質に切り替える．
　改善傾向がなく，カンピロバクターが陽性となれば，下記の抗生物質へ変更する．

> アジスロマイシン（ジスロマック®）1回500 mg　1日1回　経口　3日間

3）重症（38℃以上の発熱，10行/日以上の下痢，血便，テネスムス，腹膜炎など）

　血培，便培を行う．入院のうえ，絶食，経静脈的に十分な補液および電解質の補正を行い上記の抗生物質と整腸剤を経口投与する．ただし，嘔気・嘔吐を伴っていることが多く状況に応じて経静脈的投与を選択する．

> セフトリアキソンナトリウム水和物（ロセフィン®）1回0.5～1 g　静注　1日2回　3日間

　改善傾向がなく，エルシニアが陽性となれば下記の抗生物質へ変更する．

> ドキシサイクリン（ビブラマイシン®）1回100 mg　1日2回　経口　3日間

4）抗菌薬関連下痢症

　抗菌薬関連下痢症の50～75％がクロストリジウム・ディフィシル関連下痢症だが，*Klebsiella oxytoca* でも発症する．

> ● 軽症であれば，起因となった抗生物質の中止と整腸剤投与（上記）．
> ● 中等症であれば，
> 　メトロニダゾール（フラジール®）1回500 mg　1日3回　経口　10～14日間
> ● 重症であれば，
> 　バンコマイシン　1回125～500 mg　1日4回　経口　7～10日間（静注は無効）

5）アメーバ赤痢

> メトロニダゾール（フラジール®）1回500～750 mg　1日3回　経口　10日間

6）ランブル鞭毛虫

> メトロニダゾール（フラジール®）1回250 mg　1日3回　経口　5～7日間

2. 腹膜炎

1 原発性腹膜炎

　腹水を伴う肝硬変患者に発生する突発性細菌性腹膜炎（spontaneous bacterial peritonitis：SBP）が代表で，うっ血性心不全，悪性疾患などでも腹水があれば発生する．症状は38℃前後の発熱，腹部全体の疼痛でしばしば腹膜刺激症状を伴う．肝硬変がある場合は肝性脳症を伴い意識低下を伴うことがある．病原菌の頻度は**大腸菌＞肺炎桿菌（Klebsiella pneumonia）＞肺炎球菌（Streptococcus pneumonia）＞腸球菌**で，非代償性肝硬変の患者に発生し，しばしば死亡に至る．

　診断は腹水穿刺で，①血液培養ボトルでの培養（針を交換），②抗凝固薬入りスピッツで細胞計数，好中球＞250/μLで原発性腹膜炎の診断．③生化学（総蛋白，アルブミン，LDH，アミラーゼ）測定で浸出性か漏出性の判断を行い，④可能ならグラム染色を実施する．

> 治療は
> 　第3世代セフェム　セフォタキシム（クラフォラン®）1回1～2 g　1日2回　静注

2 続発性腹膜炎

　何らかの疾患（消化管穿孔や急性虫垂炎など）に感染症が加わり，高熱，腹膜刺激症状が出て菌血症となっているので，**絶食で経静脈的に抗生物質投与が原則**．ドレナージもしくは開腹手術の判断時期が遅れると致命傷になるので，**必ず外科医に相談して判断を仰ぐ**．

1）消化管穿孔

　上部消化管穿孔はグラム陽性球菌，真菌が主に検出されるが，第1～2世代セフェム系抗生物質が選択される．

> セファゾリン（CEA, セファメジン® α）1回1〜2g　1日2回　静注

　下部消化管穿孔はグラム陰性桿菌（大腸菌，肺炎桿菌など），嫌気性菌（Bacteroides fragiris）など複数の腸内細菌による感染症が発生するので，カルバペネム系抗生物質単独投与を行う．

> メロペネム（MEPM, メロペン®）1回0.5〜1g　1日2〜3回　静注

2）急性虫垂炎，大腸憩室炎など

> ●腹膜刺激症状を伴う場合は
> 　ピペラシリン/タゾバクタム（PIPC/TAZ, ゾシン®）1回4.5g　1日3回　静注
> ●虫垂破裂や憩室周囲膿瘍を伴う場合は
> 　メロペネム（MEPM, メロペン®）1回0.5〜1g　1日2〜3回　静注

3. 肝胆道感染症

1 胆道感染症

　腹膜刺激症状が出てきているようなら胆道への移行がよいセフォペラゾン/スルバクタム〔（CPZ/SBT, スルペラゾン®）1回0.5〜1g　1日2回　静注〕を投与する．閉塞性黄疸を伴うようなら胆道ドレナージが原則となるため，消化器内科医にコンサルトする．急性胆嚢炎の場合は手術適応の判断を消化器外科医にコンサルトする．

2 肝膿瘍

1）細菌性肝膿瘍

　胆道感染症が原因の場合は閉塞性黄疸に伴う多発肝膿瘍なので減黄が第一選択となる．抗生物質投与は 1 胆道感染症と同じ．
　急性虫垂炎や憩室炎に続発する門脈炎（門脈血栓症）を伴う場合も肝膿瘍は血行性となり多発する．原因疾患のコントロールが基本であるが，しばしばDIC（disseminated intravascular coagulation：播種性血管内凝固症候群）を伴っており致死的となる．グラム陰性桿菌の肺炎桿菌，大腸菌が多く，バクテロイデスなどの嫌気性菌が続く．

2）アメーバ性肝膿瘍

　肝右葉に単発で発症することが多い．アメーバ腸炎をしばしば伴う．ドレナージに抗生物質が原則である．

> メトロニダゾール（フラジール®）1回500〜750mg　1日3回　経口　10日間

Advanced Lecture

1 胃酸と細菌性腸炎

ほとんどの感染性腸炎を起こすサルモネラ，カンピロバクター，コレラ，エルシニアなどは発症するためにはある程度の大量摂取（＞10⁴）が必要とされている．赤痢菌（200個で発症）以外は胃酸感受性菌であり，菌量が少ないと胃酸が発病を食い止めてくれる．よって，胃全摘後＞胃幽門側切除後＞PPI内服で感染性腸炎のリスクは高くなる．

2 Fits-Hugh-Curtis syndrome

性交渉による骨盤内炎症性疾患（pelvic inflammatory disease：PID）の10％程度に肝周囲炎を伴い，両側下腹部の圧痛が右上腹部に連続し，時として軽度の腹膜刺激症状も伴う場合がある．比較的若い性活動のある女性で，肝周囲炎のより右上腹部に腹膜刺激症状を伴うと消化器内科にコンサルトされることがある．クラミジア・トリコマチスが起炎菌のことが多いが，膣内分泌液および咽頭の淋菌培養も同時に行う．

> オフロキサシンもしくはレボフロキサシン 400 mg　経口2回/日
> ＋　メトロニダゾール 500 mg　経口2回/日　14日間

3 頻回の水様下痢があれば感染性腸炎か？

症例

症例は生来健康な21歳女性．10行/日以上の水様下痢に下腹部痛で来院．37℃台の発熱，下腹部に軽度の腹膜刺激症状を伴う圧痛あり．WBC 12,200/μL，CRP 30.12 mg/dLと著明に炎症反応は上昇．CT（図2）ではDouglas窩右側を中心に腹水を認め，回腸の軽度拡張と浮腫を認める．感染性腸炎の診断で入院となり，経静脈的に抗生物質投与で一時炎症は改善したが腹膜炎を制御できないため腹腔鏡的手術となった．診断は？

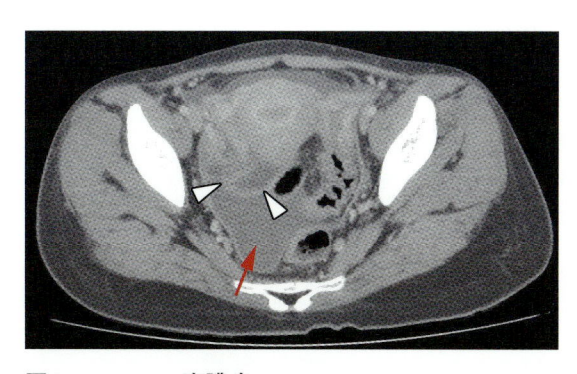

図2　Douglas窩膿瘍
→：Douglas窩右側に腹水
▷：軽度拡張浮腫を伴う回腸

手術所見では，Douglas窩を中心に癒着が強く膿瘍腔を形成しており，右卵管は炎症を認め，虫垂はほぼ正常であった．PIDによるDouglas窩膿瘍が刺激となって頻回の水様下痢と診断した．虫垂穿破や右付属器炎に伴う骨盤腔膿瘍の強い炎症で頻回の水様下痢となることがあるので，頻回の水様下痢便＝感染性腸炎と思い込むと手術時期を逃し，重篤化することがあるので気をつけよう．

おわりに

　「発熱があり，CRPが高かったので念のため抗生物質を投与しておきました」と患者の診療録に記載されていることがあります．どの臓器の感染症でも同じですが，きちんと病態を考え，アセスメントを行い，病原菌特定のためのサンプル採取を行ってから，抗生物質投与を行う習慣をつけましょう！

文献・参考文献

1)「サンフォード感染症治療ガイド2012（第42版）」（戸塚恭一，橋本正良/監修），ライフサイエンス出版，2012
2)「感染症診療スタンダードマニュアル 第2版」（青木　眞/監修），羊土社，2011
3)「抗菌薬使用のガイドライン」（日本感染症学会，日本化学療法学会/編），共和企画，2005

プロフィール

八隅 秀二郎（Shujiro Yazumi）
公益財団法人 田附興風会 医学研究所 北野病院
消化器センター 内科 主任部長
専門：胆膵疾患の診断・治療

吉野琢哉（Takuya Yoshino）
京都大学 医学部附属病院 消化器内科 助教
専門：炎症性腸疾患

第6章 なるほど！ 消化器疾患に対する薬物治療のコツ

2. 炎症性腸疾患の治療薬には最近さまざまな種類がありますが，使い分けはどう決める？

小野川靖二

Point
- 臨床症状・罹患範囲によって標準的な治療法に精通しておく
- 寛解導入療法・寛解維持療法を行い，疾患活動性を長く抑えることを目標とする

Keyword
- 寛解導入療法
- 寛解維持療法

はじめに

炎症性腸疾患（inflammatory bowel disease：IBD）は消化管に炎症を起こす原因不明の慢性疾患であり，狭義には潰瘍性大腸炎（ulcerative colitis：UC），クローン病（Crohn's disease：CD）をさす．数多くの研究により，その病因・病態は腸管内の免疫反応が大きくかかわっていることが明らかとなってきた．異常な免疫反応を制御して病態をコントロールすることが現在の治療の根幹をなしている．厚生労働省研究班より「潰瘍性大腸炎・クローン病　診断基準・治療指針」[1]が出されており，標準的な治療方法として臨床使用されているので，これに沿って内科学的治療を紹介する．

1. 潰瘍性大腸炎の治療

罹患範囲や臨床症状の程度によって投与薬や投与方法を選択・決定して加療する必要がある．活動期には「寛解導入療法」を行って活動性を抑え，寛解導入後は「寛解維持療法」を行って長期に寛解状態を継続することを基本とする（図1，表1）．

1 寛解導入療法

1）直腸炎型
病巣部が直腸に限局しているので，5-ASA製剤の内服や坐剤・注腸薬から治療を開始する．病変粘膜での薬剤濃度を高く保つことが重要であり，ドラッグデリバリーシステムの視点から，現在3種類の5-ASA製剤が開発・臨床使用されている．患者個々により反応が異なる場合があるた

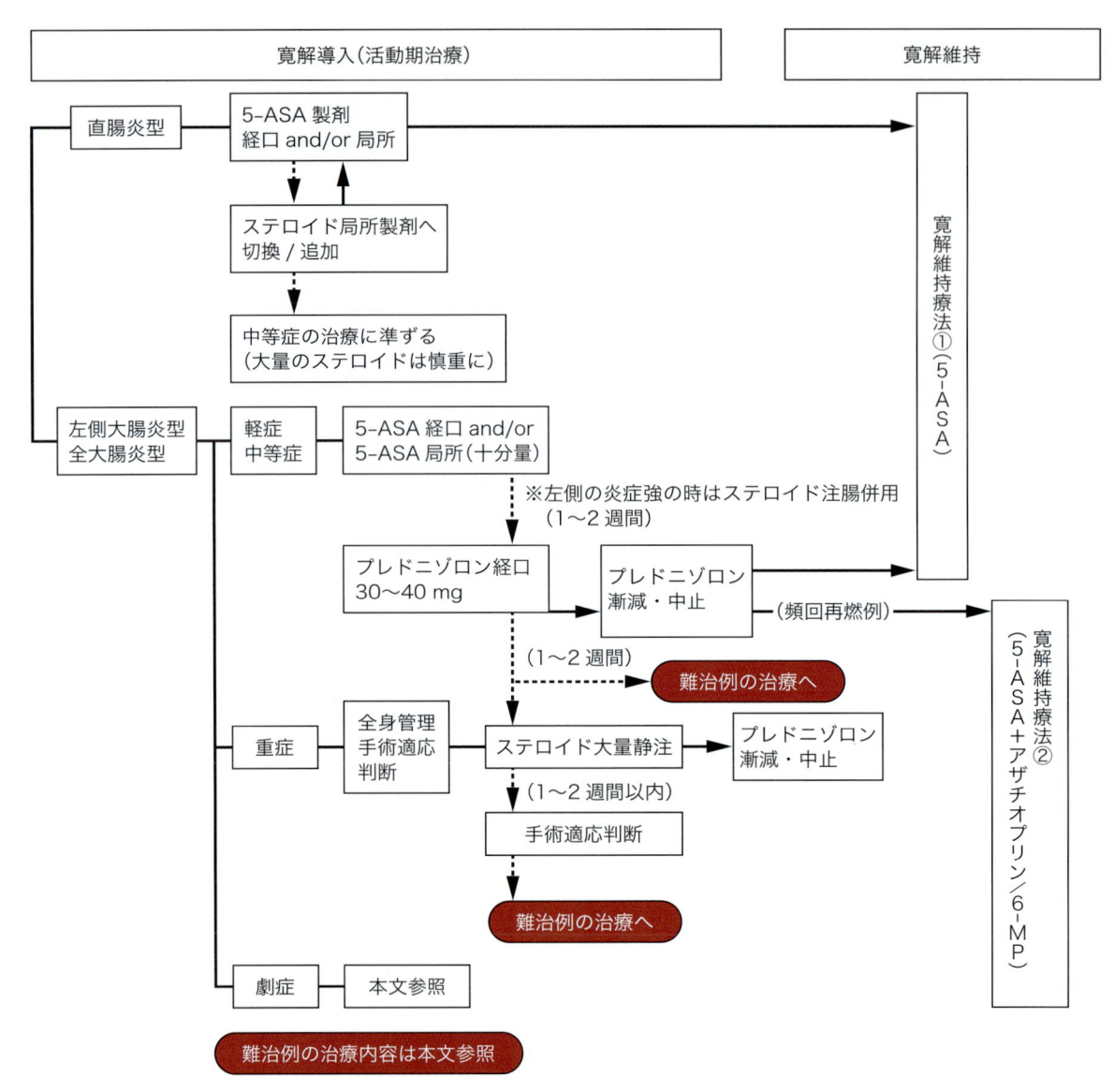

図1 潰瘍性大腸炎の治療フローチャート
文献1より引用

め，高用量の5-ASA製剤内服と坐剤・注腸薬の併用でも効果が思わしくない場合は，他の5-ASA製剤にローテーションすると効果が得られることがある．それでも十分な改善が得られない場合にはステロイド坐剤や注腸薬を使用し，安易にステロイドの全身投与を行わないように心がける．効果が得られればステロイド製剤は漸減中止する．

2）左側大腸炎型・全大腸炎型
①軽症～中等症

軽症であれば5-ASA製剤内服や注腸薬の併用から開始する．5-ASA製剤にローテーションを行っても明らかな改善がなければ，**プレドニゾロンの経口投与**を行う．

プレドニゾロンは1日30～40 mgの経口投与から開始し，効果が得られればすみやかに20 mg

表1　潰瘍性大腸炎の治療指針

寛解導入療法		軽症	中等症	重症	劇症
左側大腸炎型・全大腸炎型		経口剤：5-ASA製剤 注腸剤：5-ASA注腸，ステロイド注腸 ※中等症で炎症反応が強い場合や上記で改善ない場合はプレドニゾロン経口投与 ※さらに改善なければ重症またはステロイド抵抗例への治療を行う		・プレドニゾロン経口あるいは点滴静注 ※状態に応じ以下の薬剤を併用 　経口剤：5-ASA製剤 　注腸剤：5-ASA注腸，ステロイド注腸 ※改善なければ劇症またはステロイド抵抗例の治療を行う ※状態により手術適応の検討	・緊急手術の適応を検討 ※外科医と連携のもと，状況が許せば以下の治療を試みてもよい ・ステロイド大量静注療法 ・血球成分除去療法 ・シクロスポリン持続静注療法* ※上記で改善なければ手術
直腸炎		経口剤：5-ASA製剤 坐　剤：5-ASA坐剤，ステロイド坐剤 注腸剤：5-ASA注腸，ステロイド注腸　　※安易なステロイド全身投与は避ける			
難治例		ステロイド依存例		ステロイド抵抗例	
		免疫調節薬：アザチオプリン・6-MP* ※（上記で改善しない場合）：血球成分除去療法・タクロリムス経口・インフリキシマブ点滴静注を考慮してもよい		中等症：血球成分除去療法・タクロリムス経口・インフリキシマブ点滴静注 重　症：血球成分除去療法・タクロリムス経口・インフリキシマブ点滴静注・シクロスポリン持続静注療法* ※アザチオプリン・6-MP*の併用を考慮する ※改善がなければ手術を考慮	

寛解維持療法	
非難治例	難治例
5-ASA経口製剤 5-ASA局所製剤	5-ASA製剤（経口・局所製剤） 免疫調節薬（アザチオプリン，6-MP*），インフリキシマブ点滴静注**

*：現在保険適応には含まれていない　　　**：インフリキシマブで寛解導入した場合
5-ASA経口製剤（ペンタサ®錠，サラゾピリン®錠，アサコール®錠）
5-ASA局所製剤（ペンタサ®注腸，サラゾピリン®坐剤）
ステロイド局所製剤（プレドネマ®注腸，ステロネマ®注腸，リンデロン®坐剤）

※（治療原則）内科治療への反応性や薬物による副作用あるいは合併症などに注意し，必要に応じて専門家の意見を聞き，外科治療のタイミングなどを誤らないようにする．薬用量や治療の使い分け，小児や外科治療など詳細は本文を参照のこと

（文献1より引用）

まで減量する．以降は5 mgずつ減量し，最終的には内服中止にすることを原則とする．減量中に増悪・再燃する場合には後述する「**ステロイド依存例**」として治療を行う．プレドニゾロンの内服を開始しても明らかな効果が認められない場合には，入院とし重症に準じた治療を行う．

②重症

　プレドニゾロン1〜1.5 mg/kgを目安として経口もしくは点滴静注を開始し，効果が得られればすみやかに40 mg程度まで減量する．その後は中等症の治療に準じてプレドニゾロンの減量を行っていく．1〜2週間で明らかな効果が得られない場合には「**ステロイド抵抗例**」として**血球成分除去療法・タクロリムス経口投与・インフリキシマブ点滴静注**を行う．内視鏡所見が高度の場合には当初からこれらの治療を行うこともある．内科的治療で効果が得られない場合には，すみやかに手術を考慮する．

③劇症

　経口摂取を中止し，経静脈的栄養補給とプレドニゾロン1〜1.5 mg/kgを目安として**ステロイド大量投与療法**を行う．改善がないと判断される場合は時期を逸することなく早めに手術を行う．

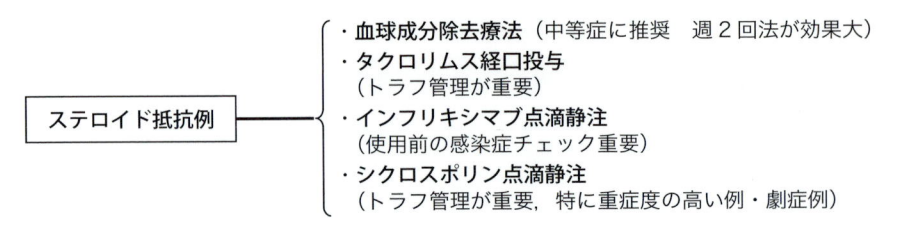

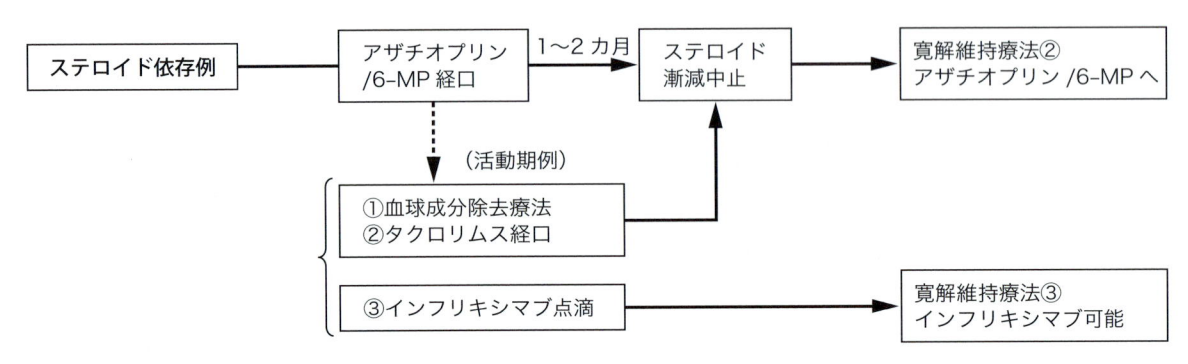

```
┌─────────────┐   ┌・血球成分除去療法（中等症に推奨　週2回法が効果大）
│ステロイド抵抗例│──┤・タクロリムス経口投与
└─────────────┘   │  （トラフ管理が重要）
                  │・インフリキシマブ点滴静注
                  │  （使用前の感染症チェック重要）
                  └・シクロスポリン点滴静注
                     （トラフ管理が重要，特に重症度の高い例・劇症例）

     ※これらのオプションの複数使用は，感染症や合併症を慎重に
       判断し（専門家の意見を聞く），外科治療も考慮する
```

```
┌─────────────┐   ┌──────────┐ 1〜2カ月 ┌──────┐   ┌──────────────┐
│ステロイド依存例│──│アザチオプリン│────────→│ステロイド│──→│寛解維持療法②　│
└─────────────┘   │/6-MP経口   │         │漸減中止│   │アザチオプリン/6-MPへ│
                  └──────────┘         └──────┘   └──────────────┘
                       ⋮                     ↑
                    （活動期例）              │
                  ┌──────────┐              │
                  │①血球成分除去療法│─────────┘
                  │②タクロリムス経口│
                  └──────────┘
                  ┌──────────┐              ┌──────────────┐
                  │③インフリキシマブ点滴│───────→│寛解維持療法③　│
                  └──────────┘              │インフリキシマブ可能│
                                            └──────────────┘
```

図2　潰瘍性大腸炎　難治例の治療フローチャート
文献1より引用

3）難治例（図2）

①ステロイド抵抗例

　ステロイドの適正使用にもかかわらず，1〜2週間以内に明らかな改善が得られない場合をさす．

　中等症で重症度が高くない場合には血球成分除去療法が推奨されている．通常は週1回の治療を行うが，症状の強い場合は週2回行うと効果が高い．

　重症度が高い場合にはタクロリムス経口投与またはインフリキシマブ点滴静注を行う．タクロリムスを用いる場合，寛解導入当初は頻回に採血を行って高トラフ値（10〜15 ng/mL）にコントロールし，2週間後低トラフ値（5〜10 ng/mL）とする．インフリキシマブを用いる場合は事前に感染症のチェックを行い，投与時反応に対応できる体制を整えた化学療法室などで5 mg/kgを2時間以上かけて点滴静注する．

　シクロスポリンの持続静注療法も効果が高い．1日2〜4 mg/kgを24時間持続静注し血中濃度を400 ng/mL前後にコントロールする．腎障害や感染症などの重篤な副作用に注意する必要がある．しかしながら，現在保険適応外である．

　ステロイド抵抗例のなかには，サイトメガロウイルスなどの感染症を合併して症状出現している例があるため，これらの治療を開始する前に**必ず感染症の有無を除外しておく必要がある**．

②ステロイド依存例

　プレドニゾロンの減量に伴って症状が増悪・再燃し，離脱ができない場合をさす．通常，免疫調整薬であるアザチオプリン50〜100 mg/日を投与する．副作用がみられる場合には6-MP 30〜50 mg/日を使用する．アザチオプリンや6-MPは効果発現まで1〜3カ月を要するので，経口プレドニゾロンの減量は併用開始後1〜2カ月経過してから徐々に減量していくようにする．これらで効果不十分な場合や副作用により使用が困難な場合には，タクロリムスの内服やインフ

リキシマブの点滴静注を行ってプレドニゾロンの減量をめざす．

2 寛解維持療法

非難治症例に対しては5-ASA製剤の経口もしくは局所治療を単独で行うかまたは併用することにより維持治療を行う．

ステロイド依存例やタクロリムスを使用して寛解導入を行ったプレドニゾロン抵抗例には，①**5-ASA製剤の経口投与**に加えて，②**アザチオプリンや6-MPなどの免疫調節薬を併用投与**する．インフリキシマブで寛解導入治療を行った症例や免疫調節薬不耐例では，寛解維持治療として③**インフリキシマブの定期投与**を行う（**図2**）．

2. クローン病の治療

完治させる治療法はないため，治療の目標は疾患活動性を抑えて社会生活を可能としQOLを高めていくことである．活動期には寛解導入を目的とした「寛解導入療法」を行う．寛解導入後は「寛解維持療法」を行い，疾患増悪に伴って生じる狭窄や瘻孔形成など合併症の発生を抑えるように心がける．クローン病の内科的治療としては栄養療法と薬物療法があり，両者を組み合わせて治療していくことが重要である（**表2**）．

1 寛解導入療法

1）軽症〜中等症

5-ASA製剤の内服が第一選択となる．大腸型にはサラゾスルファピリジンも用いられる．患者の受容性がよければ，1日900 kcal程度の栄養療法を併用する．効果が不十分である場合には中等症〜重症の治療に準じて治療を行う．

2）中等症〜重症

栄養療法を中心とする場合には，**絶食のうえ，中心静脈よりTPNを開始**する．活動期には少なくとも1日当たり30〜35 kcal/kg程度のエネルギーを投与する．体重減少が認められる場合にはさらに多くのエネルギーを必要とする．病状が改善してきた段階でできるだけすみやかに経腸栄養に移行する．経腸栄養剤は患者の受容性が良好であれば経鼻胃管を介して輸液ポンプを用い，24時間投与で投与する．患者のQOLに配慮し，経口摂取を前提とした各種フレーバーや専用のゼリーミックスも製造されているので，これらを使用した投与を行う場合もある．経腸栄養剤には成分栄養剤か消化態栄養剤を使用する．成分栄養剤にはほとんど脂肪分が入っていないため，10－20％脂肪乳剤の点滴投与を併用する．小児では原則として薬物療法より栄養療法を先行して行い，治療効果が不十分な場合において薬物療法の投与を検討することが望ましい．

薬剤を中心とした治療を行う場合，平成23年度厚生労働省研究班より出されている「潰瘍性大腸炎・クローン病　診断基準・治療指針」では**プレドニゾロンの使用**が推奨されている．経口プレドニゾロン1日40 mg程度を投与し，効果が得られればすみやかに減量中止する．ステロイド剤の減量・離脱が困難な場合には免疫調整薬であるアザチオプリン50〜100 mg/日を投与する．副作用がみられる場合には6-MP 30〜50 mg/日を使用する．アザチオプリンや6-MPは効果発現まで1〜3カ月を要するので，併用開始後1〜2カ月経過してから経口プレドニゾロンを徐々に減量する．

表2 クローン病の治療指針

活動期の治療（病状や受容性により，栄養療法・薬物療法・あるいは両者の組み合わせを行う）		
軽症～中等症	中等症～重症	重症（病勢が重篤，高度な合併症を有する場合）
薬物療法 ・5-ASA製剤 　ペンタサ®錠 　サラゾピリン®錠（大腸病変） 栄養療法（経腸栄養療法） 受容性があれば栄養療法 ・成分栄養剤（エレンタール®） ・消化態栄養剤（ツインライン®など） ※効果不十分の場合は中等症～重症に準じる	薬物療法 ・経口ステロイド（プレドニゾロン） ・抗菌薬（メトロニダゾール*，シプロフロキサシン*など） ※ステロイド減量・離脱が困難な場合：アザチオプリン，6-MP* ※ステロイド・栄養療法が無効/不耐な場合：インフリキシマブ・アダリムマブ 栄養療法（経腸栄養療法） ・成分栄養剤（エレンタール®） ・消化態栄養剤（ツインライン®など） 血球成分除去療法の併用 ・顆粒球吸着療法（アダカラム®） ※通常治療で効果不十分・不耐で大腸病変に起因する症状が残る症例に適応	外科治療の適応を検討した上で以下の内科治療を行う 薬物療法 ・ステロイド経口または静注 ・インフリキシマブ・アダリムマブ（通常治療抵抗例） 栄養療法 ・経腸栄養療法 ・絶食の上，完全静脈栄養療法（合併症や重症度が特に高い場合） ※合併症が改善すれば経腸栄養療法へ ※通過障害や膿瘍がない場合はインフリキシマブ・アダリムマブを併用してもよい

寛解維持療法	肛門病変の治療	狭窄/瘻孔	術後の再発予防
薬物療法 ・5-ASA製剤 　ペンタサ®錠 　サラゾピリン®錠（大腸病変） ・アザチオプリン ・6-MP* ・インフリキシマブ・アダリムマブ（インフリキシマブ・アダリムマブにより寛解導入例では選択可） 在宅経腸栄養療法 ・エレンタール®，ツインライン®など ※短腸症候群など，栄養管理困難例では在宅中心静脈栄養法を考慮する	まず外科治療の適応を検討する． ドレナージやシートン法など 内科的治療を行う場合 ・痔瘻・肛門周囲膿瘍： 　メトロニダゾール*，抗菌剤・抗生物質，インフリキシマブ ・裂肛，肛門潰瘍： 　腸管病変に準じた内科的治療 ・肛門狭窄：経肛門的拡張術	【狭窄】 まず外科治療の適応を検討する． ・内科的治療により炎症を沈静化し，潰瘍が消失・縮小した時点で，内視鏡的バルーン拡張術 【瘻孔】 まず外科治療の適応を検討する． ・内科的治療としてはインフリキシマブ　アザチオプリン（外瘻）	寛解維持療法に準ずる 薬物治療 ・5-ASA製剤 　ペンタサ®錠 　サラゾピリン®錠（大腸病変） ・アザチオプリン ・6-MP* 栄養療法 ・経腸栄養療法 ※薬物療法との併用も可

*：現在保険適応には含まれていない

※（治療原則）内科治療への反応性や薬物による副作用あるいは合併症などに注意し，必要に応じて専門家の意見を聞き，外科治療のタイミングなどを誤らないようにする．薬用量や治療の使い分け，小児や外科治療など詳細は本文を参照のこと．

（文献1より引用）

　腸内細菌叢の乱れによる腸内環境の悪化が増悪の要因となっている場合もあるため，メトロニダゾール1日750 mg投与やシプロフロキサシン1日400～800 mg投与を試みる場合もある．
　栄養療法やプレドニゾロンなどの薬剤が無効な場合は**生物学的製剤（インフリキシマブやアダリムマブ）の投与**を行う．近年ではプレドニゾロンの副作用や生物学的製剤の臨床効果の高さから，プレドニゾロンを使用することなく早い段階から生物学的製剤を使用する治療が広く行われるようになってきた．インフリキシマブを用いる場合は事前に感染症のチェックを行い，投与時反応に対応できる体制を整えた化学療法室などで5 mg/kgを2時間以上かけて点滴静注する．初回投与後2週，6週目に投与し，以降は8週おきに投与を行う．十分な効果が得られない場合に

は14週目以降の投与量を10 mg/kgに増量することが可能である．アダリムマブを投与する場合は初回160 mgの皮下注射を行い，2週間後に80 mgの皮下注射を行う．その後は2週間ごとに40 mgの皮下注射を行う．自己注射が可能な患者の場合には，教育指導して自己注射を行ってもらう．

3）瘻孔形成時の治療

瘻孔には腸管同士や腸管と膀胱などの内蔵との間に交通ができる「内瘻」と，腸管と皮膚（体外）との間に交通ができる「外瘻」がある．いずれも**外科医と相談し，外科治療の適応を検討する**．薬物療法を行う場合，外瘻に対してインフリキシマブが使用される．内瘻に対しては生物学的製剤の効果はあまり高くないため，外科にて手術切除や腸管形成術を行う必要がある．

2 寛解維持療法

寛解を維持して腸管に炎症を起こさないように心がけることが重要であるため，**治療の大切さをしっかりと説明する**．

軽症例に対しては5-ASA製剤の経口治療や在宅栄養療法を用いて寛解維持治療を行う．在宅栄養療法では1日に必要な摂取カロリーの半分量に相当するエネルギーを成分栄養剤か消化態栄養剤で投与する．投与量や投与方法は患者個々のQOLや受容性を考慮して決定する．

重症例で寛解導入に生物学的製剤を用いた症例や，外科的手術を必要とした症例では，その後の寛解維持に生物学的製剤の定期投与を行う．生物学的製剤単独での寛解維持では徐々に効果が減弱してしまう「二次無効」症例では前述の栄養療法に加えて免疫調整薬の併用を行うなど，症例ごとに工夫をすることが重要である．

おわりに

炎症性腸疾患の標準的な治療を概説した．これらの治療に精通し，使いこなしていくことはきわめて大切である．しかしながら，疾患活動性や罹患範囲などが同程度であっても患者ごとに社会的背景は異なる．「病状に適すると思われるが継続困難な治療」は続かないため，最終的には患者の寛解維持を困難にする．患者の背景に合わせた**「患者が継続可能で最も現在の病状に適する治療」**を患者とともに考え選択していかなければ，よい治療は行えない．標準的な知識を身につけるだけでなく，全人的な治療を行うように心がけたい．

文献・参考文献

1）渡辺守：潰瘍性大腸炎・クローン病 診断基準・治療指針．厚生労働科学研究費補助金 難治性疾患克服研究事業「難治性炎症性腸管障害に関する調査研究」平成23年度分担研究報告書，2012

プロフィール

小野川靖二（Seiji Onogawa）
JA広島厚生連尾道総合病院 消化器内科
消化管を専門領域とし，特に炎症性腸疾患を中心としています．気軽に話のできる医師患者関係を築くことをモットーに，日々の診療に当たっています．

3. どのような患者に除菌治療を行うか？ Helicobacter pylori 除菌治療の対象疾患

伊藤公訓

Point

- ・除菌治療の保険適応疾患を正しく知ろう
- ・除菌治療後も胃がんスクリーニングは必須
- ・ピロリ菌感染胃炎と，機能性胃腸症を混同しないように

Keyword

・除菌治療　・胃がん予防　・ヘリコバクター・ピロリ感染胃炎

はじめに

　上部消化管疾患の多くは，ヘリコバクター・ピロリ菌（ピロリ菌：*Helicobacter pylori*）感染に起因する．ピロリ菌は1983年に発見され，発見者のJ. Robin Warren, Barry J. Marshallは，その功績で2005年にノーベル生理学・医学賞を受賞した．その後，本邦においてもきわめて多くの基礎的，臨床的研究が行われ，胃炎，消化性潰瘍のみならず，胃がんなど多くの疾患でピロリ菌の関与が明らかになった．なお，本邦においては，2000年より，除菌治療が保険適応となった．

1. 適応症について

　ピロリ菌に起因する消化管疾患はきわめて多岐にわたるが，ピロリ菌除菌治療が保険診療で実施できる対象疾患は限られている．2000年に開始された際，適応症は消化性潰瘍（胃・十二指腸潰瘍）のみであったが，2010年に3疾患が追加され，適応対象は4疾患に拡大された．さらに，2013年2月より，ヘリコバクター・ピロリ感染胃炎が新たに対象疾患に加わった．その他の疾患についても除菌治療の有用性は報告されており，2009年に発表された「*H. pylori* 感染の診断と治療のガイドライン2009 改訂版」に詳記されている（表1）[1]．

表1 日本ヘリコバクター学会ガイドライン2009による除菌適応疾患

疾患名	エビデンスレベル
1. *H. pylori* 除菌治療の適応	
H. pylori 感染症（推奨度A）	
2. 各疾患における適応	
1）胃潰瘍・十二指腸潰瘍	I
2）胃MALTリンパ腫	III
3）特発性血小板減少性紫斑病（ITP）	I
4）早期胃がんに対する内視鏡的治療後胃	II
5）萎縮性胃炎（ヘリコバクター・ピロリ感染胃炎）	I
6）胃過形成性ポリープ	II
7）機能性ディスペプシア	I
8）逆流性食道炎	II
9）消化管以外の疾患（ITPを除く）	
1. 鉄欠乏性貧血	III
2. 慢性蕁麻疹	III

文献1より作成．下線の疾患は，2013年2月の時点での保険適応疾患
ITP：idiopathic thrombocytopenic purpura
FD：functional dyspepsia

1 胃・十二指腸潰瘍

　ピロリ菌陽性の胃潰瘍，十二指腸潰瘍は除菌治療の最もよい適応である．通常の場合，潰瘍症は1年以内に半数以上の症例で再発をきたすことがわかっており，除菌治療はこの潰瘍再発を予防する．除菌治療は，消化管出血などの潰瘍合併症を軽減するため，患者には大きなメリットがある．本邦で刊行された消化性潰瘍に関する診療ガイドラインにおいても，除菌治療は潰瘍治療の第一選択とされている（図1）[2, 3]．

　除菌治療の開始時期は，潰瘍診断時（プロトンポンプ阻害薬などによる初期治療前）でも，初期治療後でも，どちらでもよい．ただし，日常診療で重要なことは，胃がんの多い本邦において，**胃がんと良性潰瘍を確実に鑑別する点**である．すなわち，潰瘍初期治療後，できれば瘢痕期において再度内視鏡検査を実施し，**病変より生検などを行うことで胃がんを否定しておくことがきわ**めて重要である．それゆえ，筆者は，潰瘍治癒が確認され，胃がんが否定できた時点で除菌治療を行うことにしている．ただ，この際，PPI使用は感染診断に支障をきたす（休薬後2週間程度のちに感染診断をすることが推奨されている）ため，注意が必要である．

2 その他の除菌適応疾患

　胃MALTリンパ腫，特発性血小板減少性紫斑病，早期胃がんに対する内視鏡的治療後胃の3疾患については，2010年6月に保険適応に追加された．

1）胃MALTリンパ腫

　胃MALTリンパ腫はその多くがピロリ菌陽性である．胃内に限局しているMALTリンパ腫は除菌治療により60〜80％が改善，消失する．肉眼的に表在型のものは治療反応性がよいが，遺伝子転座（API2-MALT1遺伝子転座）をもつものは，除菌による効果が低いとされている．本邦における多施設前向き研究においてもその有用性が確認されており，除菌治療による長期予後も良好であることが報告されている[4]．

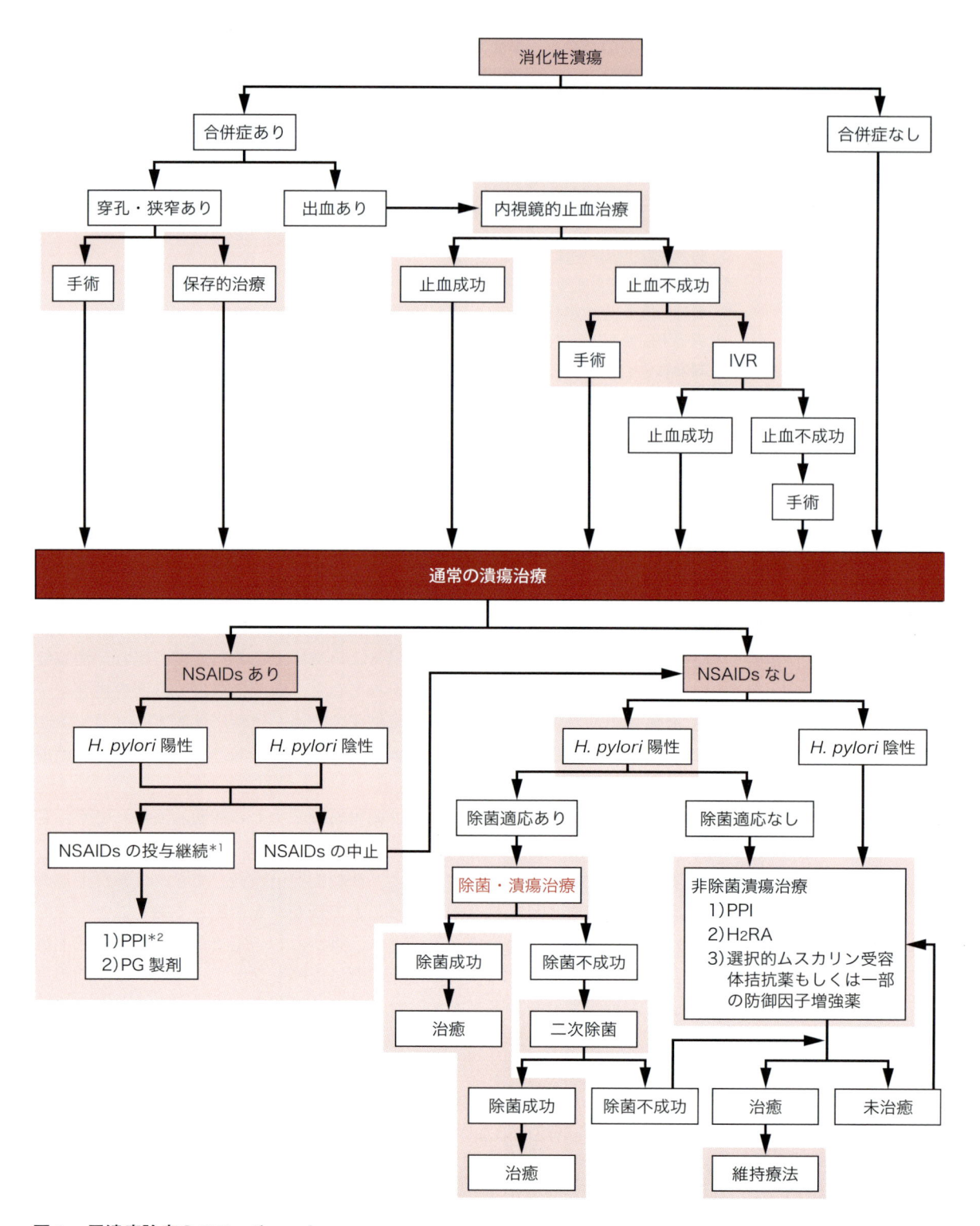

図1 胃潰瘍診療のフローチャート
＊1：禁忌である，中止不能のため，止むを得ず投与する場合
＊2：胃潰瘍は8週，十二指腸潰瘍は6週まで
「日本消化器病学会（編）：消化性潰瘍診療ガイドライン，p.XV，2009，南江堂」より許諾を得て転載

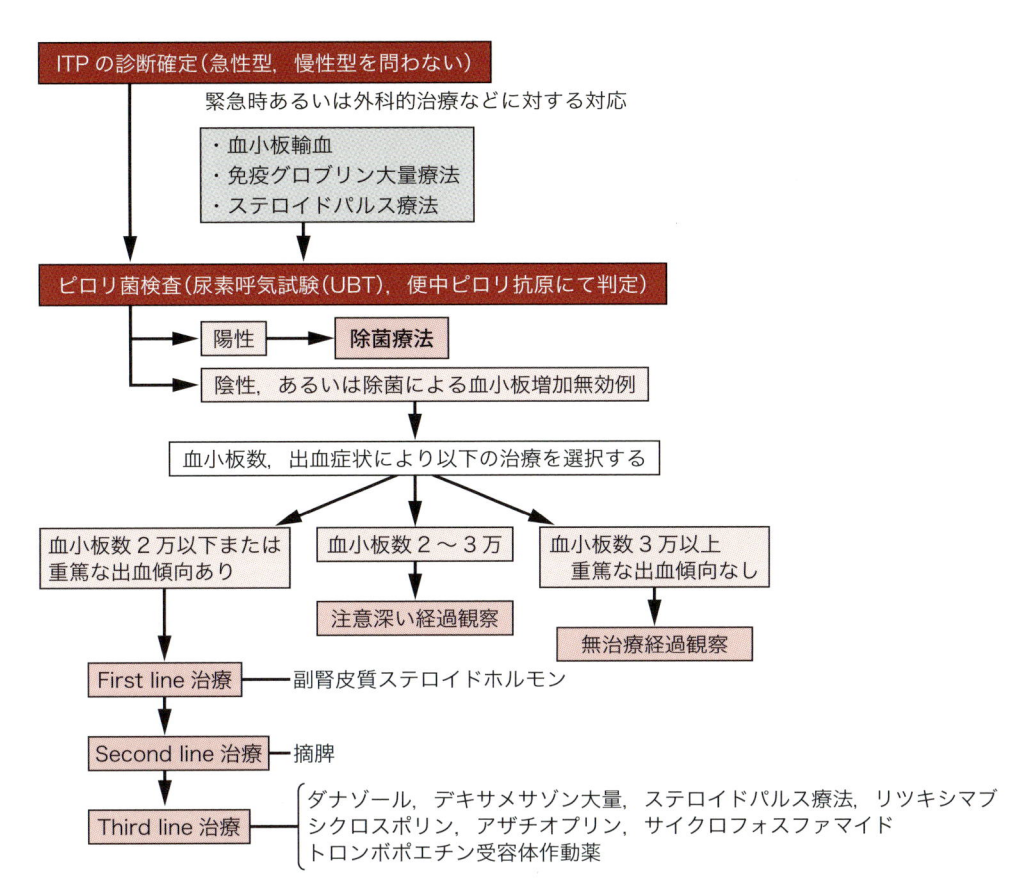

```
ITPの診断確定(急性型,慢性型を問わない)
          ↓
    緊急時あるいは外科的治療などに対する対応
    ・血小板輸血
    ・免疫グロブリン大量療法
    ・ステロイドパルス療法
          ↓
ピロリ菌検査(尿素呼気試験(UBT),便中ピロリ抗原にて判定)
    → 陽性 → 除菌療法
    → 陰性,あるいは除菌による血小板増加無効例
          ↓
    血小板数,出血症状により以下の治療を選択する
    ↓                    ↓                  ↓
血小板数2万以下または    血小板数2~3万    血小板数3万以上
重篤な出血傾向あり                        重篤な出血傾向なし
    ↓                    ↓                  ↓
                    注意深い経過観察      無治療経過観察
    ↓
First line 治療 ── 副腎皮質ステロイドホルモン
    ↓
Second line 治療 ── 摘脾
    ↓
Third line 治療 ── ダナゾール,デキサメサゾン大量,ステロイドパルス療法,リツキシマブ
                    シクロスポリン,アザチオプリン,サイクロフォスファマイド
                    トロンボポエチン受容体作動薬
```

図2　ITP治療の参照ガイド(2012年度版)
文献5より転載

2) 特発性血小板減少性紫斑病(ITP)

　原因不明の血小板減少をきたす疾患であり,本邦では国指定難病医療費等助成対象疾病(特定疾患)に指定されている.これまで,標準的治療は副腎皮質ステロイド,免疫グロブリン大量投与,脾臓摘出術など,大きな副作用,侵襲を伴うものであった.ところが,ピロリ菌陽性であれば,除菌治療により約半数の症例で血小板が増加することが明らかとなった.ITP治療参照ガイドによれば,急性,慢性にかかわらず,(救急治療を要する場合を除き)ピロリ菌の感染診断を行い,陽性であれば除菌治療を行うことが推奨されている(図2)[5].

3) 早期胃がんに対する内視鏡的治療後胃

　多数の臨床研究により,ヒト胃がんの主因はピロリ菌感染であることが明らかとなっており,除菌治療により胃がん発症が抑制されることが期待される.本邦における多施設前向き研究において,早期胃がん内視鏡的治療後症例に除菌治療を行うと,二次がん(異時性多発がん)の発見頻度が約1/3に抑制されるという成績が発表された(図3)[6].その結果に基づき,早期胃がん内視鏡治療後症例が,新たに除菌治療の適応に追加された.しかしながら,除菌治療後においても胃がんが発生することは決して稀ではない.もともと,早期胃がん発症例は,胃がん発生の高危険度群であるため,除菌治療後も定期的な胃がんスクリーニングが必須である.

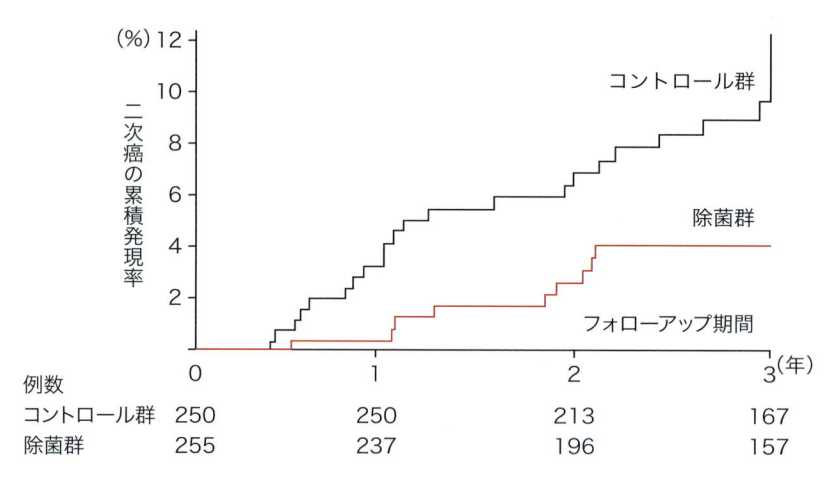

図3　除菌治療による二次癌発症抑制効果
文献6より引用

3 新たに適応追加された疾患について

○ ヘリコバクター・ピロリ感染胃炎

　いわゆる「慢性胃炎」に相当する疾患単位である．治療を行う際には，ピロリ菌感染診断で陽性を確認することに加え，上部消化管内視鏡検査を実施し慢性胃炎を確認することが条件となる．除菌治療により見込まれる利益は，直接的には慢性胃炎（組織学的胃炎）の改善であり，間接的には将来の胃がん発生抑制効果である．

　ちなみに，腹部症状（上腹部痛，腹部膨満感など）を主訴とする患者を診断する際，「胃炎」という用語を使用することは今後適当ではない．これらは「**機能性胃腸症**」と呼称されるべきもので，ピロリ陽性胃炎とは明確に区分すべきである．すなわち，ピロリ菌感染と上腹部愁訴は必ずしも関連せず，本来除菌治療は症状の改善を見込んで行うべきものではない．

Advanced Lecture

■除菌治療後に発生する二次がんの特徴

　早期胃がん内視鏡的治療後に除菌治療を行った際，後に発生する胃がん（二次がん）には特徴がある．内視鏡的には発赤調の表面陥凹型を呈する分化型がんが多いのが特徴と言える．除菌治療後症例に内視鏡検査を行う際には，この典型像を念頭に置き検査にあたるとよい．

おわりに

　今後，除菌適応疾患の拡大に伴い，ピロリ菌除菌治療が急速に進むことは確実である．除菌治療により種々の上部消化管疾患は減少することが予想されるが，胃がんリスクは決してゼロにはならない．正しい除菌判定を行うことはいうまでもないが，除菌後の定期的な胃がんスクリーニングを怠らないようにすることはきわめて重要である．

文献・参考文献

1) 「H. pylori感染の診断と治療のガイドライン2009改訂版」（日本ヘリコバクター学会編集委員会/編），勁草書房，2009
   ↑日本ヘリコバクター学会による，診断，除菌適応，治療法などについてのガイドライン．
2) 「EBMに基づく胃潰瘍診療ガイドライン（第2版）」（胃潰瘍ガイドラインの適用と評価に関する研究班/編），じほう，2007
   ↑厚生労働省研究班による胃潰瘍に関する本邦初の診療ガイドライン．
3) 「消化性潰瘍診療ガイドライン」（日本消化器病学会/編），南江堂，2009
   ↑文献2の後に発刊された学会主導の診療ガイドライン．
4) Nakamura, S., et al.：Long-term clinical outcome of gastric MALT lymphoma after eradication of Helicobacter pylori: a multicentre cohort follow-up study of 420 patients in Japan. Gut, 61：507-513, 2012
   ↑胃MALTリンパ腫治療と長期予後に関する本邦多施設前向き研究成績．
5) 藤村欣吾 ほか：難治性疾患克服研究事業血液凝固異常症に関する調査研究：ITP治療の参照ガイド作成委員会：成人特発性血小板減少性紫斑病治療の参照ガイド 2012年版，臨床血液，53：433-442, 2012
   ↑ITP治療に関する解説．
6) Fukase, K., et al.：Effect of eradication of Helicobacter pylori on incidence of metachronous gastric carcinoma after endoscopic resection of early gastric cancer：an open-label, randomised controlled trial. Lancet, 372：392-397, 2008
   ↑早期胃癌内視鏡治療後の二次癌発生に関する，除菌治療での介入試験．本邦における多施設前向き研究結果．

プロフィール

伊藤公訓（Masanori Ito）
広島大学病院 消化器・代謝内科
1988年 広島大学卒，2008年より現職．専門は消化器内科学，専門分野はヘリコバクターピロリ感染症の病態解析と胃癌発生に関する研究．

第6章 なるほど！消化器疾患に対する薬物治療のコツ

4. C型慢性肝炎のインターフェロン治療，内服の抗ウイルス剤の選択について教えてください

髙橋祥一

●Point●

- C型肝炎ウイルス（HCV）のジェノタイプ，ウイルス量，初回治療か再治療か，によって治療法が異なる
- ジェノタイプ1はペグインターフェロン，リバビリン，テラプレビルの3剤併用療法が第一選択
- ジェノタイプ2はペグインターフェロン，リバビリンの2剤併用療法が第一選択

●Keyword●

- C型肝炎ウイルス
- インターフェロン
- テラプレビル

はじめに

　C型慢性肝炎はインターフェロン（IFN）療法で根治可能である．本邦では1991年に認可になったインターフェロン（筋肉注射，皮下注射）単独療法，2001年のインターフェロン＋リバビリン（内服）併用療法，2004年のペグインターフェロン（皮下注射）＋リバビリン併用療法を経て，2011年にペグインターフェロン＋リバビリン＋テラプレビル（内服）3剤併用療法が主流になろうとしている．

症例（図1）

　症例は48歳男性．C型慢性肝炎のうち，難治例と言われているHCVジェノタイプ1b型，高ウイルス量症例に対して，当時最善であったペグインターフェロン（pegIFN）＋リバビリン（RBV）併用療法を72週間継続した．しかし投与終了後4週間でHCVRNAは再陽転化したため，pegIFN/RBV 2剤併用療法は再燃（IFN投与中はHCVRNA陰性化も，投与終了後に再陽転化すること）と判定された．その後PegIFN/RBV/テラプレビル（TVR）3剤併用療法で治療したところ，治療開始後4週間でHCVRNAは陰性化した．24週間で治療は予定通り終了し，治療終了後6カ月間HCVRNAは陰性化したままであり，著効（HCVの消失；IFN治療終了6カ月後のHCVRNA陰性をもって判定）と判断した．

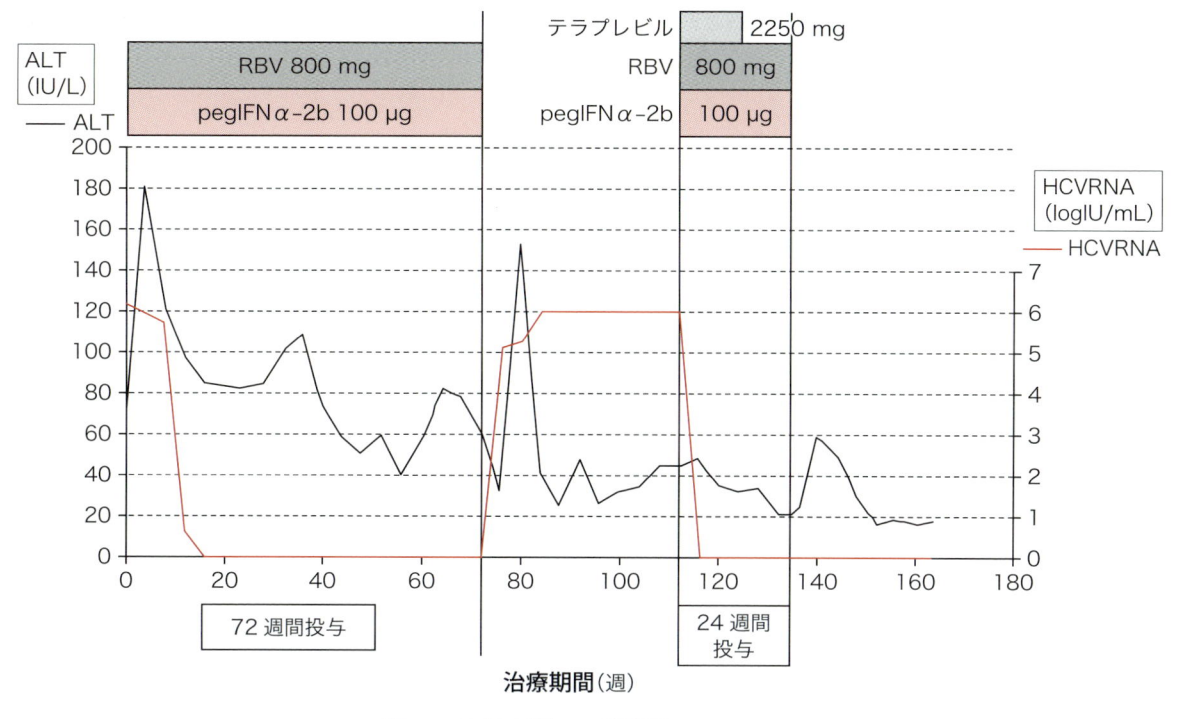

図1　48歳 男性　C型肝炎 genotype1b

1. C型肝炎治療の基本方針

　C型慢性肝炎に対する治療の基本方針は，①ウイルスの完全排除，②肝炎の沈静化（AST/ALTの正常化）である．

1 ウイルスの完全排除

　C型肝炎ウイルスはB型肝炎ウイルスと異なり，IFN治療により完全排除（根治治療）が可能であり，IFN導入可能な症例は，まずウイルスの排除を目的に治療すべきである．

2 肝炎の沈静化（AST/ALTの正常化）

　何らかの理由で根治治療が困難な症例に対しては，肝炎の沈静化を試みる．ウルソデオキシコール酸（ウルソ®）やグリチルリチン酸（強力ネオミノファーゲンシー®）などのいわゆる肝庇護療法がこれにあたるが，IFNの少量長期療法や瀉血療法などもこれにあたる．
　以後HCV根治目的の治療についてのみ言及するが，IFN少量長期投与や肝庇護療法などは他の文献[1]を参照されたい．

2. HCV根治目的のIFN療法

　IFN治療にあたってはHCVのジェノタイプとHCVのウイルス量によって著効率（SVR率：

表1 平成25年のC型慢性肝炎に対する初回治療ガイドライン

		Genotype 1	Genotype 2
ウイルス量	高ウイルス量 5.0 Log IU/mL 以上 300 fmol/L 以上 1 Meq./mL 以上	Peg-IFN α 2b：Peg-Intron（24週間） ＋ Ribavirin：Rebetol（24週間） ＋ Telaprevir：Travic（12週間）	Peg-IFN α 2b：Peg-Intron ＋ Ribavirin：Rebetol（24週間） IFN β：Feron ＋ Ribavirin：Rebetol（24週間）
	低ウイルス量 5.0 Log IU/mL 未満 300 fmol/L 未満 1 Meq./mL 未満	IFN（24週間） Peg-IFN α 2a：Pegasys（24〜48週間）	IFN（8〜24週間） Peg-IFN α 2a：Pegasys（24〜48週間）

★Genotype 1・高ウイルス量症例では，治療効果に寄与するホスト側の因子であるIL28Bの遺伝子および，ウイルス側の因子である遺伝子変異（ISDRおよびCore領域aa70）などを参考にして，治療の開始を決定するのが望ましい
★年齢，Hb値，性別を考慮して，Telaprevirを含む3者併用療法を行うことが困難と予測される場合は，IFN + Ribavirin併用療法を選択する
★Genotype 1，2ともにうつ病・うつ状態などの副作用の出現が予測される症例，高齢者などの副作用出現のリスクが高い症例に対しては，IFN β + Ribavirin併用療法を選択することが望ましい
（文献2より引用）

表2 平成25年のC型慢性肝炎に対する再治療ガイドライン

	Genotype 1	Genotype 2
高ウイルス量 5.0 Log IU/mL 以上 300 fmol/L 以上 1 Meq./mL 以上	Peg-IFN α 2b + Ribavirin（24週間） ＋ Telaprevir（12週間）併用療法	Peg-IFN α 2b + Ribavirin（36週間） Peg-IFN α 2a + Ribavirin（36週間） IFN β + Ribavirin（36週間）
低ウイルス量 5.0 Log IU/mL 未満 300 fmol/L 未満 1 Meq./mL 未満		

文献2より引用

sustained viral response）が異なるため，それぞれの組み合わせによって治療方針が異なっている（表1，2）[2]．

1 初回治療

1）ジェノタイプ1の治療法

ジェノタイプ1，高ウイルス量の症例に対しては2011年11月に上市された**テラプレビル**を用いた3剤併用療法，**peg-IFN α 2b＋リバビリン＋テラプレビル**の投与が望ましいとされている．

HCVタンパクは1本の長いタンパク質に翻訳された後，全部で10個のタンパクに切断されるが，テラプレビルは，このうちの1つのNS3/4A領域にあたる「NS3/4Aプロテアーゼ（タンパク分解酵素）」の阻害剤である（図2）．NS3/4Aプロテアーゼは一塊となって翻訳されたHCVタンパクの後半部分を5つのタンパク質に切り分ける酵素であるが，この酵素の働きを抑えて，おのおののタンパク質への切断を抑えることによりHCVの複製が抑えられるという仕組みである．もともとこのプロテアーゼ阻害剤とは，HIVに対するプロテアーゼ阻害剤の開発における知見が応用されたものであるが，HIVの治療と同様に，**テラプレビル単剤では薬剤耐性株がすぐに出現してくるため，必ずPegIFNとリバビリン（PegIFN/RBV）との併用療法を行わなければならな**

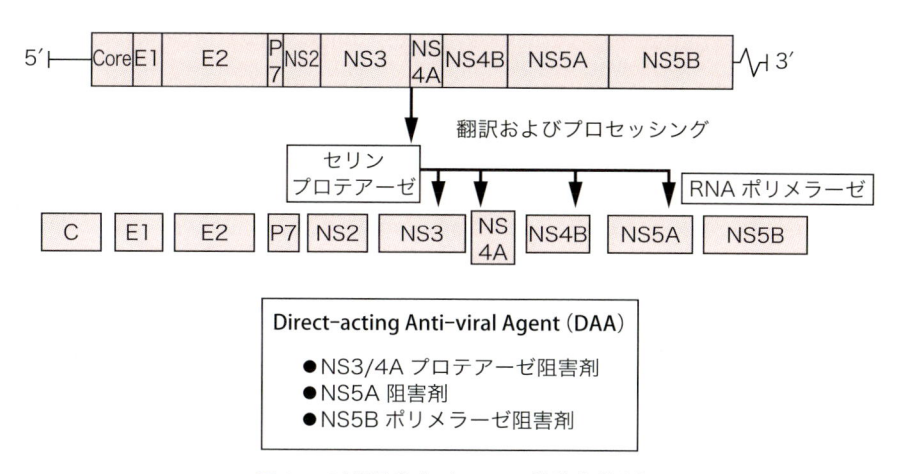

図2　C型肝炎ウイルスの構造と複製

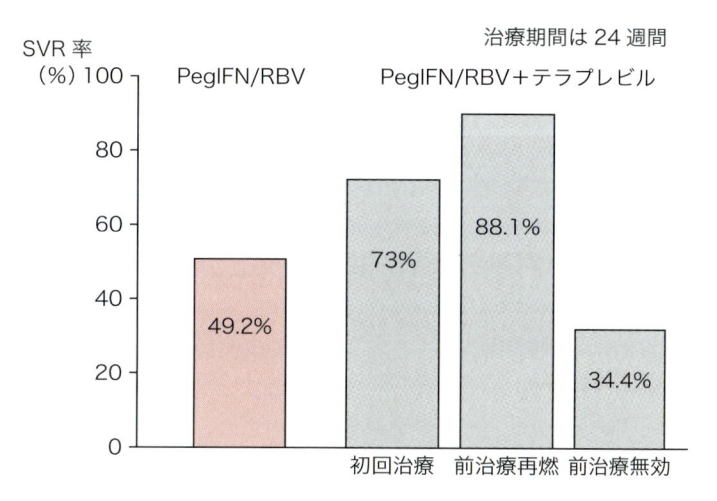

図3　PegIFN/RBV＋テラプレビル臨床治験全国集計

い．

　3剤併用療法の投与スケジュールは，最初の12週間はPegIFN/RBV＋プロテアーゼ阻害剤の3剤，その後はPegIFN/RBVの2剤をさらに12週間投与，トータル24週間の治療となる．治療効果は図3のごとく，臨床試験の成績でPegIFN/RBVのSVR率が49.2％であったのに対し，PegIFN/RBV＋テラプレビル3剤併用療法では，初回治療で73％，再治療例で前回一度でもHCVRNAが陰性化した「再燃例」では，88.1％，前回一度もHCVRNAが陰性化しなかった「無効例」では34.4％のSVR率であった．すなわち過去の治療での再燃例は，高い確率でHCVRNAの排除が可能である．

　一方，近年C型肝炎に対するIFN治療には，宿主（すなわち患者）側の因子として**IL28Bの遺伝子の一塩基多型（SNP）**が最も強いSVR予測因子であることが判明している．ガイドラインでもこのIL28B SNPを参考にして治療の開始を決定するのが望ましい，とされている．当科におけるpegIFN/RBVの成績では，IL28B SNP（rs8099917）がTTの場合はSVR率が55％，TGまたはGGの場合は29％であった．これがpegIFN/RBV＋テラプレビルの3剤併用の場合は，TTの

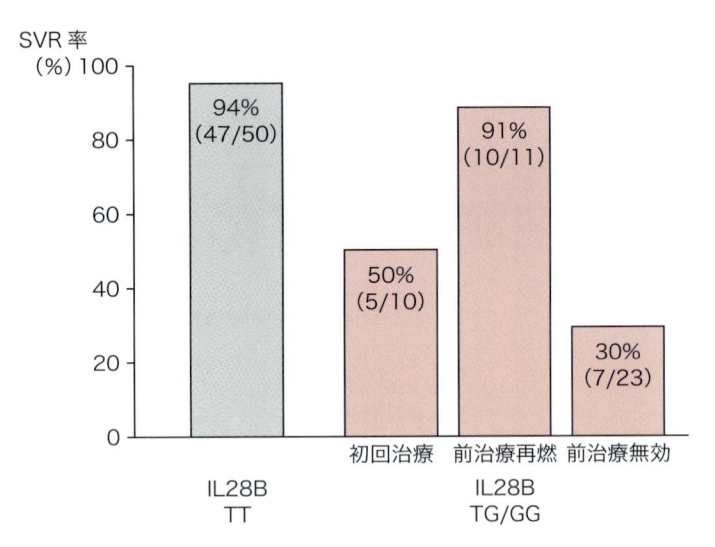

```
SVR率
(%) 100 ┐  94%
         │ (47/50)              91%
      80 │  ┌──┐              (10/11)
         │  │  │               ┌──┐
      60 │  │  │               │  │
         │  │  │   50%         │  │
      40 │  │  │  (5/10)       │  │
         │  │  │   ┌──┐        │  │       30%
      20 │  │  │   │  │        │  │      (7/23)
         │  │  │   │  │        │  │       ┌──┐
       0 └──┴──┴───┴──┴────────┴──┴───────┴──┘
                  初回治療   前治療再燃  前治療無効
            IL28B              IL28B
             TT                TG/GG
```

図4　IL28B別の3剤併用療法のSVR率
文献3より

場合94％，TGまたはGGの場合でも前治療再燃例は91％と高率である一方で初回治療症例では50％，前治療無効例では30％と低値であった（図4）．したがって前治療再燃例，IL28B SNP TT症例はPegIFN/RBV＋テラプレビル3剤併用療法のよい適応と考えられる．

しかしながらテラプレビルは種々の副作用が生じることが知られている．主なものとして，①**皮膚障害**，②**貧血**，③**腎障害**があげられる．①の**皮膚障害**は，Stevens-Johnson症候群や中毒性表皮壊死症（toxic epidermal necrolysis：TEN）の発症が稀にあり，これらの疾患は，失明や死亡を起こすことがあるため，**すみやかな投薬の中止**と，**皮膚科専門医との綿密な連携**が必要である．このためPegIFN/RBV＋テラプレビルの診療は肝臓専門医かつ皮膚科専門医との連携ができる医療機関と限定されている．②の**貧血**は，もともとリバビリンが溶血性貧血を起こしやすいことが知られているが，さらにテラプレビルも貧血を増悪させる．平成24年のC型肝炎ガイドラインではHb12.0未満の症例は，テラプレビルの投与は推奨できないとなっている．③の**腎障害**では，臨床試験ではそれほど問題ではなかったが，市販後調査でCr 3 mg/dLを超える重篤な腎障害をきたした症例が時にみられる．当院でもCrが1.5 mg/dLを超える症例は3例あったが，いずれも高齢でもともと腎機能が低下しているところに，食欲低下に伴う脱水で，腎機能が悪化したものと思われた．このような症例に対しては十分な補液が必要である．

このように，PegIFN/RBV＋テラプレビル3剤併用療法は，強い副作用が出現する一方で，高いSVR率が期待できる治療法である．C型肝炎患者の高齢化が進むなか，HCVが排除できれば，その後の肝発癌の確率も圧倒的に低下するため，症例を選んで，可能な症例は副作用に気をつけながらも積極的に3剤併用療法を行うべきであると思われる．なお，テラプレビルの使用が困難な症例に対しては，これまで通りのPegIFN/RBV 2剤併用療法を48〜72週間投与することが，次善の策として推奨されている．

2）ジェノタイプ2の治療法

ジェノタイプ2，高ウイルス量の症例はこれまで通りPegIFN/RBV併用療法が第一選択である．この薬でSVR率が70〜90％であるため，現行の治療でも問題ないが，どうしてもSVRが得られ

ない症例もある程度あり，このような症例に対し，現在臨床試験も進行中である．またジェノタイプ1型，2型の低ウイルス量の症例に関しては現行の治療で高いSVR率が望めるため，治療の完遂が重要なポイントとなる．

2 再治療

再治療症例に対しては表2のように，ウイルス量にかかわらずジェノタイプ1ならPegIFN/RBV＋テラプレビル3剤併用療法24週間，ジェノタイプ2ならPegIFN/RBV 2剤併用療法36週間が推奨されている．

Advanced Lecture

■テラプレビルを使用しない，C型慢性肝炎の新たな治療法

現在PegIFN/RBV＋テラプレビル3剤併用療法以外にも，比較的副作用の少ない第2世代のプロテアーゼ阻害剤＋pegIFN/RBVの3剤併用療法，またNS3プロテアーゼ阻害剤＋NS5A阻害剤のみのIFNを用いない内服2剤の臨床試験も始まっている．これらの治療薬は非常に有用であるが，まだ上市されるまでは年単位で時間のかかる薬剤がほとんどであり，その間にHCVを排除するかしないかで，将来的な発癌率が異なってくるため，早急に比較的副作用の強いテラプレビルを用いてSVR達成を狙うか，発売までの間の発癌の可能性は覚悟しながら，安全に使用できる薬剤の発売を待って抗ウイルス治療を行うか，肝臓学会内でも大きく意見がわかれている．

また上述のごとく，このプロテアーゼ阻害剤は抗HIV薬と同じで，一度ある領域で耐性株が出現すると，新規薬剤に対して交叉耐性をもつ可能性が高い．そのため，耐性株が出現しそうな状況下でのPegIFN/RBV＋テラプレビルの投与，具体的には，前治療でPegIFN/RBV 2剤併用療法を行ったときにHCVRNAの低下が治療開始後3カ月経っても2 logIU/mL未満の超難治症例では，テラプレビルの投与は行うべきではないと考えられる．

おわりに

C型慢性肝炎患者に対する抗ウイルス療法は，言うまでもなく，放置すれば肝硬変→肝癌を発症するため，これを防ぐために行われる．ガイドラインに収載されてなお，使用の是非が議論されているテラプレビルであるが，高齢，男性，飲酒歴，発癌歴など患者の病歴によっては，早急にウイルス排除の治療を行うべきである．今後は，C型肝炎患者1人1人に合わせた最適な治療法を考える時代が来ると思われる．

文献・参考文献

1) 茶山一彰, 高橋祥一：E　C型慢性肝炎.「専門医のための薬物療法Q&A消化器」（渡辺純夫ほか／編), 177-193, 中外医学社, 2008
2) 厚生労働科学研究費補助金肝炎等克服緊急対策研究事業（肝炎分野）：ウイルス性肝炎における最新の治療法の標準化を目指す研究に関する研究．平成24年度総括・分担報告書
3) Chayama, K., et al.：IL28B but not ITPA polymorphism is predictive of response to pegylated interferon, ribavirin, and telaprevir triple therapy in patients with genotype 1 hepatitis C. J Infect Dis, 204：84-93, 2011

プロフィール

髙橋祥一（Shoichi Takahashi）
広島大学病院消化器・代謝内科 講師
ウイルス肝炎，肝癌，肝移植

戦後の国民病であった肺結核が，抗結核剤の3剤併用療法で駆逐されていったように，現代の国民病かつ本邦最大級の感染症であるC型肝炎も奇しくもテラプレビルを代表とする新規抗ウイルス剤を用いた3剤併用療法で，ほぼ完全制圧が見通せる時代になってきました．やはり感染症は根治しうる病気なのだと思います．しかしその後の呼吸器疾患は，肺がんの増加や肺結核の再興を認めたように，おそらく肝疾患もメタボリック症候群を中心とした代謝性肝疾患による発癌の増加，そしていつかまたHCVの再興も起きるのではないかとわたしは思います．「肝炎ウイルスがなくなれば，肝疾患はなくなる」というのは明らかに早計であり，まだまだ克服すべき疾患がたくさんあると思っています．肝臓に興味をもった方，貴方の進む道はまだまだ残されていますよ．

5. NSAIDsを内服中の患者に対する抗潰瘍薬の使用はどうしたらいいですか？

岡信秀治

Point
- NSAIDsによる消化管粘膜傷害は高頻度で、その多くは自覚症状を伴わない
- 消化管リスクに応じた治療戦略が必要である
- NSAIDs潰瘍の治療は原因となるNSAIDsを中止する
- NSAIDs中止が困難な場合、PPIやPG製剤を投与する

Keyword
- 消化管リスク
- PPI
- *H.pylori*感染

はじめに

非ステロイド系消炎鎮痛薬（non-steroidal anti-inflammatory drugs：NSAIDs）は一般的な鎮痛・解熱薬としてだけでなく、整形外科領域で関節リウマチや変形性関節症などの慢性疼痛に、血小板凝集抑制作用を有する低用量アスピリンは循環器および脳神経領域で心筋梗塞や脳梗塞などの予防に広く処方されており、社会の高齢化に伴いその処方量はますます増加している。一方、副作用による消化管粘膜傷害で消化管出血などの重篤な状態を引き起こすことが問題となっており、NSAIDs起因性消化管病変に対する治療法の確立が求められている。

1. NSAIDs起因性消化管粘膜傷害の発生機序

主要な機序として、**粘膜に対する直接作用**と**吸収され血中を介しての間接作用**の2つの経路が考えられている。前者は胃酸により脂溶性に変化したNSAIDsが細胞膜を透過、上皮細胞内に蓄積し細胞傷害を起こす直接的な作用であり、後者は、NSAIDsがシクロオキシゲナーゼ（COX）を阻害し内因性プロスタグランジン（PG）の産生を抑制することにより、粘膜血流や粘液産生の減少といった粘膜防御機能の低下をきたし粘膜傷害を起こす間接的な作用である。

COXには胃粘膜や腎、血小板などに恒常的に存在するCOX-1と、炎症に関与する誘導性COX-2がある。COX-2を選択的に阻害する薬剤であれば胃のCOX-1は抑制されないため、胃に

表1　消化管リスク分類（ACGガイドライン）

高リスク
1. 出血性潰瘍の既往（特に最近発症したもの） 2. 複数（＞2個）のリスクファクター
中リスク（1〜2個のリスクファクター）
1. 年齢＞65歳 2. 高用量のNSAID 3. 出血を伴わない潰瘍の既往 4. アスピリン（低用量含む），ステロイド，抗凝固薬の併用
低リスク
1. リスクファクターなし

＊*H. pylori*は独立したリスクファクターであり，分けて考える
文献1より引用

表2　*H. pylori*感染とNSAIDs服用による潰瘍発症・出血のリスク（オッズ比）

	潰瘍発症		潰瘍出血	
	H.pylori（−）	*H.pylori*（＋）	*H.pylori*（−）	*H.pylori*（＋）
NSAID（−）	1.0	18.1	1.0	1.79
NSAID（＋）	19.4	61.1	4.85	6.13

文献2より作成

やさしいNSAIDsとなる可能性がある．

2. NSAIDs潰瘍の危険因子

　2009年に米国消化器病学会（American Collage of Gastroenterology：ACG）よりNSAIDs潰瘍合併症予防ガイドライン[1]が出され，①**年齢＞65歳**，②**高用量NSAIDs**，③**出血を伴わない潰瘍の既往**，④**アスピリンやステロイド，抗凝固薬の併用**を危険因子としてあげている．これら危険因子のないものを低リスク，2つまでを中リスク，出血性潰瘍の既往，または3つ以上の危険因子が該当するものを高リスクとし，消化管リスクを3段階に分けている（表1）．*H.pylori*感染については独立した因子で，潰瘍既往がある場合，*H.pylori*陽性であれば除菌を行うとしている．

　また，海外のメタアナリシス[2]や本邦でのケースコントロール研究[3]で，NSAIDs（−）/ *H.pylori*（−）の場合と比較してNSAIDs服用と*H.pylori*感染は，相加・相乗的に潰瘍や出血のリスクを高めることが示されている（表2）．

3. NSAIDs潰瘍の治療

1 NSAIDsの中止が可能な場合

　NSAIDs内服中にみられる胃潰瘍，十二指腸潰瘍は，NSAIDsを中止するだけで比較的高率に

表3 PPI, PG製剤, H₂RAの胃潰瘍治癒効果（NSAIDs継続下）

著者（文献）	治療	4週治癒率	8週治癒率	有意差
Hawkey[※1] 1998	OPZ 20 mg OPZ 40 mg MISO 800 μg	70%（82/117） 67%（88/132） 62%（77/125）	87%（102/117）** 80%（105/132） 73%（91/125）	**p＜0.01 vs MISO
Yeomans[※2] 1998	OPZ 20 mg OPZ 40 mg RAN 300 mg	67%（47/70） 67%（45/67） 50%（35/70）	84%（59/70）** 87%（58/67）** 64%（45/70）	**p＜0.01 vs RAN
Agrawal[※3] 2000	LPZ 15 mg LPZ 30 mg RAN 300 mg	47%（56/118）*** 57%（67/117）** 30%（4/115）	69%（81/118）* 73%（85/117）* 53%（61/115）	*p＜0.05, **p＜0.01 ***p＜0.001 vs RAN
Campbell[※4] 2002	LPZ 15 mg LPZ 30 mg RAN 300 mg	46%（103/226）** 54%（122/227）*** 31%（70/225）	74%（168/227）*** 67%（151/226）*** 50%（112/225）	**p＜0.01 ***p＜0.001 vs RAN

OPZ：オメプラゾール，MISO：ミソプロストール，RAN：塩酸ラニチジン，LPZ：ランソプラゾール

※1 Hawkey, C. J., et al.: Omeprazole compared with misoprostol for ulcers associated with nonsteroidal antiinflammatory drugs. Omeprazole versus Misoprostol for NSAID-induced Ulcer Management (OMNIUM) Study Group. N Engl J Med, 338：727-734, 1998
※2 Yeomans, N. D., et al.: A comparison of omeprazole with ranitidine for ulcers associated with nonsteroidal antiinflammatory drugs. Acid Suppression Trial：Ranitidine versus Omeprazole for NSAID-associated Ulcer Treatment (ASTRONAUT) Study Group. N Engl J Med, 338：719-726, 1998
※3 Agrawal, N. M., et al.: Superiority of lansoprazole vs ranitidine in healing nonsteroidal anti-inflammatory drug-associated gastric ulcers：results of a double-blind, randomized, multicenter study. NSAID-Associated Gastric Ulcer Study Group. Arch Intern Med, 160：1455-1461, 2000
※4 Campbell, D. R., et al.: Effect of H. pylori status on gastric ulcer healing in patients continuing nonsteroidal anti-inflammatory therapy and receiving treatment with lansoprazole or ranitidine. Am J Gastroenterol, 97：2208-2214, 2002

「EBMに基づく胃潰瘍診療ガイドライン 第2版—H. pylori 二次除菌保険適用対応—」（胃潰瘍ガイドラインの適応と評価に関する研究班／編），103，じほう，2007（参考図書1）より転載

治癒することよりNSAIDsの中止が第一である．さらに，酸分泌抑制薬による通常の治療を行えば潰瘍はすみやかに治癒する．

2 NSAIDsの継続投与が必要な場合

2013年5月現在，NSAIDsの長期服薬による胃・十二指腸潰瘍に対して適応を有する抗潰瘍薬は，プロスタグランジン（PG）製剤のミソプロストール（サイトテック®）のみであるが，腸管運動の亢進，腸液の分泌促進による腹痛・下痢などの消化器症状が多いこと，また子宮収縮作用を有することから妊婦には禁忌であるなど，使用に際しては注意を要する．H₂受容体拮抗薬は高用量のファモチジン（80 mg）やニザチジン（600 mg）において潰瘍治癒の有効性が示されているが，プロトンポンプ阻害薬（PPI）と比較してその治癒率は低い．一方，PPIはH₂受容体拮抗薬，PG製剤および粘膜防御因子増強薬との比較試験でいずれも有意な治療効果を示しており（表3），NSAIDsの継続投与を必要とする患者に対する治療薬として期待される．

本邦でのガイドラインによる診療指針では「NSAIDs潰瘍を発症した場合，H.pylori 感染の有無にかかわらずNSAIDsを中止し通常の潰瘍治療を行い，NSAIDsの中止が不可能ならばPPIあるいはPG製剤を投与する」となっている（図1）．ミソプロストールも効果は認められるものの，安全性と有効性を考えるとPPIが最適な治療法といえ，**PPIの最大量を胃潰瘍で8週間，十二指腸潰瘍では6週間投与する．**

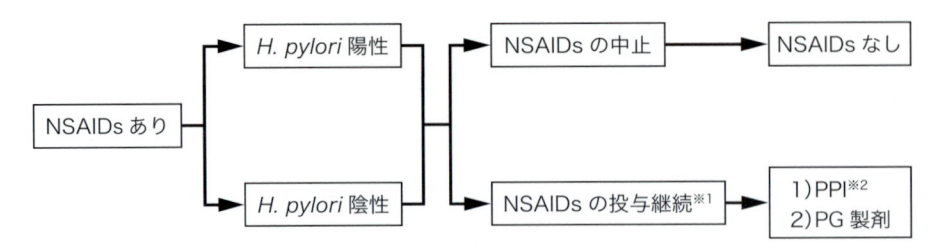

図1　NSAID潰瘍治療のフローチャート
※1：禁忌である．中止不能のため，止むを得ず投与する場合
※2：胃潰瘍は8週，十二指腸潰瘍は6週まで
「日本消化器病学会（編）：消化性潰瘍診療ガイドライン，p.93，2009，南江堂」より許諾を得て転載

表4　消化管リスク・心血管リスクに応じた薬剤投与（ACGガイドライン）

	消化管低リスク	消化管中リスク	消化管高リスク
心血管低リスク（アスピリン不要）	NSAIDs単独（必要最少量）	NSAIDs＋PPI/ミソプロストール	可能なら治療法の変更 or COX-2阻害薬＋PPI/ミソプロストール
心血管高リスク（アスピリン必要）	ナプロキセン＋PPI/ミソプロストール	ナプロキセン＋PPI/ミソプロストール	NSAID/COX-2阻害薬とも避け，治療法を変更する

＊潰瘍既往がある場合，H.pylori陽性であれば除菌治療を行う
文献1より引用

4. NSAIDs潰瘍の予防

　NSAIDs内服者の半数以上に何らかの消化管粘膜傷害がみられ，急性型では心窩部痛などの自覚症状を伴うことが多いが，慢性型では自覚症状に乏しく，吐下血や貧血などが出現してはじめて診断されることが少なくない．NSAIDs潰瘍発症には前述のごとくいくつかの危険因子があり，特に消化性潰瘍の既往者はリスクが高く予防的治療が望まれる．ACGのガイドラインでは消化管リスクとともに心血管リスクを低用量アスピリンの有無で分け，リスク分類別の薬剤投与について示している（表4）．

　本邦においてPPIではランソプラゾール（タケプロン®）15 mg，エソメプラゾール（ネキシウム®）20 mgの2剤が，NSAIDsや低用量アスピリン投与時における胃潰瘍または十二指腸潰瘍の再発抑制に対して保険適応が認められている．一方，近年H_2受容体拮抗薬のファモチジン（ガスター®）40 mgが欧米人において低用量アスピリン起因性潰瘍の予防に有効であることが示され[4]，日本人を対象とした試験ではガスター® 20 mgのNSAIDs継続投与下における上部消化管傷害に対する有効性が示されている[5]．また，粘膜防御系薬剤であるレバミピド（ムコスタ®）はミソプロストールと同等のNSAIDs潰瘍発症の予防効果が示されている[6]．日本人の胃酸分泌能は欧米人に比べて低く，本邦でのNSAIDsの常用量は欧米の1/2～1/3であり，必ずしも有リスク症例全例にPPIが必要とはいえないかもしれず，H_2受容体拮抗薬や粘膜防御系薬剤の役割も大きいと考えられる．

　本邦でのガイドラインによる診療指針では「NSAIDs潰瘍の予防には，高用量のNSAIDsの投与を避け，PPI，PG製剤あるいは高用量のH_2受容体拮抗薬を投与する」となっているが，PPIの保険適応が再発予防にしかなく，高用量のH_2受容体拮抗薬は保険診療では使用できない．そこで，日本人においては消化管リスク別に現在の保険適応をふまえて，**危険因子のない低リスク症例では投薬なしか粘膜防御系薬剤，高リスク症例と潰瘍既往がある中リスク症例ではPPI**，それ

以外の中リスク症例ではH₂受容体拮抗薬か粘膜防御系薬剤を投薬するといった治療戦略も考慮される．

★保険診療ではPPIの適応が再発予防にしかないため，詳細な病歴聴取や内視鏡検査などで潰瘍の既往を確認する必要がある．この場合，上記用量であれば投薬期間のしばりはない．また，逆流性食道炎が診断されている場合にはPPI投与は可能である．

症例
60歳男性，非出血性胃潰瘍の既往があるが *H.pylori* 除菌治療は受けていない．1週間前に腰痛のため整形外科からロキソプロフェン（ロキソニン®錠）1回60 mg 1日3回が処方された．どのような抗潰瘍薬を選択すべきか．

■ 本症例での薬剤選択の考え方

年齢は60歳だが胃潰瘍の既往があり *H.pylori* 除菌治療を受けていない患者で，**少なくとも中等度以上の消化管リスク症例**と考えられ，予防的なPPI投与が推奨される．潰瘍の既往歴より保険診療上もPPI投与可能であり，PPI（もしくはPG製剤）を選択する．

```
●処方例
PPI：
  エソメプラゾール（ネキシウム®錠）    1回20 mg    1日1回    内服
  ランソプラゾール（タケプロン®錠）    1回15 mg    1日1回    内服   のいずれか
PG製剤：
  ミソプロストール（サイトテック®錠）  1回100～200 μg    1日4回    内服
```

われわれの行った多施設調査[7]では，NSAIDs潰瘍からの出血患者の多くは上記のような中等度の消化管リスクでPPI投与が推奨される症例であったが，実際には約半数に抗潰瘍薬が投与されておらず，PPIが投与されていたのは数％のみであった．また，整形外科医と消化器内科医を対象としたアンケートでも同様の結果であり，消化管リスク別の治療戦略を認識する必要がある．

5. NSAIDs潰瘍と *H.pylori* 除菌治療

潰瘍リスクの高い新規投与例において，NSAIDs投与開始前の除菌治療は潰瘍予防効果を発揮することが無作為試験によって示されている．しかし，NSAIDs継続投与下での潰瘍治癒率は *H.pylori* 感染の有無に影響されないとされ，NSAIDs潰瘍の治癒目的および予防目的いずれの場合も，除菌治療による明らかな効果は証明されていない．ただし，低用量アスピリンの長期投与例では，他のNSAIDsとは異なり除菌治療による予防効果がある．

2013年2月から *H.pylori* 感染胃炎においても除菌治療が保険適応で可能となった．*H.pylori* 感染はNSAIDs潰瘍の独立した危険因子であり，**NSAIDs投与開始前で *H.pylori* 感染陽性であれば除菌治療を優先し，その後高リスク症例であればPPIの予防投薬を行うことが推奨される．**

Advanced Lecture

■ NSAIDs起因性下部消化管（小腸・大腸）病変

　近年，カプセル内視鏡やバルーン内視鏡の開発に伴い小腸病変の観察も可能となり，NSAIDs内服患者では内服の長短にかかわらずかなり高率に小腸粘膜病変を認めることが明らかになってきた．酸のコントロールが無効な下部消化管領域において，その予防・治療薬としてPG製剤（ミソプロストール）の他に一部の粘膜防御系薬剤（レバミピド，テプレノン，イルソグラジンなど）の有用性が報告されている．

　上部消化管粘膜傷害の高リスク症例に対してはPPIなどの酸分泌抑制薬が必要であるが，**小腸粘膜に対してこれらの薬剤を併用することで，より確実なNSAIDs起因性消化管粘膜傷害の予防が期待できる．**

おわりに

　本邦においては2007年の「EBMに基づく胃潰瘍診療ガイドライン」第2版，2009年に日本消化器病学会が発行した「消化性潰瘍診療ガイドライン」があるが，ACGが示したような消化管リスク別の診療指針とはなっていない．新規PPIに保険適応が追加される一方で，近年H$_2$受容体拮抗薬や粘膜防御系薬剤に関する新たなエビデンスが報告されており，日本人にあった薬剤選択が望まれる．

文献

1) Lanza, F. L., et al.：Guidelines for prevention of NSAID-related ulcer complications. Am J Gastroenterol, 104：728-738, 2009
2) Huang, J. Q., et al.：Role of Helicobacter pylori infection and non-steroidal anti-inflammatory drugs in peptic-ulcer disease：a meta-analysis. Lancet, 359：14-22, 2002
3) Sakamoto, C., et al.：Case-control study on the association of upper gastrointestinal bleeding and non-steroidal anti-inflammatory drugs in Japan. Eur J Clin Pharmacol, 62：765-772, 2006
4) Taha, A. S., et al.：Famotidine for the prevention of peptic ulcers and oesophagitis in patients taking low-dose aspirin（FAMOUS）：a phase III, randomised, double-blind, placebo-controlled trial. Lancet, 374：119-125, 2009
5) Yamao, J., et al.：Assessing the efficacy of famotidine and rebamipide in the treatment of gastric mucosal lesions in patients receiving long-term NSAID therapy（FORCE-famotidine or rebamipide in comparison by endoscopy）. J Gastroenterol, 41：1178-1185, 2006
6) Park, S. H., et al.：Comparison of prevention of NSAID-induced gastrointestinal complications by rebamipide and misoprostol：a randomized, multicenter, controlled trial-STORM STUDY. J Clin Biochem Nutr, 40：148-155, 2007
7) Okanobu, H., et al.：Evaluation of individual risk in nonvariceal gastrointestinal bleeding patients with NSAID administration：a multicenter study in Japan. Digestion, 86：187-193, 2012

参考図書

1)「EBMに基づく胃潰瘍診療ガイドライン 第2版」（胃潰瘍ガイドラインの適応と評価に関する研究班/編），じほう，2007
2)「消化性潰瘍診療ガイドライン」（日本消化器病学会/編），南江堂，2009

プロフィール

岡信秀治（Hideharu Okanobu）
独立行政法人 労働者健康福祉機構 中国労災病院 消化器内科
地方中核病院の一員として，内視鏡診断・治療を中心に日々の臨床を行っています．
ちなみに，発熱や肩こり・腰痛などで自分自身NSAIDsをよく服用しています．今のところ低リスク群ですが…．

第7章　番外編　研修医のお悩み相談室

1. 研修医の責任が問われた医療事故裁判事例はありますか？

日山　亨

Point

- 研修医の民事責任が問われたものに抗がん剤過量投与事件，刑事責任が問われたものに心停止看過事件がある
- 抗がん剤過量投与事件（民事裁判）において，裁判所は，研修医は患者の疾患や治療法について十分に理解したうえで治療に当たるべきで，単に主治医の指示どおりにすればよいのではないと述べている
- 心停止看過事件（刑事裁判）において，裁判所は，研修医であっても医師資格を有している以上，医師としての基本的な注意義務が要求されると述べている

Keyword

- 医療事故裁判　・刑事裁判　・民事裁判

はじめに

　研修医をはじめ，臨床医にとって，医療事故裁判というのは関心のあることの1つであろう．過去10年間の裁判事例の中で，研修医が大きく関係したものに，抗がん剤過量投与事件と心停止看過事件がある．本稿では，この2つの研修医が関係した訴訟事例を検討することを通して，研修医が日々の業務のなかでなすべきことについて考えてみたい．

1. 抗がん剤過量投与事件

　経過を簡略に示す．

　患者：16歳，女子高生
　診断：右顎下部滑膜肉腫（かなり稀）
　経過：某年9月，某大学病院耳鼻咽喉科に入院．担当チームとしては，研修医（卒後2年目），主治医（卒後5年目），指導医（卒後9年目），科長（教授）（いずれも滑膜肉腫

の経験なし).

　主治医が治療計画を立案.硫酸ビンクリスチン,アクチノマイシンD,シクロフォスファミドによる化学療法を行うこととした.主治医が医学書のプロトコールの「硫酸ビンクリスチンは週1回最大2mgまで」を読み間違え,1日2mgの12日間連日投与の指示を出す.指導医も科長もその間違いに気づかず,その間違ったプロトコールのまま,研修医が患者に点滴投与.7日間連日投与した時点で,血小板減少のため化学療法を中止したが,患者は多臓器不全により死亡した.

　この事件は,刑事裁判と民事裁判の両方が起こされた.刑事裁判は,事故につながったと思われる医師や看護師の行為が,刑罰という国からの制裁が必要な犯罪であるかどうかが争われるものであり,民事裁判は,医療事故の場合,患者に生じた損害が病院側に責任があるとして,病院側に損害賠償するよう命じるように裁判所に請求して,始まるものである.まずは,刑事裁判の判断から見てみよう.

裁判所の判断

主治医：業務上過失致死罪,禁錮2年（執行猶予3年）
指導医：業務上過失致死罪,禁錮1年6月（執行猶予3年）
科　長：業務上過失致死罪,禁錮1年（執行猶予3年）

理由

主治医：プロトコールを見誤り,その後も医薬品添付文書も見ず,漫然と治療を継続した.
指導医：①適切な治療方法の計画立案を指導,是正しなかった,②患者の治療状況,副作用の発現状況の把握を怠り,副作用に対して適切な対応をとらなかった.
科　長：①抗がん剤による治療の適否とその用法・用量・副作用などについて把握したうえで,投与計画案の内容を具体的に検討して,誤りがあれば是正すべきであった.②主治医らの抗がん剤の副作用に関する知識を確かめ,的確に対応できるように事前に指導するとともに,懸念される副作用が発現した場合には直ちに報告するよう具体的に指示すべきであった.

　刑事裁判では,研修医は起訴されておらず,刑事責任は問われなかった.これは,研修医は単独での治療が禁止され,診療などに当たっては必ず先輩医師の指導を受けなければならない立場にあったため,医師としての治療方針の決定に主体的に参画するという役割は期待されていなかったことが理由として考えられよう.ただし,**どんな場合でも研修医は刑事責任が問われないわけではない**.後に紹介する心停止看過事件では,研修医の責任が問われている.

　一方,民事裁判においては,治療グループの一員として抗がん剤を投与した研修医の責任について,地裁は「従属的な立場だった」として責任を認めなかったが,高裁は「患者の疾患が何であり,その治療について決定された治療法の意味・内容を十分に理解したうえで治療に当たるべきであって,単に主治医の指示どおりの治療を施せば足りるというものではない」,「医療チームの一員として,また,医師として,医薬品の投与については,その用法・用量に十分な注意を払うべき義務があるにもかかわらず,誤った指示にいわば盲目的に従い,…,硫酸ビンクリスチンを過剰に投与した過失ないしその過剰投与を看過した過失がある」と指摘し,研修医の責任を認

めている．硫酸ビンクリスチンの添付文書は診療録に綴られていたため（まだ，電子カルテにはなっておらず），研修医が内容を確認するのは容易だった状況であったことも指摘されている．

　高裁の指摘は，まさに，研修医のなすべきことを指摘していると言えよう．**上級医に言われたままにやるだけでは，身につくものは乏しい**．研修医は，単なる下働きではない．「研修」の意味を忘れないようにしたい．

　ちなみに，損害賠償に関して高裁は，科長，指導医，主治医，研修医および大学は連携して遺族に約8,400万円の支払いをするように命じている．これに対し遺族側と医師側の双方が上告したが，最高裁は両者の上告を棄却し，高裁判決が確定している．

2. 心停止看過事件

1事例目同様に，経過を簡略に示す．

> 患者：Aちゃん（2歳，男児）
> 経過：某年3月，肺動脈狭窄・心室中隔欠損・心房中隔欠損に対する手術後，ICUにて容態観察となる．
> 　そのとき，ICUには麻酔科・集中治療部部長X医師，心臓血管外科部長B医師，麻酔科・集中治療部J医師と研修医Y医師（心臓血管外科，医師免許取得後約10カ月）および看護師がいた．患者はAちゃんほか6名．
>
> 午後4時前：B医師は食事のためICUを退出．
> 午後4時：X医師はベッドを巡回して，各患者の容態を診る．
> 午後4時10分：J医師はAちゃんの血液ガス分析のための採血を行い，ICUを退出．
> 午後4時20分頃：研修医Y医師がAちゃんの動脈圧数値が「？」となっているのに気づく．
> 　Aちゃんの左手首に取り付けてある動脈圧（A）ラインの取付部の接触不良によるものと判断し，モニターの動脈圧数値や波形を診ながら，医療用テープで固定されていたAラインをつまみ，カテーテルの先端を少しずつ動かすようにして調整を行うなどの作業を5，6分続けたが，表示は正常にならず．
> 午後4時25分頃：研修医Y医師は看護師に「動脈圧が出ないんだけど」といって応援を求める．看護師は，Aちゃんが大量に冷や汗を書いている様子とモニターの動脈圧波形および心電図波形の表示から，即座に心停止と判断し，「アレスト」と大声で叫ぶ．Y医師，駆けつけたB医師が心臓マッサージを行い，さらにX医師がカウンターショックを与えたところ，Aちゃんの心拍動は回復．
> 　セントラルモニターで，心電図をリプレイしたところ，午後4時17分頃～30分頃まで心室細動の状態であったことが確認される．
> 　Aちゃんは低酸素脳症，いわゆる植物状態で回復の見込みのない状態となる．

　この事例の刑事裁判で，研修医は，「指導医の指示，指導のもとに行う業務のみを行うことができ，患者の術後管理を行う義務はない」として無罪を主張した．しかし，裁判所は，臨床研修中とはいえども，医師資格を有して患者の治療に従事しており，術後管理にも関与していた医師と

して監視モニターおよび患者の容態観察を行うべき責任を有することは当然であり，医師としての基本的な注意義務を果たしていれば，患児の異常に気づくことができ，それを指導医である上級医らに報告して，適切な措置を講じていれば，結果を回避できたと認められる以上，研修医Y医師には過失があるとした．Y医師は業務上過失傷害罪，罰金20万円が命じられた（確定）．

一方，患児の容態観察をすべき第一次的責任は，ICUを管理・運営する麻酔・集中治療部の医師にあり，患児のベッドサイドに未熟な研修医しかいなかったというICU管理体制の不備も事故の一因となっているとして，麻酔科・集中治療部部長X医師も業務上過失傷害罪，罰金30万円が命じられた（確定）．

これも，裁判所の医師の過失に関する指摘は，全くもっともなことであろう．**研修医であっても医師資格を有している以上，医師としての基本的な注意義務が要求される**．モニターの異常を認めた場合，まずは患者の容態観察，次に機器などの状態確認ということは，医療従事者ではない一般の人々に基本的なことと言われても，反論する余地はないであろう．なお，損害賠償に関しては，病院（市）側が約2億円を家族側に払うことで和解している．

臨床研修の義務化は平成16年からなされている．この事例は，臨床研修を受けることが努力規定であったころの事件であるが，研修医の位置づけに関しては，大きな変化はないと思われる．そのため，平成25年の現時点でも同様の事件が起これば，同様の判断がなされるものと思われる（ただし，研修システムが格段によくなっており，同様の事件は起こりにくくなっているものと思われるが）．

裁判において，基本的な注意義務の具体的な内容というものは，ケースバイケースで判断されるが，研修医は基本的なことばかりをやっていればそれでよいというわけでは決してない．**進んで多くのものを学ぶ姿勢を持ち続け**，**あるべき医療をめざし**，そして，**あるべき医師になってほ**しいと筆者や指導医，そして社会が強く願っている．そうすれば医療事故で苦しむ患者やその家族などを減らし，そして，自らも起こした医療事故に苦しむことがなくなることであろう．研修医の皆さんにはあるべき医師像という理想をめざして，がんばってほしい．

おわりに

研修医が関係した裁判事例を紹介したが，研修医のすべきことをきちんと果たしていれば，責任は問われないはずである．十分な知識と技術を得るべく，充実した研修医生活を送られることを切に願っている．

謝辞

この稿を執筆するに当たり，貴重な御意見をいただいた広島大学大学院法務研究科（法科大学院）日山恵美准教授に対し，ここに深謝します．また，本研究の一部は独立行政法人日本学術振興会平成23年度科学研究費「基盤研究C」No. 23591020の補助による．

文献・参考文献

1)「内科医のための訴訟事例から学ぶ日常診療のクリティカルポイント−外来・刑事責任編」（日山　亨，日山恵美，吉原正治/編著），新興医学出版社，2010
2)「内科医のための訴訟事例から学ぶ日常診療のクリティカルポイント−入院・医療従事者の健康管理編」（日山　亨，日

山恵美, 吉原正治/編著), 新興医学出版社, 2011

プロフィール

日山　亨（Toru Hiyama）
広島大学保健管理センター　准教授
最近，単行本「訴訟事例から学ぶ看護業務のリスクマネジメント―フレッシュナースなす子とベテランナースお松のホンネトーク付き」とその「パート2」を出版しました（新興医学出版社）．看護師向けではありますが，研修医の皆さんにも参考になる点が多いと思います．ぜひ，手に取って読んでみてください．また，一緒に働く看護師にも，ぜひ，ご紹介ください．

第7章　番外編　研修医のお悩み相談室

2. 消化器以外の専門医をめざしていますが，初期研修で習得するべきことは何ですか？
～専門医の「専門」とはいかなる意味か？

田中聖人

Point

- 疾患発生頻度から考えても消化器領域の疾患に対する理解は必須である
- 内科医の本質は診断，診断は『診て』『判断する』こと．そのための広範な知識を育もう

Keyword

- 異常検知　・腹部超音波検査　・患者のきもち

はじめに

今回いただいたお題はかなり難しいものである．コラムとしてお読みいただけるように，少々砕けた文体になることをご容赦いただきたい．

1. 総論～広い領域を相手にするノウハウを学ぶ

消化器内視鏡医あるいは消化器病専門医が扱う臓器は非常に広範にわたる．頭部，四肢，胸部，腹部に大きく分けたとして，腹部にある臓器や器官のほとんどを相手にする領域であるためである．それだけ広い領域を相手にするので，症候もまた多岐にわたる．そして，多領域の疾患が引き起こす腹部症状も多く存在する．自己免疫性疾患群，急性ポルフィリアなどの血液疾患群，腹部臓器血流に大きな影響を与える循環器疾患やいわゆるStroke系の異常，それに薬剤性の腹部症状も加わるために，鑑別すべき疾患はきわめて多いが，これらの鑑別を消化器医は黙々と行っている．このような消化器系の医師が行っている，除外診断，鑑別診断のノウハウを学ぶことは大変有意義である．なるたけ広い領域のことを多く理解し，些細な異常であってもそれを検知して，最もよい方法に導くことを旨としたい．取り扱う臓器の多さ，疾患の多さ，疾患頻度の高さ，どれをとっても消化器系研修で身につける1つ1つの経験がすべて財産になるはずである．

2. 各論〜異常を見逃さず，診断にたどり着くために

①異常の検知能力を高めること
②診断の方向性を見つけること

この2つが消化器研修中に身につけていただきたい点である．

1 異常検知能力

簡便な方法で些細な異常を見逃さない．となればしなければならないことは簡単である．
触診，血液検査データの読み，腹部超音波があげられよう．

1）触診

触診は消化器を研修する際に，ぜひ学んでほしいものである．**肝臓，脾臓**の触知もさることながら，**炎症性疾患において出現する腹部症状**にターゲットを絞って習得してもよい．救急医療の現場などで，最もスピードを要するのが炎症性疾患だからである．板状硬とはどのようなものか？ Blumbergサインとは？ デファンスとはどのようなものなのか？ 教科書的な頭のなかだけの知識では到底，医療はこなせない．研修中に腹膜炎を呈する患者を診た場合には，画像診断だけに目を向けるのではなく，とにかくお腹を触ってほしい．**頭でなく手で感覚を覚えること**．これが大変重要である．

極端な言い方をすると，触診で診断などできなくてもよい．「あれ？ おかしいぞ」この感触を得ることこそ最も大切なことである．

2）血液検査データ

一度，自分の病院で何項目の生化学検査ができるかを検査部に聞いてみるとよい．たいてい，200〜300項目は院内で当たり前にできるようになっている．患者側からすれば，針を刺されるのは同じであるが，この検査項目を選択するのにもセンスが問われる．実際の臨床において，単項目の検査結果はほとんど意味をなさず，複合的な数値判断が必ず必要である．専門医はこの点で大変に優れている．研修において，特殊なものまで網羅する必要はないが，採血結果から何を読み込んでいるかを上席医から聞いて勉強することは，医師としてのセンスを磨くことになるので，1人の患者，1つの疾患における血液検査データを深く読み込み，わからないことは積極的に尋ねるということを心がけてほしい．

3）腹部超音波検査

CTの場合は，検査施行医の能力にかかわりなく画像が得られる．客観性の高い検査法である．しかし診断となるとかなり高度な技術である．救急医療の現場や，夜間休日などは画像を見てその場で判断しなければならない．これは専門医の領域であろうと筆者は考えている．その点超音波検査は非常に有用性が高い．腹部超音波検査は消化器以外の専門領域へ行っても触れる機会は多い．病棟に設置してある超音波機器を使用して，積極的に行っていけば消化器以外の専門領域に行っても技術は磨けるであろう．

また，Paradoxicalな話ではあるが，**陰性所見が診断の助けになることが多い**．例えば，**ガスが多すぎて見えない．いつも見えるべき臓器が見えない**．というのも立派な異常所見であり，専門家へのコンサルテーションを示唆する重要なポイントであったりする．ぜひとも超音波検査を身につける機会をつくっていただきたい．

2 診断への道筋

次に学んでいただきたいのは，診断へのプロセスである．専門医による診断過程のなかで大切なのが，**疾患頻度に基づいた考え方**である．稀な疾患というのは枚挙にいとまがない．専門医ですら詳細を理解していない症候も存在する．しかしながら疾患頻度の高いものを最初に疑い，それを除外していきながら正解にたどり着くという形を無意識に行っているものである．この意味においては消化器系疾患というのは疾患頻度の高い領域であるため，この領域に対する理解がしっかりできていると，除外診断を行ううえでかなりのアドバンテージとなる．

専門医の手による診断プロセスの理解と，疾患頻度の高い消化器疾患の概要を知っておくことは大変重要である．

3 消化器領域の検査，特に内視鏡検査に関して

消化器以外の領域をめざす人々が，内視鏡をはじめとする専門領域の検査に触れる意味はあるのだろうか？ 単純なことであるが，「検査手技は難しく，奥が深い」これを体感してもらえればよい．人間には器用，不器用がある．当たり前である．しかし，専門家を名乗る段階まで行こうと思えば，器用，不器用の差はほとんどなくなると思ってよい．器用，不器用で事の成否が異なるような手技は，汎用性がないものである．そんな手技は不要である．普遍的で汎用性の高い手技こそが多くの患者を助けることにつながるのである．そういった意味では，スーパードクターとかカリスマとか呼ばれて喜んでいるだけの人間がいたら，その人のメンタリティーは低俗である．優れた専門領域の指導医というのは，多くの弟子を生み出し，同一レベルの技術を日本中はおろか世界中に広めることができる人をさす．

もう1つ重要な点．内視鏡検査に触れて「あれ？ 内視鏡検査って面白いじゃん」と思うかもしれない．そう思ったら自分の行く先をもう一度真摯に考え直してみよう．消化器以外の専門医をめざしていた人が，内視鏡検査に触れることで消化器専門医になりたいと意趣替えをするかもしれない．そういう人が増えることも少し期待したい．

3. 精神論〜医師と患者，両方の目線から考える

さて，最後に精神論について述べておきたい．これは筆者個人の願望なので無理強いするつもりはない．特にがん診療において，訴訟リスクを恐れるあまり，文献などのデータを披瀝し，患者に治療方針を選択させるというのを非常に極端なやり方で推進する医師がいる．これを筆者は「エビデンス小僧」と呼んでいる．

「抗がん剤の奏功率は何％です．何％の確率でこのくらい生きられます…これだけのデータを文献的に提示しました．選択権はあなたにあります．結果どうなってもあなたの責任となります」

実際このような説明を行う医師がいる．確かに，正確な事実を患者側に提示し，選択してもらう…これだけ見ていると立派な態度に見える．果たしてこれでいいのだろうか？ 所詮このようなデータはあくまで確率論でしかない．いわゆる医学の不確実性である．ならば不確実性をきっちりと提示することが最も重要なはずである．しかし不確実性に触れれば触れるほど，患者は戸惑いどうしたらよいかわからなくなる．そこで，筆者はこのように説明している．

「確かに決められないですよね．もし私だったら，あるいは私の親だったら，このような治療をします．もちろん確実とは言えません．しかし，主治医が一番よいのではないか？ と考える方法

を用いて，一緒に戦っていきましょう」
　データばかり見ているヒューマニズムのないような医師に，大切なそして1つしかない命を預けられるであろうか？ 自分が患者の立場に立ったときに，専門医の対応を受け入れられるだろうか？ そんな目線で専門医の行うインフォームドコンセントを見るのも勉強である．研修医はもう立派な大人である．そして医学は人間の奥深いところを扱う学問である．**医師の目線とともに，患者の目線で専門医の対応を冷静に見ること**が大切な研修になると考えている．

おわりに

　長々と書いてきた．消化器以外の専門になられる方にとっても，疾患頻度が高く，広い領域をカバーし，急性慢性双方の疾患を抱える消化器系研修は，今後あなた方にとって大きなちからになると信じている．
　どうぞよい医師として，多くの患者を救っていただきたい．

プロフィール

田中聖人（Kiyohito Tanaka）
京都第二赤十字病院 消化器科
1990年より京都第二赤十字病院に勤務．専門は胆膵領域，そして医療情報と病院購買最適化．研修医の諸兄は，医師になって間もない，すなわちわれわれよりも一般の人々の目線に近いはず．すなわちわれわれよりも患者に近い視点で物事をみられるはず．その点を大事にしてほしい．

第7章　番外編　研修医のお悩み相談室

3. 消化器疾患の症例呈示がうまくできません．プレゼンのコツを教えてください

山雄健太郎

Point

- 大きな声でハキハキと話すべし！
- プレゼンのフォーマットを理解する
- 慣れるまで，ただひたすら練習すべし！

Keyword

- 若さ　・勢い　・練習

はじめに

　研修医や初期専修医が症例呈示で苦労する理由は，学生時代には症例呈示（プレゼンテーション）に関する教育がないためであると考える．彼らのプレゼンは一生懸命であるものの，どこか自信がなく，なかなか相手に伝わらない印象を受ける．周りを見渡せば上司ばかりで，目に見えない重圧との戦いではあるが，ここをうまくやり過ごせば，"デキる研修医・初期専修医"の称号を手にすることができる．本稿では消化器疾患を例に"デキる研修医・初期専修医"になるための"人に理解されやすい症例呈示法"について概説する．

1. プレゼンで最も大事なこと

　筆者は研修医，初期専修医にとって何よりも大事なことは "若さと勢い" であると考えている（笑）．つまり症例呈示で最も大事なことは "大きな声でハキハキと" 話すことである．大きな声で呈示をすれば多少のミスも許されるのでは…と思っている（筆者のみ？）．

2. 理解されやすいプレゼンとは？

　スゴ腕のプレゼンターといえば世界では故スティーブ・ジョブズ氏，日本ではみのもんた氏で

ある．誰もが「あんなプレゼンをしてみたい！」と思うわけだが，彼らのプレゼンは"人を魅了する"プレゼンであり，理解しやすいプレゼンの域を超えている（決して理解しにくいと言っているわけではない）．研修医はジョブズ氏でもみのもんた氏でもない．つまり院内カンファなどにおけるプレゼンで"人を魅了する"必要はなく，**いかに理解されやすいプレゼンを行うかが重要である**．

では理解されやすいプレゼンとはどんなものか？ これは"**基本に忠実なプレゼンテーション**"を行うことである．

3. 症例呈示の前準備として

症例呈示は担当患者さんの紹介である．患者さんの主訴，臨床症状，検査データや背景因子の把握なくしてよいプレゼンはできない．何よりも大事なことはベッドサイドで患者さんの訴えを**傾聴**し，**診察**し，**状態を把握**することである．これを怠ってはよいプレゼンはできないし，さらによい臨床医にはなれない．患者さん自身に起きている病態を理解し，整理しておくことが重要である．

4. 制限時間を設ける．ダラダラと話さない

症例呈示はある程度限られた時間で行う方が聴衆も理解しやすい．可能であれば後述の項目A〜Hを2分，項目Iを1分ほど（画像呈示を併せると4〜5分）にまとめるのがよい．

5. 基本に忠実なプレゼンとは？

症例呈示には基本的な順序がある．症例呈示は症例を参加者全員で共有する方法であり，聞き手がより理解しやすいよう，**基本的な順序（フォーマット）に沿って話すことが重要**である．施設ごとの多少の違いはあるが，表のフォーマットを参考にしていただきたい．

また下記の各項目を話す際に，"主訴は…"，"身体所見ですが…"などと題名をつけて話すと聴衆も聴きやすくなる．

（なお本誌は消化器疾患の特集であるため，下記は消化器疾患の呈示に準じた内容とした）

A. プロフィール
年齢，性別．

B. 主訴
主訴は**患者さん自身（時に家族）の訴え**である．時に腹痛（心窩部痛）を訴え来院し，最終診断で心筋梗塞となることがあるが，この場合の主訴は"腹痛（心窩部痛）"であり，決して"胸痛"ではない．

表　症例呈示の基本的なフォーマット

①	プロフィール（年齢・性別）
②	主訴
③	既往歴
④	内服歴
⑤	家族歴（不要なら省略可能）
⑥	生活歴（飲酒，喫煙，また高齢者ならADLなども重要）
⑦	現病歴（経時的に話す，○月×日と話すか，入院△日前，入院□日後と話すか統一する）
⑧	身体所見（消化器のプレゼンなら腹部所見以外は必要なもののみ話す）
⑨	検査所見（検査を行った順で，X線・超音波検査→採血データ→CT・内視鏡など）
⑩	problem list（必要なものを重要な順に）
⑪	アセスメント（problemごとに）
⑫	プラン（problemごとに）

C. 既往歴，内服歴
各症例に重要なものから列挙する．

D. 家族歴
聴取しておく必要はあるが，不要なものはプレゼンの際に省略可能．

E. 生活歴
飲酒に関しては肝・膵疾患の場合に特に重要である．また**高齢者**の場合，入院前の**ADL**や認知症の有無は疾患や治療方針の決定に重要となる可能性があるため，確認しておく必要がある（仮に手術適応疾患でも超高齢の寝たきり症例では治療適応外となることがあるため）．

F. 現病歴
経時的に病歴のプレゼンを行うことが重要．その際に，○月×日と話すか，入院△日前，入院□日後と話すかを必ず統一する．

G. 身体所見
腹部所見は**視診→聴診→打診→触診**の順に診察を行うため，プレゼンも同じ順序で話すべきだが，不要なものは省略可能である．さらに腹部所見以外にも必要なものは頭頸部，胸部，四肢の所見も述べる．また身体所見は主観的なものであり，臨床経験の少ない研修医や初期専修医レベルでは，診断が誤っていることも考えられる．所見の判断に自信がない場合は必ず上級医と一緒に診察をするべきである．

H. 検査所見
必要な異常値を述べることが重要であるが，**陰性所見（正常値であること）** も重要な所見である．また小数点以下の細かい数字は必要でなければ省略してもよい．

I. problem list，アセスメント，プラン

　重要な項目から必要なだけあげる．ここをスマートに列挙できるとよいプレゼンと評価されるが，やはり研修医にそこまで求めるのは酷である．まずは自分が重要と思うproblemをあげ，自分なりのアセスメントおよびプランを立てて発表してみよう．カンファレンスで評価（feed back）された内容をその後のプレゼンに活かすことで自然とプレゼン能力や臨床能力が向上すると考える．

> **症例呈示　例**
>
> 　A）症例は72歳，女性です．
> 　B）主訴は吐血です．
> 　C）既往歴に狭心症，変形性膝関節症があります．その他，高血圧もあります．
> 　内服歴ですが，狭心症に対してバイアスピリン®を，また変形性膝関節症に対してロキソニン®を内服しています．また高血圧に対してはアムロジン®を内服しています．
> 　D）家族歴に特記事項はありません．
> 　E）生活歴ですが，飲酒，喫煙歴はありません．またADLは自立歩行可能な元気な方です．
> 　F）現病歴です．入院2週間前から体動時の呼吸苦を自覚．3日前から黒色便を認めていたとのことです．昨日の朝，吐血をしたため当院救急外来に搬送となりました．
> 　G）初診時身体所見です．血圧は123/65 mmHg，脈拍数は81回/分とバイタルサインは安定していました．体温は36.5℃，SpO$_2$はroom airにおいて99％で異常所見はありませんでした．
> 　身体所見ですが，眼球結膜は蒼白でした．腹部は平坦・軟で圧痛は認めませんでした．直腸診を施行し，黒色便の付着を認めました．
> 　H）続いて検査所見です．腹部X線ではfree airがないことも含め，特記すべき異常を認めません．血液検査ですが，Hbが8.2 g/dLと低値で，MCVも80 fLと低下していました．白血球，血小板は正常値でした．肝，胆道系酵素は正常値．またBUNが24 mg/dL，クレアチニンが0.82 mg/dLであり，BUNの上昇を認めます．以上より，上部消化管出血の疑いにて同日，緊急内視鏡検査を施行しました．上部消化管内視鏡検査では胃内に黒色胃液が貯留しており，胃角部小弯にA1 stageの潰瘍を認めました．潰瘍底に露出血管を伴っていたため，内視鏡的止血術を行った後，緊急入院となりました．入院後は絶食，PPI投与にて初期治療を開始しています．
> 　I）Problem listとしては①胃潰瘍，②狭心症，③変形性膝関節症をあげました．
> 　アセスメントおよびプランですが胃潰瘍に関してはバイアスピリン®，およびロキソニン®による薬剤性潰瘍と考えます．本日，2nd lookの予定とし，止血の再確認を行います．またピロリ菌の関与も考慮し，ピロリ菌尿中抗原を提出します．狭心症に関しては入院後からバイアスピリン®を休薬しているため，循環器内科の先生に相談し，ヘパリン置換が必要かを伺う予定です．また変形性膝関節症に対するロキソニン®もCOX-選択的阻害薬への変更が望ましいと考えています．
> 　以上です！

おわりに

　前述のようにプレゼンのコツは"若さと勢い"に加え,"基本に忠実なプレゼン"を行うことである.慣れないうちは読み上げ原稿(カンニングペーパー)を作成し,"症例呈示のフォーマットをつくる"ことが重要である.原稿を何度も読み,反復練習をする.何度目の練習でうまくなる(慣れてくる)かは人それぞれであり,まずは自信がつくまで同僚,上司をつかまえくり返し練習が必要である.時には他人の症例呈示を聞き,良い点,悪い点を研究することも大事ではないだろうか.朝のカンファレンスなどでは時間も限られているため,練習通りにいくとは限らない.本番で上級医に叱咤され,その反省を活かし,また練習をする.急には上達しない.何度も練習と反省をくり返すことで,自分なりの"よい症例呈示の形"が見えてくるのではないかと考える.

文献・参考文献

1) 川島篤志:もっと上手くなれる　プレゼンテーションのしかた.レジデントノート,7:1183-1192,2005
2) 齋藤裕之,岡田唯男:日々の学びを共有できるプレゼンテーション必勝スキル.レジデントノート,9:1099-1108,2007
3) 水野篤,山口典宏:プレゼンは流るるがごとく….レジデントノート,12:105-109,2010

プロフィール

山雄健太郎(Kentaro Yamao)
近畿大学医学部附属病院 消化器内科
平成18年3月 東京医科大学卒業.豊橋市民病院にて初期・後期研修終了.21年7月 同院消化器内科.23年4月から尾道総合病院レジデント,25年4月から現職.現在も若さと？勢いで奮闘中である.

索引 Index

欧文

A〜C

acute gastric mucosal lesion	65
AGML	65
bacterial translocation	64
Blumberg徴候	185
bridging fold	192
B-RTO	73
BUN/Cr値	108
Charcot 3徴	184
Courvoisier徴候	121
Crohn病（クローン病）	67, 209
CT	27, 109
Cullen徴候	183
CVA tenderness	103
cyst in cyst	39
C型肝炎ウイルス	222

E〜I

endoscopic retrograde cholangiopancreatography with or without endoscopic sphincterotomy	144
ERCP	34, 124
ERCP/ES	144
EUS	34
EUS-FNA	35
extravasation	177
fold	190
free air	103
gasless abdomen	161
Grey Turner徴候	183
H_2受容体拮抗薬	231
HBs抗原	46
HCV抗体	46
*H.pylori*感染	229, 230
IDUS	124
IPMN	39
ITP	219

L〜P

late evening snack	72
LES	72
Mallory-Weiss症候群	65
McBurney圧痛点	184
MCN	39
MRCP	34
Murphy徴候	184
NSAIDs	229
obscure gastrointestinal bleeding	44
OGIB	44, 195
peripheral parenteral nutrition	64
PG	231
PPI	229, 231
PPN	64

R〜X

Reynolds 5徴	184
RFA	84, 85
Rovsing徴候	184
SCN	39
solid pseudopapillary neoplasm	39
SPN	39
SURF trial	85
TACE	86
total parenteral nutrition	61, 64
TPN	61, 64
Wernicke脳症	60
X線陰性結石	121, 124

和文

あ行

悪性疾患の除外	106, 110, 111
悪性腫瘍	111
アミノ酸インバランス	72
アレア	187, 189
アンモニア	69
胃MALTリンパ腫	217
胃がん予防	216
胃十二指腸潰瘍	65
異常検知	241
異常石灰化	103
胃穿孔	177
医療事故裁判	236
医療面接	25
イレウス	25, 102, 104
インターフェロン	222
インフォームド・コンセント	126
栄養療法	71, 213
エコー	109
炎症性腸疾患	64
オピオイド	93

か行

咳嗽試験	186
灰白色便	120
潰瘍性大腸炎	67, 209
化学法	42, 44
踵落し衝撃試験	186
仮性嚢胞	38
画像診断	106, 109
活動性出血	176
下部消化管出血	110
カプセル内視鏡	44, 110, 195
寛解維持療法	209
寛解導入療法	209
肝画像診断	46
肝硬変	69, 149
肝細胞癌治療アルゴリズム	84
患者のきもち	241

がん性疼痛	93
肝性脳症	69
肝切除	84, 86
完全静脈栄養	61, 64
感染性腸炎	201
肝予備能	122
機能性胃腸症	220
牛角胃	187
急性胃粘膜病変	65
急性心筋梗塞	102
急性膵炎	104, 183
急性膵炎診療ガイドライン	76
急性胆管炎	184
急性胆嚢炎	104, 132, 184
急性虫垂炎	184
急性発症	26
急性腹症	100, 102, 174, 181
急性閉塞性化膿性胆管炎	119, 122
業務上過失傷害罪	239
虚血性腸炎	65
巨大皺襞	190
緊急CT	100, 104
緊急性	106
緊急内視鏡	126
筋性防御	103, 185
金属性有響音	183
クローン病（Crohn病）	67, 209
刑事裁判	236, 237
憩室出血	65, 177
下血	106
血液検査	26
血液培養	120
血管外漏出	177
血管走行	176
下痢症	25
限局性腹膜炎	184
検査技師	175
抗がん剤過量投与事件	236
広基性病変	54
絞扼性イレウス	155
コミュニケーション	88
コメット様エコー	54, 55

さ行

細菌移行	64
蚕食像	187, 191
子宮外妊娠	113
子宮外妊娠破裂	102
事後指導	52
疾患頻度	243
実践	173
充実性腫瘍の囊胞変性	39
重症急性膵炎	76
重症度	119
重症度判定	132
就寝前軽食摂取療法	72
出血シンチグラフィ	109
腫瘍マーカー	19
漿液性囊胞腫瘍	39
消化管	174
消化管出血	64
消化管内視鏡検査	106
消化管リスク	229, 230
消化器系研修	241
消化器出血	126
小球性低色素性貧血	108
小腸ガス像	103
小腸癌	44
上腸間膜動脈血栓症	179
上腸間膜動脈塞栓症	183
上腸間膜動脈閉塞症	102, 104
小腸内視鏡検査	110
小囊胞構造	54, 55
上腹部痛	100, 102
上部消化管出血	110
情報収集	88
除菌治療	216
食事開始時期	64
触診	242
食道静脈瘤	149
ショック	102
診断	161
診断基準	132
心停止看過事件	236
膵液細胞診	36, 37

膵炎重症度判定	141
膵癌	19, 33
膵管拡張	33
膵管との交通	37
膵石	36
膵囊胞	33
膵囊胞性病変	33
皺襞	190
巨大皺襞	190
太まり	191
癒合	191, 192
ステロイド依存例	211
ステロイド抵抗例	211
生物学的製剤	214
潜在性肝性脳症	74
全大腸内視鏡検査	42, 43
桑実状パターン	53
総胆管結石	119
ソラフェニブ	87

た行

対策型検診	42
大腸憩室炎	178
大腸内視鏡検査	27
大動脈解離	102
脱水	25
たまり像	190
胆管炎ガイドライン	123
胆石性膵炎	141
胆道感染症	201
胆囊ポリープ	52
蛋白分解酵素阻害薬	76
チーム医療	88
注意義務	239
中心静脈栄養	59, 61
中心静脈穿刺	59, 61
腸雑音	102
腸内細菌叢	72
直腸指診	43
貯留囊胞	38
鎮痛補助薬	93
鎮痛薬	104

鉄欠乏性貧血 108
テラプレビル 222
点状高エコー 53
動脈血栓症 176
特発性血小板減少性紫斑病 219
特発性細菌性腹膜炎 66
特発性嚢胞 38
吐血 106

な行

内痔核 43
内視鏡治療 141
内視鏡的経鼻膵管ドレナージ 36
内視鏡的治療後胃 219
二次無効 215
二重造影法 187
ニッシェ 189
ニボー 103
乳頭部腫瘍 36
尿素サイクル 69
尿路結石 104
粘液性嚢胞腫瘍 39

は行

バイタルサインの把握 108
瀑状胃 188
はじき像 190

バルーン下逆行性経静脈的塞栓術 73
バルーン内視鏡 195
反跳痛 103, 185
汎発性腹膜炎 183, 184
ヒダの性状 187
腹腔鏡下肝切除 86
腹腔内遊離ガス 176
腹水貯留 155
腹痛 100
腹部X線検査 27
腹部エコー 52, 173
腹部手術歴 26
腹部診察 181
腹部大動脈瘤破裂 104
腹部単純X線 161
腹部超音波検査 27, 241, 242
腹部の9領域 182
腹膜炎 64, 113, 181, 184, 201
腹膜刺激症状 102, 103, 155, 181
太まり 191
フレッケ 189
プロスタグランジン製剤 231
プロトンポンプ阻害薬 231
分岐鎖アミノ酸 71
閉塞性黄疸 119
ヘリコバクター・ピロリ 216
ヘリコバクター・ピロリ感染胃炎 216, 220

便潜血検査 42
便秘症 25

ま行

末梢静脈栄養 59, 64
慢性発症 26
ミラノ基準 86
民事裁判 236, 237
無症状 19
免疫法 42, 44
門脈圧亢進症 149
門脈−体循環シャント 69

や行

薬物療法 213
有茎性病変 53
遊離ガス像 103
癒合 191, 192

ら行

卵巣出血 113
卵巣嚢腫茎捻転 113
リバビリン 222
臨床能力 173
類上皮嚢胞 39

執筆者一覧

■編　集
花田敬士　　JA広島厚生連尾道総合病院消化器内科

■執筆（掲載順）

高田良司	大阪府立成人病センター肝胆膵内科	佐々木民人	広島大学病院消化器・代謝内科
蘆田玲子	大阪府立成人病センター検診部消化器検診科	茶山一彰	広島大学病院消化器・代謝内科
永田信二	広島市立安佐市民病院内視鏡内科	橋本義政	JA広島厚生連尾道総合病院消化器内科
花田敬士	JA広島厚生連尾道総合病院消化器内科	天野　始	JA広島厚生連尾道総合病院消化器内科
大江啓常	広島市立広島市民病院内科	中原雅浩	JA広島厚生連尾道総合病院外科・内視鏡外科
北本幹也	県立広島病院消化器内科	西野徳之	総合南東北病院消化器センター
岡庭信司	飯田市立病院消化器内科	濱田晃市	総合南東北病院消化器センター
平野巨通	JA広島厚生連尾道総合病院消化器内科	畠　二郎	川崎医科大学検査診断学
松村圭一郎	福岡大学筑紫病院消化器内科	森　浩希	JA広島厚生連尾道総合病院放射線科
植木敏晴	福岡大学筑紫病院消化器内科	有坂好史	神戸大学大学院医学研究科内科学講座消化器内科学分野
長沖祐子	広島大学病院消化器・代謝内科	杉本真樹	神戸大学大学院医学研究科内科学講座消化器内科学分野
相方　浩	広島大学病院消化器・代謝内科	東　健	神戸大学大学院医学研究科内科学講座消化器内科学分野
菅野　敦	東北大学消化器内科	平賀裕子	県立広島病院内視鏡内科
正宗　淳	東北大学消化器内科	福本　晃	JA広島厚生連尾道総合病院消化器内科
下瀬川徹	東北大学消化器内科	八隅秀二郎	公益財団法人田附興風会医学研究所北野病院消化器センター
福田敏勝	JA広島厚生連尾道総合病院外科	吉野琢哉	京都大学医学部附属病院消化器内科
楠見朗子	JA広島厚生連尾道総合病院内視鏡センター	小野川靖二	JA広島厚生連尾道総合病院消化器内科
篠崎勝則	県立広島病院臨床腫瘍科	伊藤公訓	広島大学病院消化器・代謝内科
長谷部修	長野市民病院消化器内科	髙橋祥一	広島大学病院消化器・代謝内科
木村　茂	広島市立安佐市民病院消化器内科	岡信秀治	独立行政法人労働者健康福祉機構中国労災病院消化器内科
菊山正隆	静岡県立総合病院消化器科	日山　亨	広島大学保健管理センター
小阪謙三	静岡県立総合病院産婦人科	田中聖人	京都第二赤十字病院消化器科
藤本佳史	JA広島厚生連広島総合病院消化器内科	山雄健太郎	近畿大学医学部附属病院消化器内科
瀧川英彦	JA広島厚生連広島総合病院消化器内科		
今川宏樹	JA広島厚生連尾道総合病院		
飯星知博	JA広島厚生連尾道総合病院消化器内科		
小林賢惣	広島大学病院消化器・代謝内科		

編者プロフィール

花田敬士（Keiji Hanada）

1988年	島根医科大学医学部医学科 卒
1990年	広島大学医学部第一内科 入局
1996年	広島大学大学院医学系研究科博士課程内科学専攻 修了（医学博士）
1997年	JA広島厚生連尾道総合病院 内科部長
2008年	広島大学医学部 臨床教授
2010年	JA広島厚生連尾道総合病院 消化器内科主任部長
2012年	同 病院 診療部長

"人生を棒に振る"，好きな言葉です．医師になって25年，初心に誓った"胆膵診療を通じて世の中に貢献する"決意を第一線で現在も遂行できる喜びを感じています．膵癌を早期に発見するにはどうするか．故郷の病院に着任後，院内外の先生方や皆様の多大なる御理解をいただき，非常に充実した16年を過ごしました．医師として旬を迎えた今，あと何人の良質な消化器内科医を世に送り出せるか．自らをさらに研鑽せねば．本当の勝負はこれからです．皆さんも医師として何か1つ"人生を棒に振る"ことのできる宿題を見つけて邁進してください．

レジデントノート Vol.15 No.8（増刊）

消化器診療の疑問、これで納得！
外来・病棟・当直での初期対応や鑑別診断から
検査・画像・薬物治療まで、よくある悩みに答えます

編集／花田敬士

レジデントノート

2013年8月10日発行	〔第15巻 第8号（増刊）〕
2018年3月15日第2刷発行	

Vol.15 No.8（増刊） 2013〔通巻174号〕

ISBN978-4-7581-0553-8

定価（本体4,500円＋税）（送料実費別途）

発行人	一戸裕子
発行所	株式会社 羊 土 社 〒101-0052 東京都千代田区神田小川町2-5-1 TEL　03（5282）1211 FAX　03（5282）1212 E-mail　eigyo@yodosha.co.jp URL　www.yodosha.co.jp/
装幀	野崎一人
印刷所	広研印刷株式会社
広告申込	羊土社営業部までお問い合わせ下さい．

© YODOSHA CO., LTD. 2013
Printed in Japan
郵便振替　00130-3-38674

本誌に掲載する著作物の複製権・上映権・譲渡権・公衆送信権（送信可能化権を含む）は（株）羊土社が保有します．
本誌を無断で複製する行為（コピー，スキャン，デジタルデータ化など）は，著作権法上での限られた例外（「私的使用のための複製」など）を除き禁じられています．研究活動，診療を含み業務上使用する目的で上記の行為を行うことは大学，病院，企業などにおける内部的な利用であっても，私的使用には該当せず，違法です．また私的使用のためであっても，代行業者等の第三者に依頼して上記の行為を行うことは違法となります．

JCOPY ＜（社）出版者著作権管理機構 委託出版物＞
本誌の無断複写は著作権法上での例外を除き禁じられています．複写される場合は，そのつど事前に，（社）出版者著作権管理機構（TEL 03-3513-6969，FAX 03-3513-6979，e-mail：info@jcopy.or.jp）の許諾を得てください．

消化器疾患の薬物療法を初期投与・効果判定・終了判断の3つのSTEPに分けて解説

治療過程で一目でわかる
消化器薬物療法 STEP 1・2・3

編集

一瀬 雅夫
和歌山県立医科大学第二内科 教授

岡 政志
埼玉医科大学消化器内科・肝臓内科 教授

持田 智
埼玉医科大学
消化器内科・肝臓内科 教授／診療科長

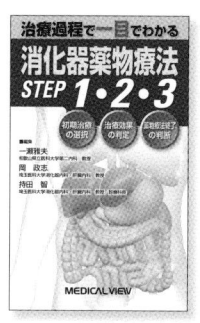

定価 **4,410円** (5%税込)
B6変型判・304頁・2色刷
ISBN978-4-7583-1504-3

消化器疾患に対する薬物療法の過程を「初期治療の選択」「治療効果の判定」「薬物療法終了の判断」の3つのSTEPに分けて構成。各過程で最適な治療方針・処方例・対処法を具体的に簡潔な文章で徹底解説。各STEPで「患者への説明ポイント」や各項目の重要ポイントをまとめた「専門医からのワンポイント！」も掲載。専門医以外の医師にも役立つ一冊。

目次

I. 口腔内疾患
　口内炎
II. 食道疾患
　逆流性食道炎およびGERD・NERD
　食道炎
　食道癌
III. 胃・十二指腸疾患
　急性胃炎・急性胃粘膜病変
　慢性胃炎
　機能性ディスペプシア
　消化性潰瘍（胃・十二指腸潰瘍）
　Helicobacter pylori 感染症

胃ポリープ
胃癌
胃術後障害
IV. 腸疾患
　感染性腸炎
　アメーバ赤痢
　腸結核
　潰瘍性大腸炎
　クローン病
　腸管ベーチェット
　薬剤性腸炎
　虚血性腸炎
　過敏性腸症候群

大腸憩室炎（憩室炎・憩室出血）
大腸癌
痔核・痔瘻・裂肛・粘膜脱症候群
V. 全消化管疾患
　好酸球性胃腸炎
　消化管悪性リンパ腫
　消化管神経内分泌腫瘍
VI. 肝疾患
　急性肝炎（B型）／（C型）
　急性肝不全（劇症肝炎・遅発性肝不全）
　慢性肝炎・肝変（B型）／（C型）
　非代償性肝硬変
　（腹水）／（肝性脳症）／（栄養療法）

自己免疫性肝炎
原発性胆汁性肝硬変
原発性硬化性胆管炎
薬物性肝障害
アルコール性肝障害
脂肪性肝疾患
　（NAFLD・NASH）
肝膿瘍（細菌性）
肝膿瘍（アメーバ性）
原発性肝癌
VII. 胆道疾患
　胆嚢結石症
　胆嚢炎・胆管炎

胆道癌
VIII. 膵疾患
　急性膵炎
　慢性膵炎
　自己免疫性膵炎
　膵癌
IX. 症状・症候
　腹痛
　嘔気・嘔吐
　下痢
　便秘
　食欲不振
薬効別薬物一覧

怪我をした患者さんがきても もう困らない！「まず」この方法で処置しよう

ひとりでこなす
外科系外来処置ガイド

監修 北野 正剛　大分大学学長　**編集** 白石 憲男　大分大学医学部地域医療学センター外科分野教授

日常で多々起きる小さな怪我や事故。専門外の患者が来ても困らないよう，外来で行う最低限の怪我の処置法・治療法を，豊富なカラーイラストと写真を用いて具体的に解説。また，処置後の具体的な処方例や，さらに，救急を要するときの最低限すべきこと，他科（専門医）へのコンサルトのタイミングなどもわかりやすく解説。外科医だけでなく内科医，当直医，開業医にも役立つ一冊。

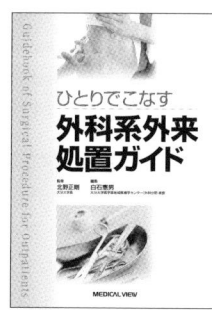

定価 **8,400円** (5%税込)
B5判・360頁・オールカラー
イラスト300点，写真50点
ISBN978-4-7583-0462-7

目次

I 外来で処置を必要とする疾患
　1. 頭部の処置
　　頭部軟部組織の外傷／軽微・軽度
　　の頭部外傷（脳震盪）
　2. 眼科領域の処置
　　眼内異物（結膜，角膜）／眼窩骨折
　3. 耳鼻咽喉科領域の処置
　　鼻出血異物（鼻）／鼻骨骨折／他
　4. 口腔外科領域の処置
　　口腔・口唇の外傷／顎関節脱臼／他
　5. 頸部領域の処置
　　頸部リンパ節腫脹

6. 胸部・呼吸器領域の処置
　気道異物／肋骨骨折／乳腺腫瘤／他
7. 消化器領域の処置
　食道異物／直腸異物／裂肛／他
8. 泌尿器科領域の処置
　急性尿閉／嵌頓包茎
9. 整形外科領域の処置
　頸椎捻挫／腰椎捻挫／鎖骨骨折／
　五十肩／突き指／指骨骨折／他
10. 軟部組織の処置
　爪下血腫／爪周囲炎・ひょうそ／
　陥入爪／犬猫咬傷／伏針／他

11. 皮膚の処置
　小範囲の熱傷／せつ（癤）／よう（癰）／いぼ／他
II 外来で救急処置を必要とする外科的疾患
　1. 泌尿器科領域の処置
　　気胸／挿管を必要とする緊急疾患の対応
　2. 腹部疾患
　　虫垂炎／ヘルニア（外ヘルニア嵌頓）／イレウス／マロリー・ワイス症候群（Mallory-Weiss syndrome）／食道静脈瘤からの出血／胃十二指腸潰瘍（吐血）／消化管アニサキス症／下部消化管出血／消化管穿孔／胆石／他
III 処置時の除痛法
　局所麻酔／指（趾）神経ブロック

※ご注文，お問い合わせは最寄りの医書取扱店または直接弊社営業部まで。

メジカルビュー社　〒162-0845 東京都新宿区市谷本村町2番30号　TEL.03(5228)2050　FAX.03(5228)2059
http://www.medicalview.co.jp　E-mail（営業部）eigyo@medicalview.co.jp

羊土社のオススメ書籍

レジデントノート別冊
できる！見える！活かす！
グラム染色からの感染症診断

検体採取・染色・観察の基本と
ケースで身につく診断力

田里大輔, 藤田次郎／著

感染症診断に必須のグラム染色がまるごとわかる, 医師のための入門実践書！検体の取扱い・染色の原理・方法から, 各感染症の診断での活かし方まで, 豊富な画像・図表とともに基本からやさしく解説します.

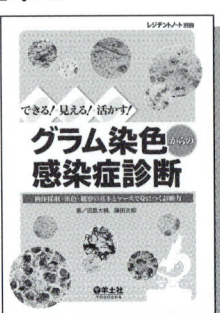

- 定価（本体 3,300円＋税）
- B5判　■ 151頁　■ ISBN 978-4-7581-1739-5

病理像＋内視鏡・CT・MRIで一目でわかる！
臨床医が知っておきたい
消化器病理の見かたのコツ

福嶋敬宜, 太田雅弘, 山本博徳／編

1症例見開き完結で, 病理写真の「見かた」をビジュアルでわかりやすく解説. 臨床医に身近な内視鏡像なども載っているから, とっつきやすく病理像とのつながりもよくわかる

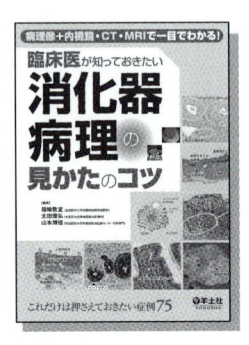

- 定価（本体 6,000円＋税）
- B5判　■ 183頁　■ ISBN 978-4-7581-1049-5

レジデントノート別冊　救急・ERノート ❾
犯人は誰だ！
急性中毒を推理・解決する

症状から見極め診断・治療する、
実践的ケーススタディ

上條吉人／編

救急診療に携わる研修医・医師なら必ず遭遇する急性中毒. その多種多様な原因薬毒物を, 症状や所見から見抜くワザを伝授！豊富なケーススタディで実践的な推理・解決力が身につき, あらゆる中毒に対処できる！

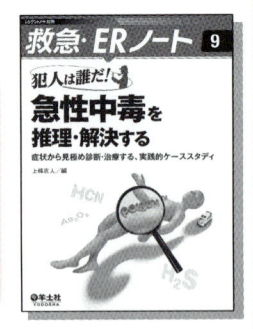

- 定価（本体 5,400円＋税）
- B5判　■ 229頁　■ ISBN 978-4-7581-1349-6

Dr.浅岡の本当にわかる漢方薬

日常診療にどう活かすか？
漢方薬の特徴, 理解の仕方から実践まで解説.
さまざまな疑問の答えがみつかる！

浅岡俊之／著

「風邪には葛根湯, インフルエンザには麻黄湯」と暗記しても漢方は使いこなせない！漢方の講演で大人気の著者が, 日常診療での漢方の正しい活用法を明快に伝授. 驚くほど良くわかる切れ味抜群の解説は必読！

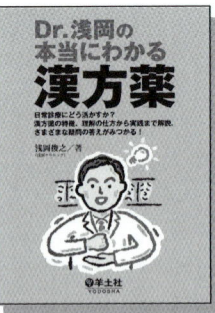

- 定価（本体 3,700円＋税）
- A5判　■ 197頁　■ ISBN978-4-7581-1732-6

発行　羊土社　YODOSHA
〒101-0052　東京都千代田区神田小川町2-5-1　TEL 03(5282)1211　FAX 03(5282)1212
E-mail：eigyo@yodosha.co.jp
URL：http://www.yodosha.co.jp/

ご注文は最寄りの書店、または小社営業部まで